プラークコントロールの

する

Good

グッドテクニック

監著　伊藤公一

アドバイザー
浜端町子　高原由紀　村上恵子
田村　恵　長山和枝　上原博美
本田貴子　小林明子　加藤　典
白田チヨ　千野ひとみ　溝越啓子
徳間みづほ　（掲載順）

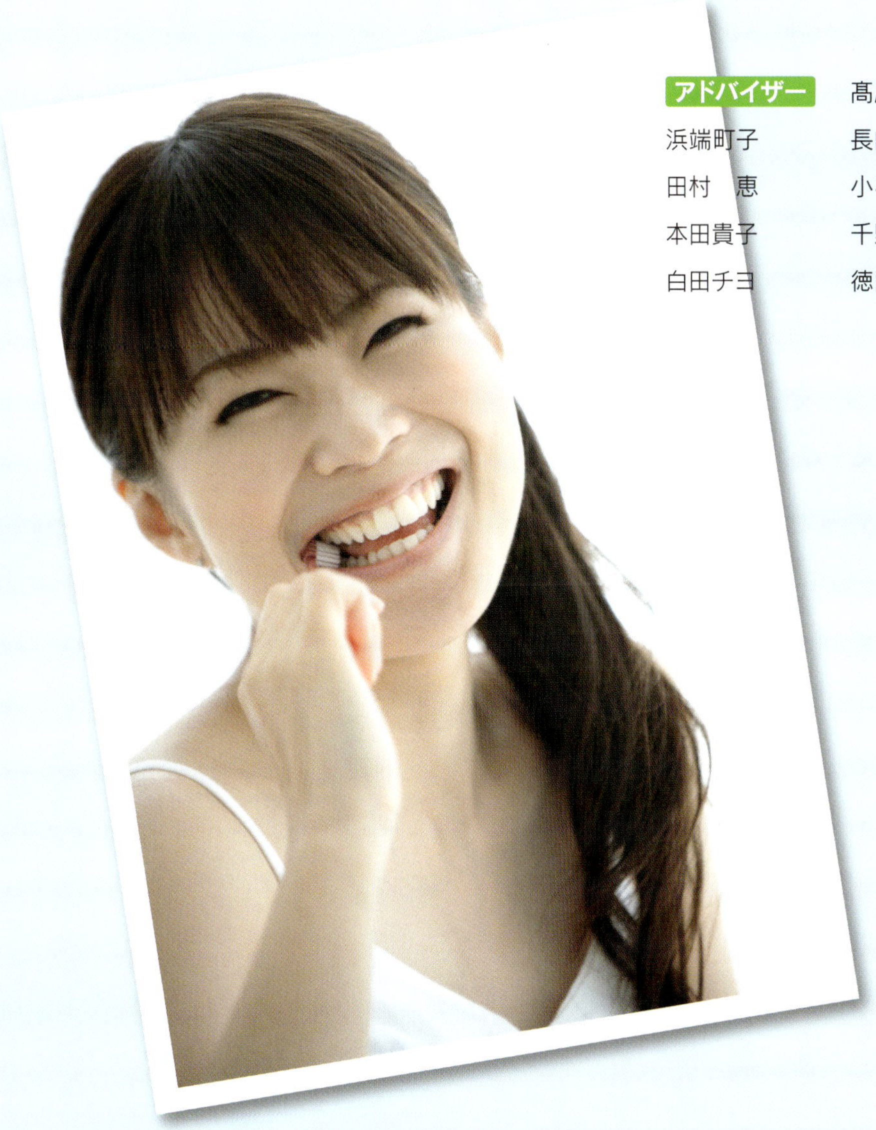

クインテッセンス出版株式会社　2010

Tokyo, Berlin, Chicago, London, Paris, Barcelona, Istanbul, Milano, São Paulo, Moscow, Prague, Warsaw, New Delhi, Beijing, and Bukarest

監修のことば

「お口のなかの病気ってなに?」と聞かれて、多くの方々の頭に浮かぶのは、きっとむし歯と歯周病でしょう。事実、むし歯と歯周病は、皆さんによく知られているお口のなかの病気なのですが、その原因や予防法については、十分に知られているとは言いがたいのが現状ではないでしょうか。これまで、ブラッシング指導を受けた患者さんも多くいらっしゃると思います。実際、毎日1回以上歯を磨く人は96%おり、さらに1日に2回以上歯磨きする人は70%以上もいるのに、歯周病を例に挙げると国民の約70%の人が、何らかの歯周病にかかっているというデータがあります。このことは、「歯を磨いてはいても、ただ磨いているだけで磨けていない」、すなわち歯周病予防の効果が上がっていないことを意味しています。せっかくよい習慣を皆さんお持ちなわけですから、その効果が上がるようにしなければなりません。幼稚園から小・中・高等学校を通して歯磨きのしかたを学んだ人も相当いるはずです。しかし、日々むし歯や歯周病予防を目的として磨いている方々は、どれくらいいるでしょうか。ただ、なんとなく習慣的に磨いている人が多いのではないでしょうか。

最近では、プラークということばがテレビや新聞などのマスメディアを通して知られるようになってきました。むし歯や歯周病が進行すると、歯を抜かなければならないことは、皆さんよくご存知のことと思います。歯を抜くと、物がよく噛めなくなって消化不良を起こす、よく話せない、見た目が悪いなど、「日常生活や社会生活に支障をきたす」といった連鎖が生じることは、皆さんもすぐ思いつくでしょう。しかし、プラークがむし歯や歯周病の原因であること、プラーク中の細菌が全身の病気にも関連があることを知っている人は、まだまだ少ないのではないでしょうか。

そこで本書では、プラークがむし歯や歯周病の原因であること、そしてプラークをどのようにしたら効果的に取り除けるか実例を挙げて、現場の歯科衛生士の皆さんに登場していただき、具体的に解説してみました。プラークコントロールに励んでいても、その効果が表れない患者さんに共通した問題点を抽出し、その解決法を「かゆいところまで手が届く」ように、言いかえれば「歯ブラシの毛先をどのようにしたらプラークまで届かせることができるか」をわかりやすく説明しています。本書が、患者さんや皆さんの歯やお口の病気予防や健康づくりのみならず、全身の健康づくりにきっとお役に立つと信じております。

伊藤公一

NPO 法人日本歯周病学会・理事長

日本大学歯学部歯周病学講座・教授

もくじ

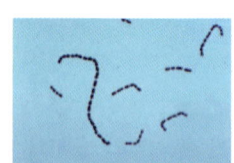

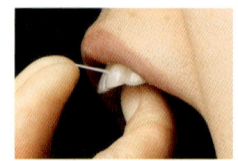

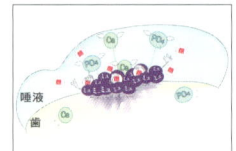

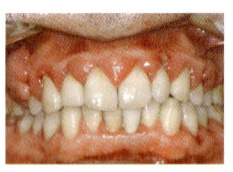

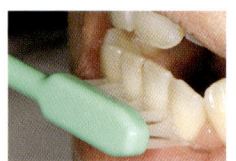

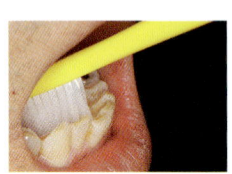

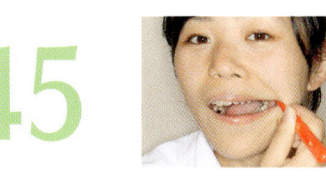

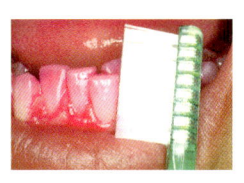

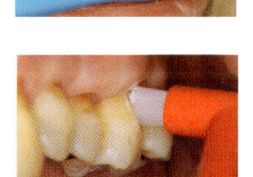

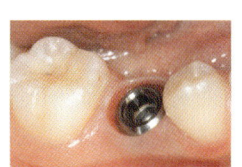

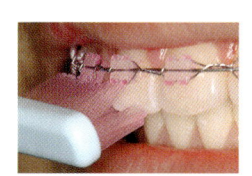

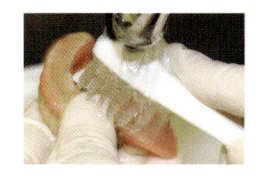

なるほど納得！

プラークのこと
むし歯のこと
歯周病のこと

日常生活でも当たりまえのように耳にすることば — プラーク・むし歯・歯周病

しかし、本当のことを知っている人は少ないのが現実です

プラークは、お口の病気の主原因であり

むし歯や歯周病はプラークによって引き起こされるお口の病気なのです

この事実をしっかりと理解しておくことが、お口の健康管理と全身の健康増進に欠かせません

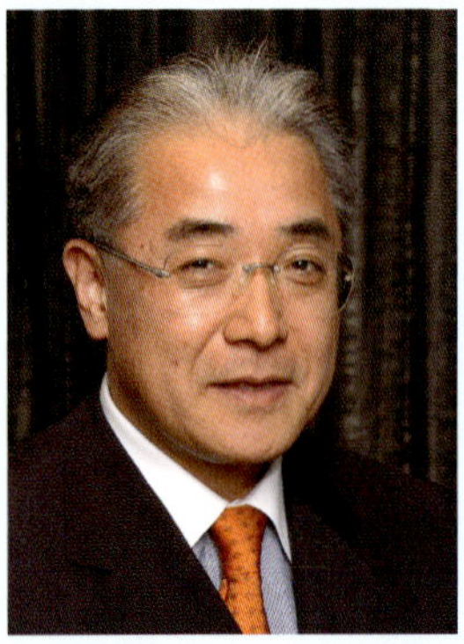

解　説

伊藤公一

NPO 法人日本歯周病学会・理事長
日本大学歯学部歯周病学講座・教授
日本の歯周病の研究・治療の第一人者であると同時に、
歯科医師、歯科衛生士の教育に携わる。

もっと知りたい　ちゃんと知りたい
プラークのこと プラークコントロールのこと

図1

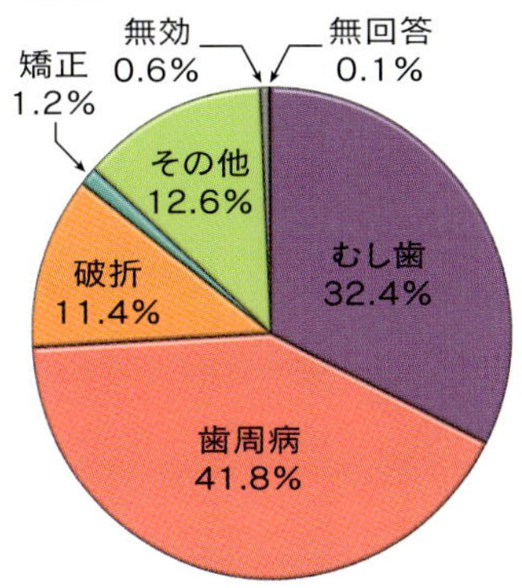

永久歯の抜歯原因。プラークが原因のむし歯と歯周病で7割以上を占めています。(8020推進財団．永久歯の抜歯原因調査報告書．平成17年3月．より引用)

図2

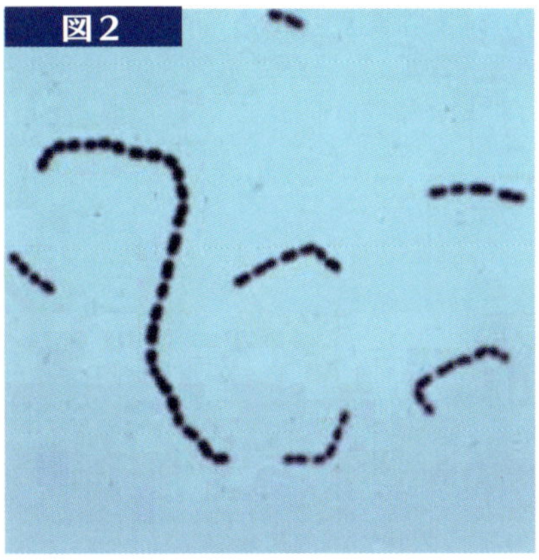

むし歯の原因菌であるミュータンス菌の顕微鏡写真。(写真提供：日本大学歯学部細菌学教室)

図3

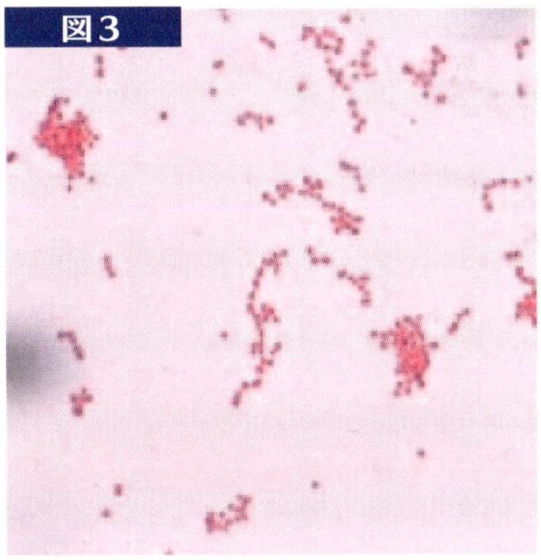

歯周病の原因菌であるジンジバーリス菌の顕微鏡写真。(写真提供：日本大学歯学部細菌学教室)

プラークって、なんのこと?

口のなかには約300～400種類の細菌(口腔常在菌)が住んでいます。プラークは、これら細菌がつくる細菌の集合体で、このプラークによってむし歯や歯周病が起こることが明らかになっています(**図1**)。

プラークの形成は、唾液中の糖タンパク質を主成分とした薄い膜(ペリクル)が、歯の面に付着することに始まります。細菌がペリクル表面に種々のメカニズムで付着してネバネバ物質を作り、歯の面にしっかりくっつきます。その上にさまざまな細菌がお互いにくっつきあって団子状になり、プラークの量が増え、次第にむし歯菌(ミュータンス菌：**図2**)や歯周病菌(ジンジバーリス菌：**図3**)が住みやすい環境を作ります。プラークの表面は、莢膜様糖衣《きょうまくようとうい》(グリコカリックス)で覆われバイオフィルム状となり、外界とはまったく独立した共同生活体を作ります。このバイオフィルムはバリヤーの役目をし、私たちの生体の防御メカニズムに抵抗性を示します。またこのバリヤーにより、抗生剤や殺菌剤を投与しても効果が期待できません。

バイオフィルムは、うがいや水洗した程度では除去できず、ブラッシングや歯科医院でのプロフェッショナルケアなどの機械的方法による除去が必要となります。

ブラッシングでプラークはどれだけ落とせるの？

プラークは、ブラッシングができない、あるいは難しいところや、口の浄化作用が行き届かない歯の噛む面にある小さな穴や溝、歯と歯ぐきとの境目(歯頸部)や歯と歯のあいだ(歯間隣接面)にたまります。

歯の面をきれいに磨いて、その後にプラークが作られる割合を見てみると、もっとも少ないのは歯の外(頬)側で、もっとも多いのは歯間隣接面でした。また、上の歯よりも下の歯にプラークが見られ、前歯や中間の歯(小臼歯)よりも奥歯(大臼歯)でプラークが多く見られました。さらに、上下ともに外(頬)側よりも内(舌)側にプラークがありました(**図4**)。

では、ブラッシングでどれくらいプラークは除去できるのでしょうか？

正しいブラッシング指導を受けた後に、3分間ブラッシングすると、歯間隣接面プラークを除去できる割合は58%でした。そこでデンタルフロスを使用すると86%まで除去でき、さらに歯間ブラシを使用すると95%ものプラークが除去できました。このことから、一般的にはブラッシングのみではプラークを完全に取り除くことは不可能ということがわかります。特に歯間隣接面のプラーク除去率は60%以下なので、むし歯や歯周病予防には、歯間隣接面に付着したプラークを除去するための補助的な清掃用具の使用が不可欠であることがわかります。

また、上手に磨ける人でも約10〜20%程度のプラークが除去されないので、プラークをしっかり落とすには専門家(歯科医師や歯科衛生士)の手助けが必要となります。

図4

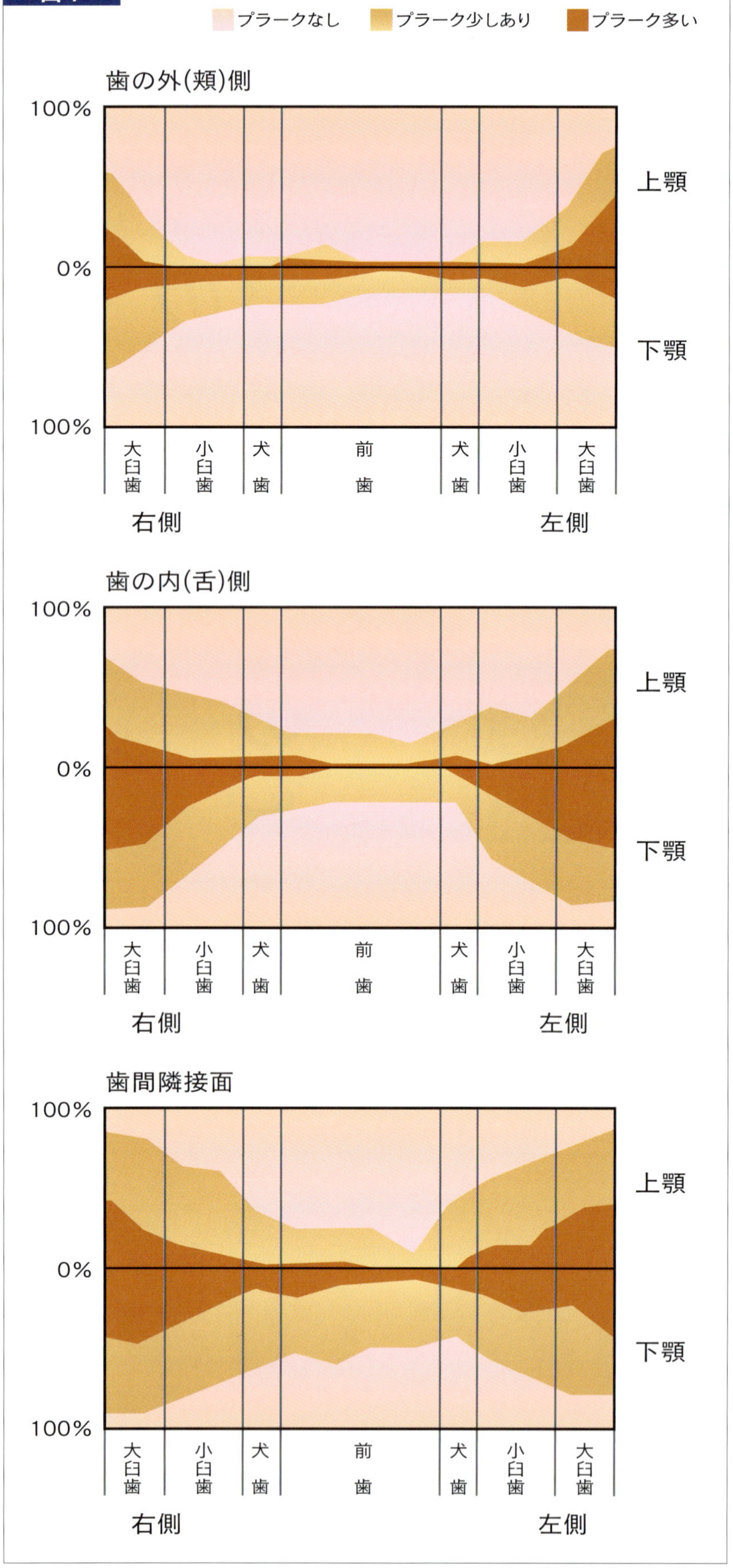
プラークなし
プラーク少しあり
プラーク多い
歯の外(頬)側
100%
0%
100%
上顎
下顎
大臼歯
小臼歯
犬歯
前歯
犬歯
小臼歯
大臼歯
右側
左側
歯の内(舌)側
100%
0%
100%
上顎
下顎
大臼歯
小臼歯
犬歯
前歯
犬歯
小臼歯
大臼歯
右側
左側
歯間隣接面
100%
0%
100%
上顎
下顎
大臼歯
小臼歯
犬歯
前歯
犬歯
小臼歯
大臼歯
右側
左側

歯の面(歯の外側・内側・歯間隣接面)別に見る、プラークの沈着率。沈着率がもっとも小さいのは外側で、もっとも大きいのは歯間隣接面でした。(Cumming と Löe, 1973. より引用)

図5

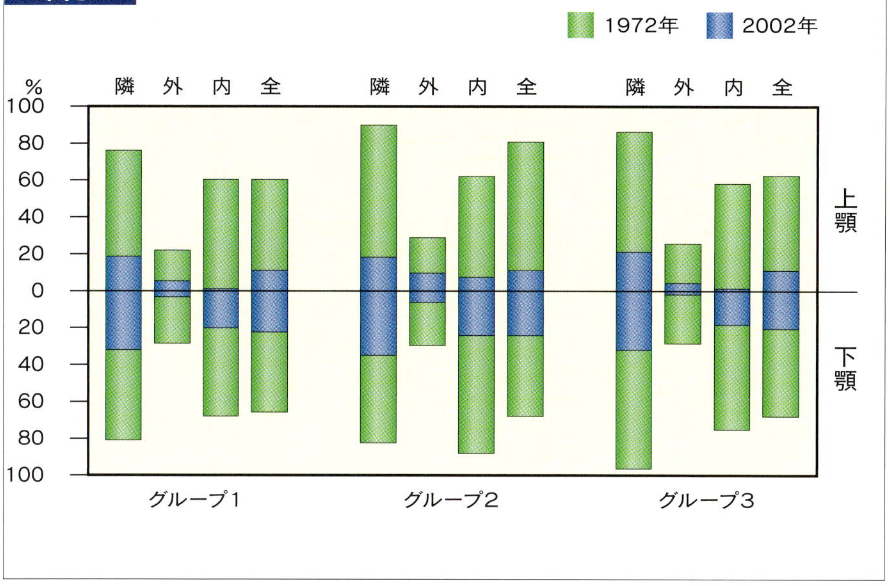

グループ1
開始時20〜35歳、集計時50〜65歳
グループ2
開始時36〜50歳、集計時66〜80歳
グループ3
開始時51〜65歳、集計時81〜95歳

凡例
隣＝歯間隣接面　外＝歯の外(頬)側
内＝歯の内(舌)側　全＝全歯面

プロフェッショナルケアとセルフケア指導を継続的に受け、しっかりプラークコントロールを行うと、お口のなかのプラークの量は減少することが明らかになっています。このデータは、スウェーデンで30年間にわたり3つの年齢別グループで調査された結果です。(Axelssonら, 2004. より引用)

図6

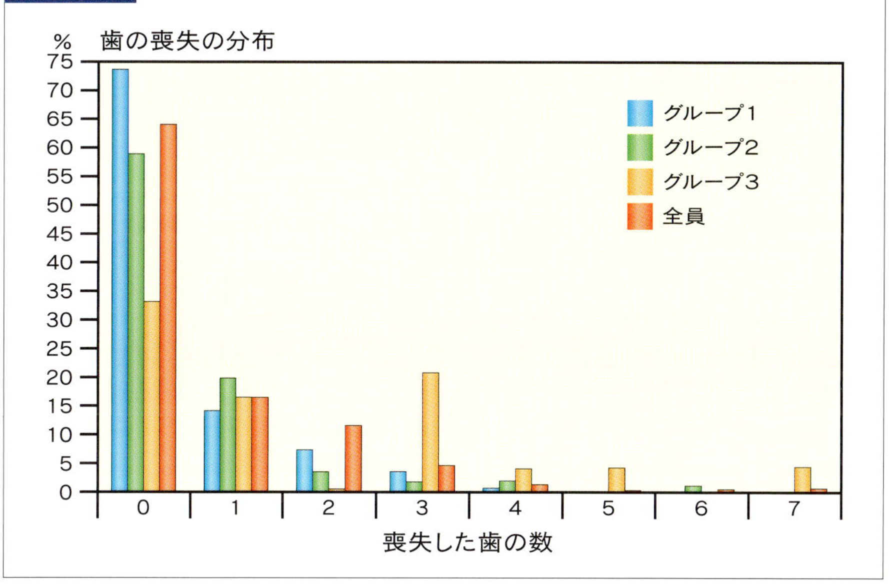

グループ1
開始時20〜35歳、集計時50〜65歳
グループ2
開始時36〜50歳、集計時66〜80歳
グループ3
開始時51〜65歳、集計時81〜95歳

プロフェッショナルケアとセルフケア指導を継続的に受けると、むし歯や歯周病よる抜歯が減少することが明らかになっています。このデータは、スウェーデンで30年間にわたり3つの年齢別グループで調査された結果です。グループ3の喪失が多く見えますが、その年齢にご注目ください。高齢になっても、30%以上の人が30年間、歯を抜歯していないのです。なお、抜歯原因の多くは、歯の破折(歯が折れた)だったそうです。(Axelssonら, 2004. より引用)

プラークコントロールにはプロフェッショナルケアが欠かせません

歯をきれいに磨いた後でも、プラークはすぐに作られます。患者さんがブラッシングや清掃補助用具を使用して、いつまでもプラークを取り除き続けるのはとても困難でしょう。一般的に、歯間部や歯頸部、深いポケットのなかのプラークは、患者さんの努力のみでは取りきれないのです。そこで、残ったプラークを専門家である歯科医師や歯科衛生士に取ってもらうプロフェッショナルケアが必要となります。

プロフェッショナルケアとは、主に歯科衛生士がスケーラーという器具などを使用してプラークや歯石を取り除くスケーリング・ルートプレーニングを行ったり、回転する専用器具と専用のペーストを使ってプラークやバイオフィルムを徹底的に除去することです。すなわち、患者さんご自身では取りきれないプラークを、歯科衛生士が手助けをして確実に除去するのです。また、食生活や生活習慣を含めたお口の健康管理に役立つ情報を提供したり、お口にまつわる種々の問題解決に向けた相談にのることも、プロフェッショナルケアに含まれます。

継続的にプロフェッショナルケアを受けることにより、歯面のプラーク量が減り(**図5**)、またむし歯や歯周病による抜歯が減少する(**図6**)ことも明らかになっています。

知っててよかった

むし歯とプラークコントロールの切っても切れない関係

図7

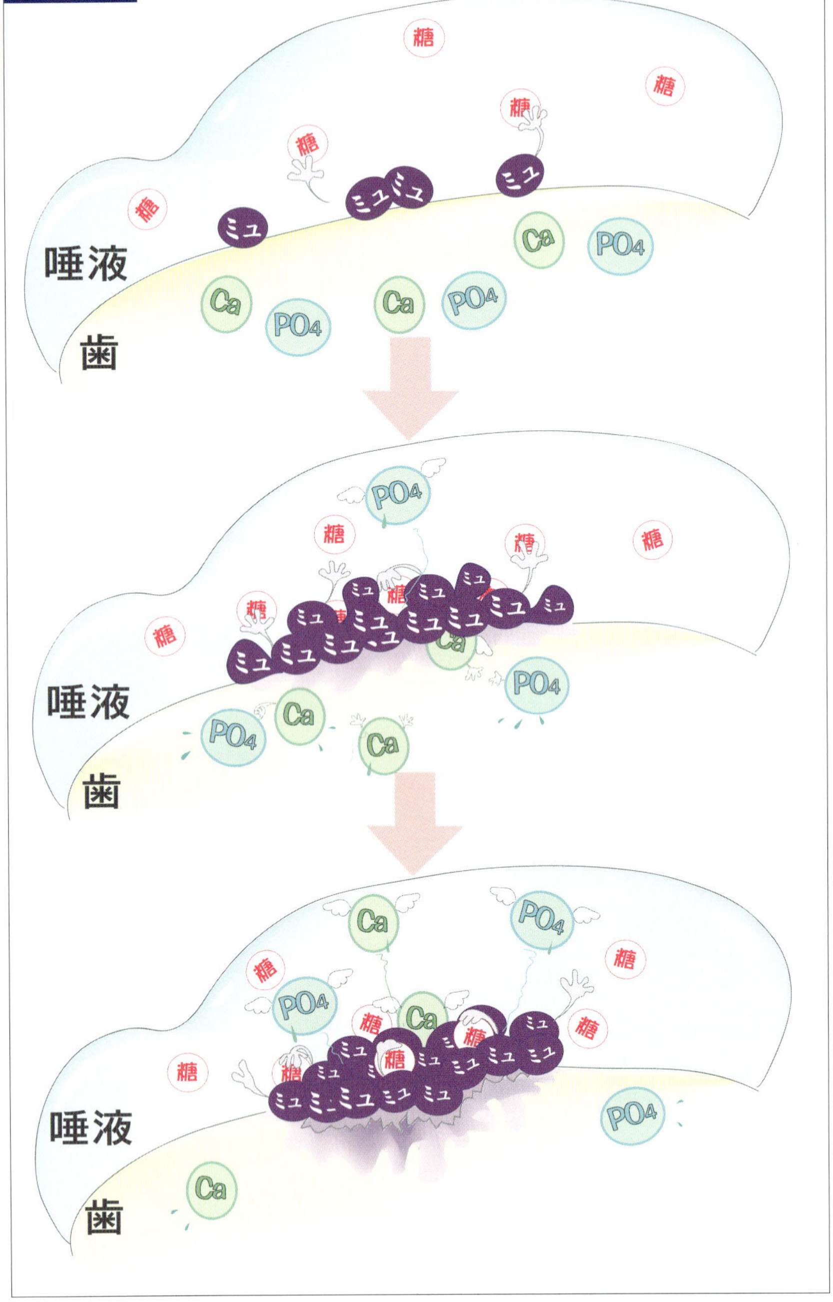

砂糖をエネルギーとしたミュータンス菌（図中のミュ）を含むプラークが酸を作りだし、歯の面のミネラル（Ca や PO_4）を溶かしていくことで、むし歯になります。

むし歯はどうやってできる？

むし歯の原因はひとつではありません。むし歯ができる歯を中心として、歯を溶かす酸を作る細菌、唾液や食事などの環境、歯が溶けるまでの時間などが複雑かつ相互に関係してむし歯になっていきます。さらに、これらのさまざまな原因は生活習慣と大きく関わっていることから、むし歯は生活習慣病とも呼ばれます。むし歯菌としてミュータンス菌がよく知られており、むし歯はこのミュータンス菌による感染症であるといわれています。

むし歯に関係する食事として砂糖がよく知られています。砂糖を食べると、ミュータンス菌はネバネバ物質をたくさん作り、次第にプラークの粘着性が高まって除去しにくいものになり、やがて酸が作られて歯が溶かされます（脱灰と呼ばれるむし歯のはじまり）。私たちの身体は、唾液を使って酸を中和し、さらに唾液中のカルシウムやリンが脱灰した歯の面にくっついて、歯の面をもとの状態に戻そうとします（再石灰化）。しかし砂糖を繰り返し食べると酸がまた作られ、もとに戻りにくくなって脱灰状態が長く続き、ついには歯の成分であるリン酸カルシウムの結晶体（ハイドロキシアパタイト）が破壊されます。これをむし歯と呼び、進行すると歯に穴があいて、自然に治ることはありません（**図7**）。

図8

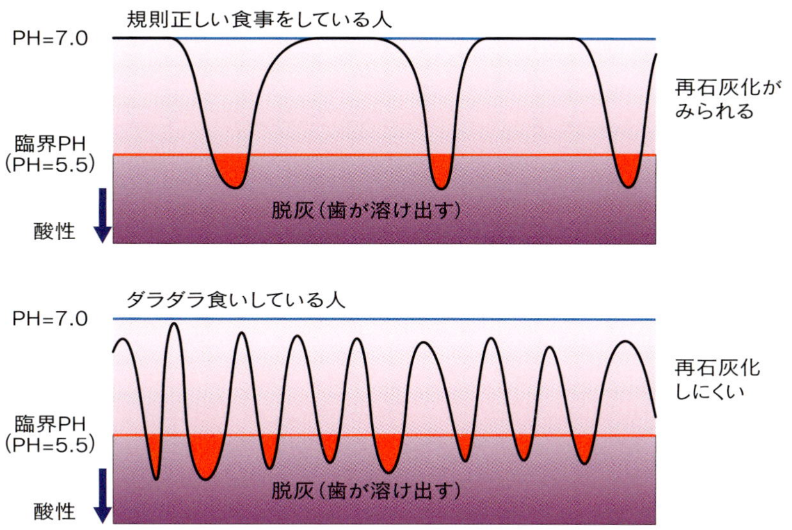
規則正しい食事をしている人
PH=7.0
再石灰化が
みられる
臨界PH
(PH=5.5)
脱灰(歯が溶け出す)
酸性
ダラダラ食いしている人
PH=7.0
再石灰化
しにくい
臨界PH
(PH=5.5)
脱灰(歯が溶け出す)
酸性

規則正しい食事をしている人の脱灰と再石灰化(上)と、ダラダラ食いしている人の脱灰と再石灰化(下)のイメージ。ダラダラ食いをしている人は脱灰が繰り返されるので、再石灰化しにくくなります。

表1　むし歯のリスクの高い人・低い人

プラークコントロールに関係する要因	**リスク高い**	**リスク低い**
むし歯予防についての意識・関心	なし	あり
歯磨きのしかた	苦手	上手
フッ素入り歯磨剤	使用していない	使用している
歯科治療の経験に関係する要因	**リスク高い**	**リスク低い**
新しいむし歯	あり	なし
むし歯治療の経験	多い	ない/すくない
ミュータンス菌や乳酸菌の菌量	多い	少ない
兄弟のむし歯	あり	なし
歯のフィッシャーシーラント(奥歯の予防処置)	していない	している
歯に固定した矯正装置	使用している	使用していない
義歯(入れ歯)の装着	使用している	使用していない
生活習慣に関係する要因	**リスク高い**	**リスク低い**
食事回数	多い	規則正しい
おかしの携帯	あり	なし
砂糖入りの飲料水や食品の摂取	頻繁	規則正しい
お口/身体の状態に関係する要因	**リスク高い**	**リスク低い**
唾液の分泌量	少ない	多い
唾液の中和力(緩衝能)	低い	高い
歯の根の露出	あり	なし
全身の健康状態	不良	良好
口腔乾燥症	あり	なし
唾液分泌を低下させる薬の長期服用	あり	なし

むし歯になりやすい歯はどんな歯?

まず歯の質。歯はお母さんのお腹のなかにいるときに作られます。その時期に栄養状態が悪かったり病気になったりすると、歯の質が悪くなってむし歯になりやすくなります。また、生えたての歯(永久歯も含む)は歯の結晶が十分に固まっておらず、むし歯になりやすいです(産まれたばかりの赤ちゃんの口のなかにはミュータンス菌はいませんが、乳歯が生えることでむし歯になる素地ができ、むし歯のある保護者からミュータンス菌が感染します)。歯の結晶は加齢とともに年々硬くなるので、年をとるとむし歯になりにくくなります。しかし中高年になって歯周病にかかると歯ぐきが下がり、歯の根が出てきます。歯の根は酸に弱いので、むし歯になりやすいです。

次に歯の形。奥歯には小さな穴や溝があり、その大きさや深さはさまざまです。これらが大きく深い歯は食物などがつまり、ブラッシングしにくくなるので、むし歯になりやすくなります。

生活習慣も関係します。砂糖の入った食物を間食としてダラダラ食いすると、いつも酸が作られ(**図8**)、むし歯になる危険性が増加します。

また、体質や加齢、薬の副作用や病気などの影響で唾液が出にくくなると、浄化作用や酸の中和作用が減り、むし歯になりやすくなります(**表1**)。

図9

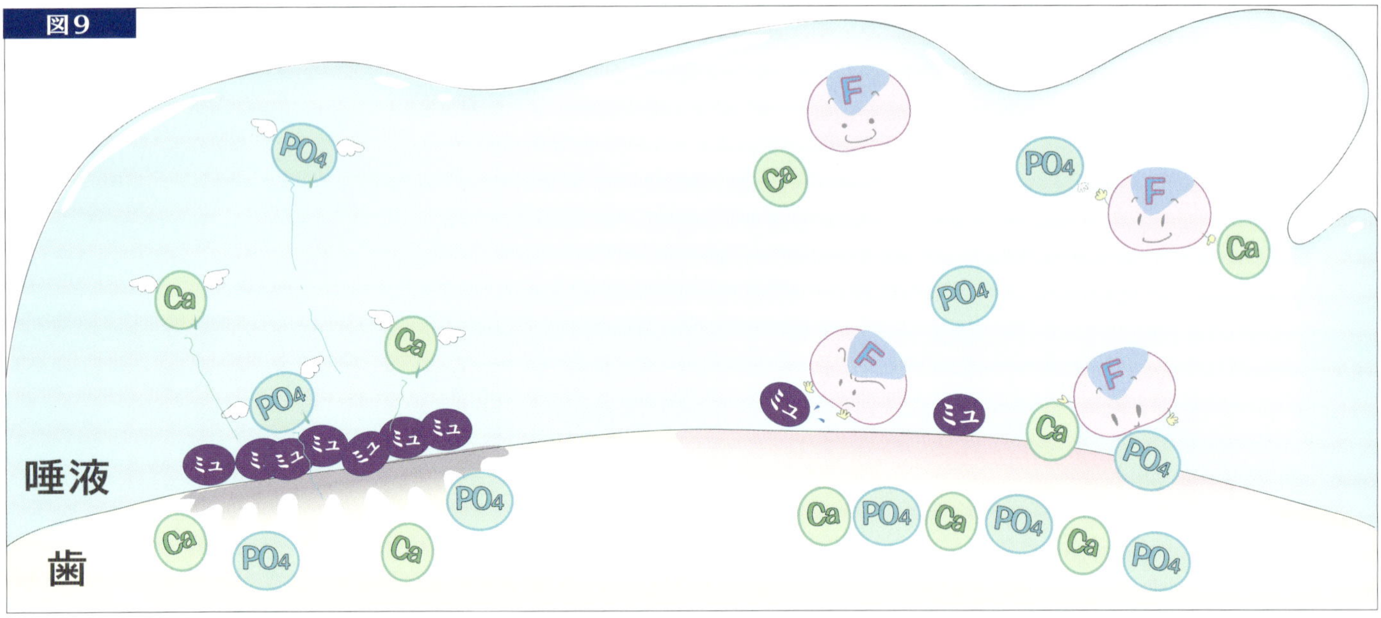

脱灰により歯からミネラル（Ca や PO_4）が唾液中に流れ出ますが（左側）、フッ素（F）はそのミネラルを歯に運ぶ手伝いをします（右側）。フッ素は、脱灰した歯の再生（再石灰化）を促進したり歯質を強くするほか、ミュータンス菌（ミュ）の酸産生も抑制します。

図10

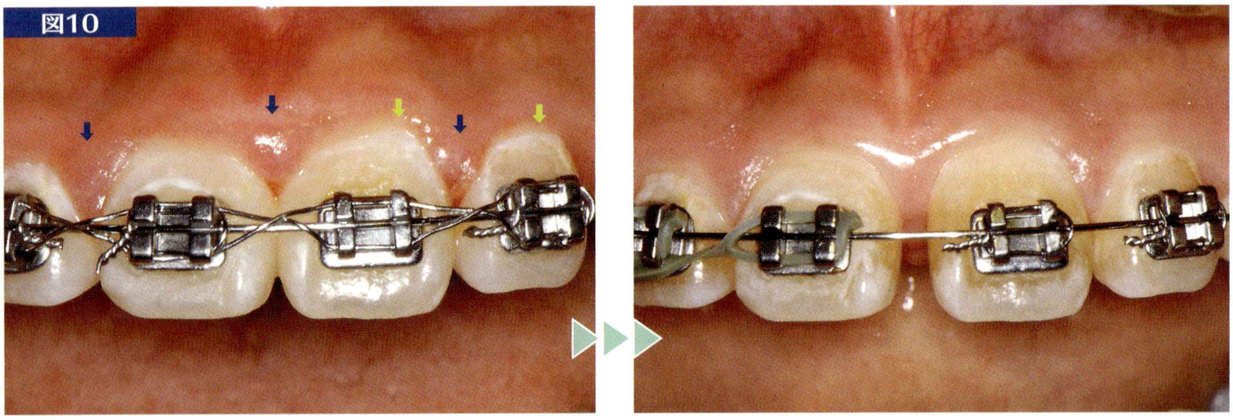

矯正装置装着中の患者さん。上の前歯にプラークが認められ、脱灰（白斑⬇）も認められます。歯ぐきにも炎症が見られ、腫れています（⬇）。

正しいブラッシング方法とフッ素の使いかたを習い、ブラッシングをがんばったところ、プラーク量が減少するとともに歯ぐきの炎症も改善し、再石灰化により脱灰（白斑）も消失してきました。

なぜブラッシングにはフッ素入り歯磨剤が欠かせないの？

理由は明解！　フッ素には歯を強くする作用があるからです（図9）。

歯の表面では、P10で解説した脱灰と再石灰化が繰り返し起こっています。この再石灰化はむし歯予防の重要な役割を担っていますが、フッ素の入った歯磨剤や洗口剤を使用したり、歯科医院でフッ素を歯面に塗るなどをして歯のまわりにフッ素を接触させると、歯の再石灰化が促進されるのです（図10）。また、フッ素は歯のハイドロキシアパタイトをフルオロアパタイトという酸に溶けにくい物質に変えたり、むし歯菌の酸産生を抑える作用もあります。

さて、歯の面にフッ素を接触させるときに、その歯の面がプラークによって汚れていたのでは、フッ素のむし歯予防効果（再石灰化の促進）は期待できません。ゆえに、ブラッシングでプラークを除去する必要があります。そのときにフッ素入り歯磨剤を使用していれば、歯の面にフッ素を接触させることが可能になります。日常のブラッシングでフッ素入り歯磨剤を使用すれば、口のなかのフッ素をなるべく長い時間維持することができるのです。

むし歯がプラークの下からできることを考えると、むし歯予防の原点はブラッシングと言ってもよいでしょう。そして歯ブラシは、フッ素入り歯磨剤を歯に運ぶ道具でもあるのです。

図11

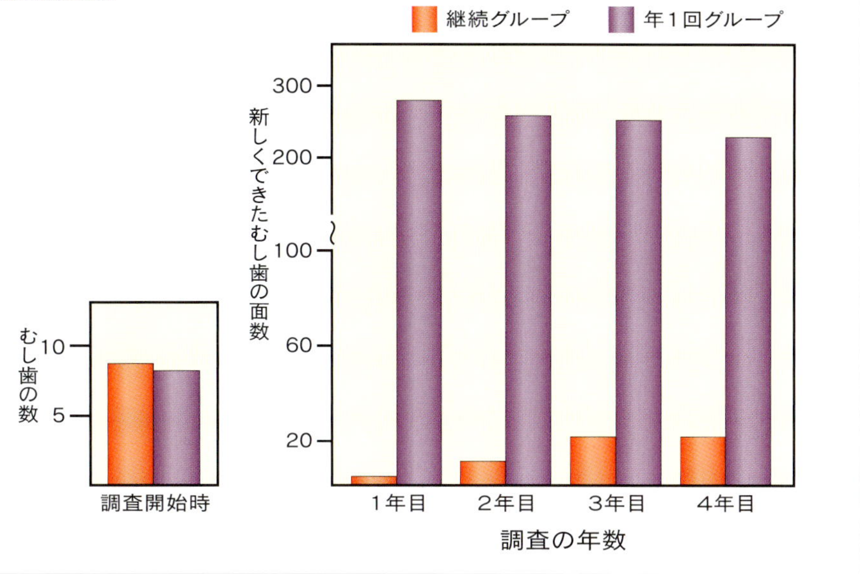

プロフェッショナルケアを継続的に受けることで、むし歯の発生を低く抑えることができることが明らかになっています。スウェーデンの児童で、プロフェッショナルケアとセルフケア指導を年に数回かつ継続的に受けたグループ（継続グループ）と、年１回だけ受けたグループ（年１回グループ）の4年後を比較したところ、継続グループは年１回グループの約6％までむし歯の発生を予防できました。（Axelsson と Lindhe, 1977. より引用）

図12

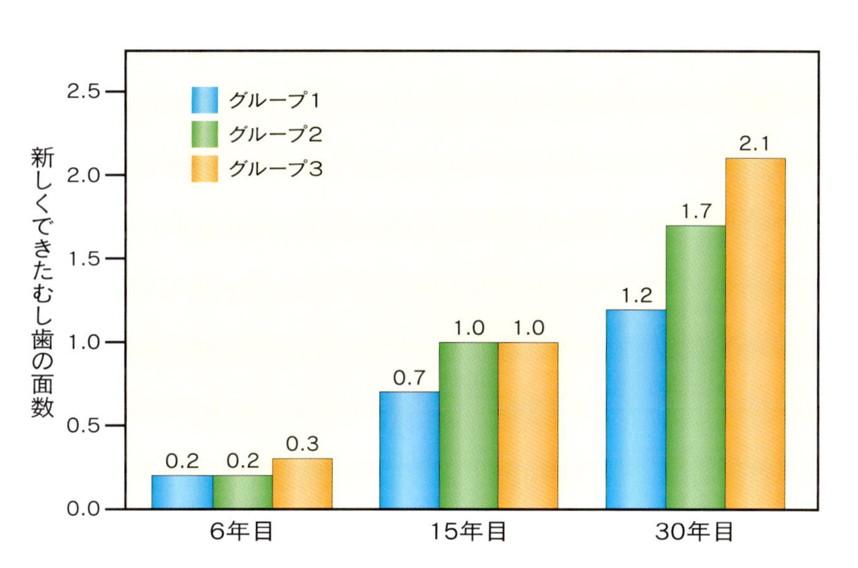

グループ1
開始時20〜35歳、集計時50〜65歳
グループ2
開始時36〜50歳、集計時66〜80歳
グループ3
開始時51〜65歳、集計時81〜95歳

スウェーデンで30年間にわたり継続的にプロフェッショナルケアとセルフケア指導を受けたグループの、6年目、15年目、30年目に新しくむし歯ができた歯面の平均値。調査開始から30年経過しても、なんと最大2ヵ所程度しかむし歯ができませんでした。つまり、プロフェッショナルケアとセルフケアの共同作業で、むし歯は予防できるのです。（Axelsson ら , 2004. より引用）

歯は一度削ると戻らない だからむし歯予防をがんばろう

歯の表面のエナメル質が白濁する程度のむし歯であれば、フッ素入り歯磨剤などを使っていねいにブラッシングすることで再石灰化が促進され、正常な状態に戻ることもあります。

しかし、エナメル質から象牙質へ、あるいはセメント質へとむし歯が進行すると、もとの状態に戻ることはなく、むし歯の部分を削って詰めたり、かぶせたりしなければなりません。どんなにうまく治療したとしても、詰めものやかぶせものと歯とのあいだにはつなぎ目ができます。実はそこから新しいむし歯ができることが多いのです。また、金属をかぶせるときに使った接着剤が溶け出し、そのすきまにプラークが入り込んで、むし歯になることもあります。つまり、歯は一度削るとむし歯になるリスクが高まるのです。現在では、なるべく歯を削らず、つなぎ目ができないように詰めたりかぶせたりするむし歯治療が主流となってきましたが、やはり「むし歯を作らないこと」＝予防がいちばん大切になります。

図11、12のグラフに示したように、毎日のブラッシング（セルフケア）と、歯科医院での定期的なプロフェッショナルケアを受けることで、むし歯の発生は抑えられることが明らかになっています。今日から、あなたもがんばってむし歯予防してみませんか？

これだけはぜひともご理解いただきたい

歯周病とプラークコントロールの切っても切れない関係

図13

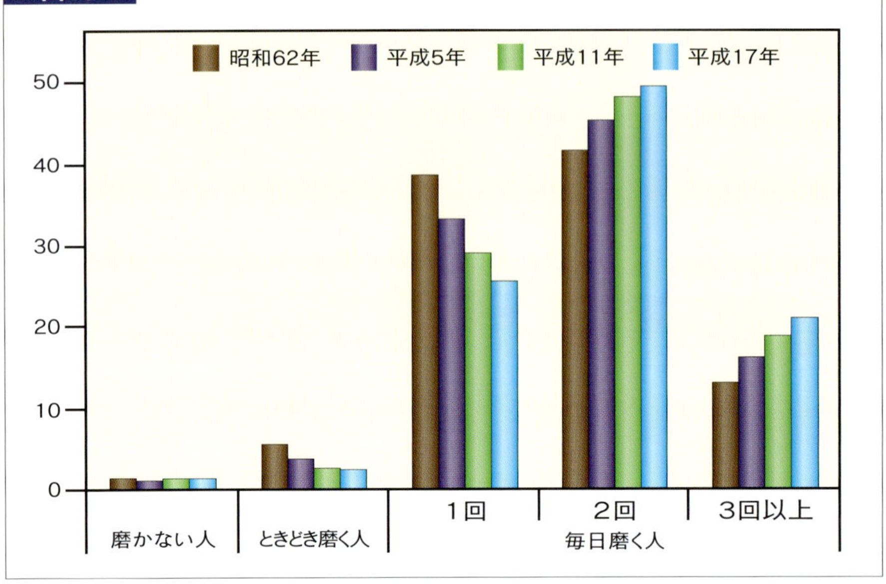

歯磨き習慣の推移。（昭和62年、平成5年、平成11年および平成17年度歯科疾患実態調査から引用）

図14

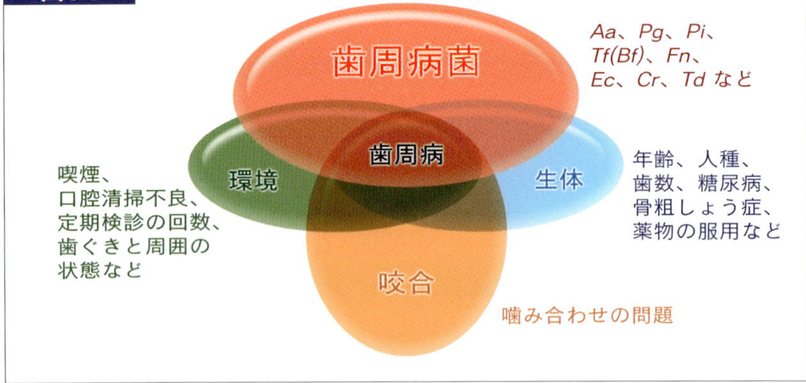

歯周病（歯周炎）のリスクファクター。（Wolff L ほか（1994年）より改変）

ご存知でしたか？　歯周病の原因

歯周病とは、プラーク中の細菌に由来する炎症を引き起こす物質（起炎物質）や免疫反応を引き起こす物質（抗原物質）に対する身体の反応（生体応答）の結果引き起こされた、歯周組織の破壊を伴う炎症性疾患です。日本人のほとんどの人は毎日歯を磨き、日に2回以上磨く人の割合は年々増加して50％以上にも達します（**図13**）。しかし、日本人の約7割が歯ぐき（歯肉）に何らかの異常があり、働き盛りの中高年では実に8割の人が歯周病に罹患していると報告されています。歯周病は成人の抜歯原因の約40％を占め、高齢者の生活の質（クオリティ・オブ・ライフ：QOL）を低下させる一因となっています（**7ページ図1**）。

最近では、歯周病は感染症であると同時に、生活習慣病としても位置づけられています。つまり、食習慣、歯磨き習慣、喫煙なども関連があるので、ただ歯科医院で治療を受けるだけではその効果が上がらないことも明らかになってきました。患者さん個人の生活習慣の改善や自助努力も、歯周治療の成功に大きく関係していることをご理解ください。**図14**は、生体応答を左右する、歯周病の発症や進行に関与するリスクファクター（危険因子）を示したものです。環境も大きなリスクファクターのひとつなのです。

図15　正常な歯周組織。

図16　歯肉溝にプラークがたまり、歯ぐきだけに炎症が生じている状態。まだ組織は破壊されていない。

図17　歯の根の3分の1程度の深さまで組織が破壊されている状態。歯磨き時の出血などで気がつくことが多い。

図18　3分の2程度の深さまで組織が破壊されている状態。歯のぐらつきが始まる。

図19　組織は大きく失われ、食べるときにも支障が出る。治療が手遅れの場合もある。

図15

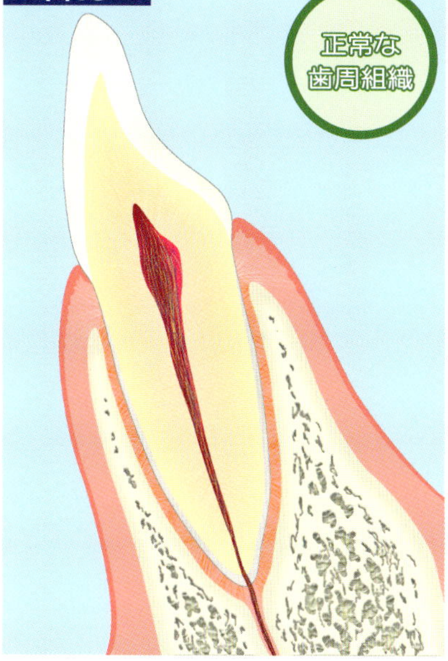

図16

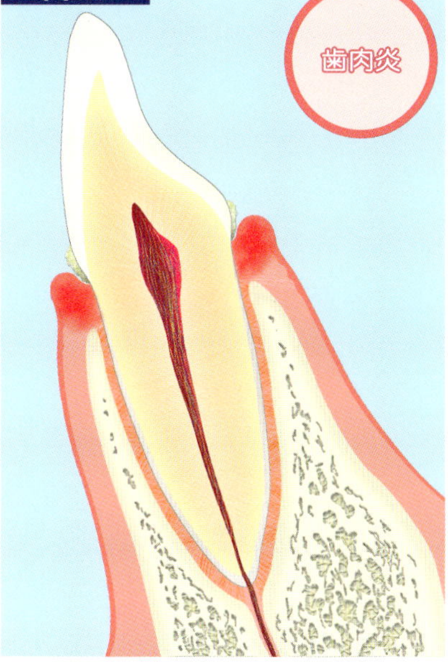

図17

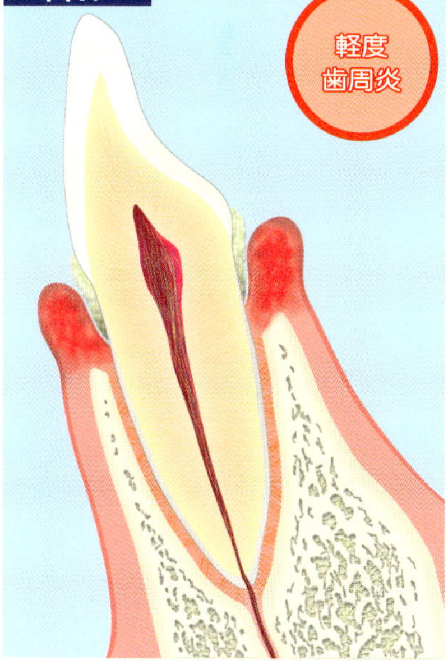

図18

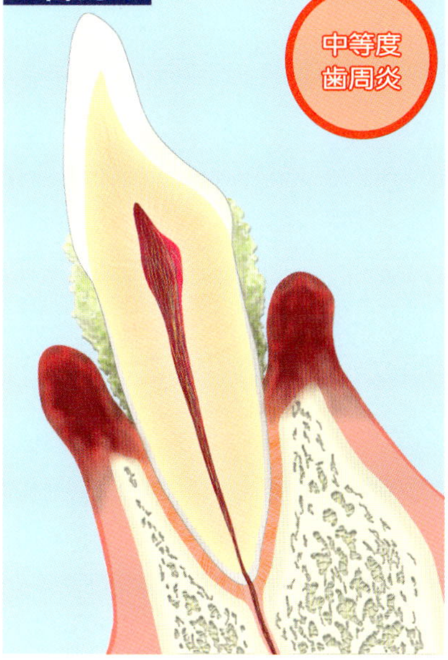

図19

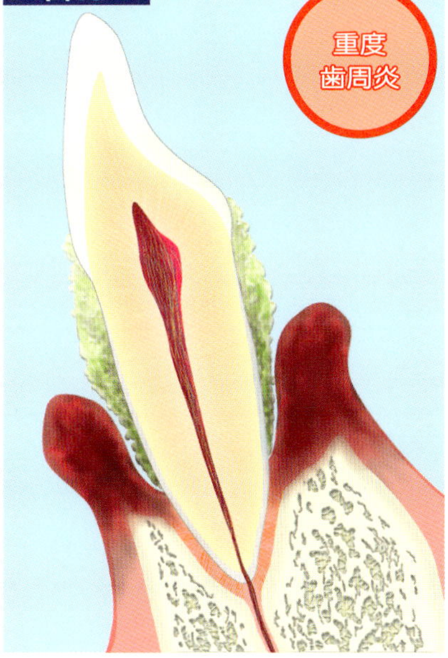

歯周病の発症メカニズム

歯周病の初期病変は、軽度であることから、沈黙の病気(silent disease)と呼ばれます。しかし、プラークによる微弱で慢性的な感染は、自然治癒することなく、生涯続くという特徴があります。

他の細菌感染と同様に、口腔細菌が歯面および歯と歯ぐきのすきま(歯肉溝)に定着・増殖し、細菌の集合体(バイオフィルム)が形成されることが、歯周病の発症のスタート地点です。これに対し、生体はさまざまな防御機構を用いて細菌の増殖を防ごうとしますが、細菌の増殖が優位になると歯ぐきに炎症が起こり、歯肉(仮性)ポケットが形成され、歯肉炎が起こります(**図16**)。この段階では、まだ歯の周囲の組織の破壊は始まっておらず、炎症を抑えれば回復することができます。

ポケット内は、歯ブラシも届かない嫌気的環境(細菌にとって好ましい環境)なので、やがて歯周病の原因細菌(歯周病菌)のグラム陰性嫌気性菌が増殖し、感染は深部へと波及します。また、歯周病菌の起炎物質、抗原物質により歯ぐきの血管透過性や炎症が進み、ポケット内の組織に潰瘍が形成され、歯ぐきは出血しやすくなります。こうなると、歯の周囲の組織(歯を支える構造や骨)が失われ始め、歯周炎へと進行します(**図17～図19**)。

歯周治療とプラークコントロールの関係

歯周病の感染源はプラークなので、プラークの除去、つまりプラークコントロールが重要です。プラークコントロールは**表2**のように大別できます。

まず、機械的(物理的)にプラークの集合体であるバイオフィルムを除去することがいちばん大切で、患者さんご自身が行う歯磨きがもっとも安全・安価で効果的です。これは歯周治療の基本であり、歯周病の発症予防にもつながります。

国民の96%以上が少なくとも1日1回は歯を磨いていますが(**14ページ図13**)、効果的な歯磨きができているかが問題です。そこで歯科医院での歯周治療では、歯磨き指導が最初のステップになります(**図20〜図22**)。次に、患者さんご自身による日々のプラークコントロールに加え、歯科医師・歯科衛生士がスケーラーや歯面清掃器具を用いてプラークや歯石を除去するプロフェッショナルケアを行います。これが「歯周治療の柱」となります。

機械的プラークコントロールを補う手段として、薬を用いた化学的プラークコントロールの研究・開発も行われてきました。歯周治療では、抗生剤を全身あるいは炎症の見られるところに投与することによって、臨床症状の改善につながることが知られています。しかし、口のなかには耐性菌が存在することから、全身および局所に関わらず、抗生剤の投与は耐性菌の増加をもたらすとも報告されています。

まだまだ認知度は低く、普及するまでには時間がかかりそうですが、近年、生物学的プラークコントロールの研究も盛んに行われています。口のなかを無菌状態にすることは不可能ですが、歯周病菌が明らかになっていることから、それらの菌に対するワクチン療法やプロバイオティクス療法によって、口のなかの細菌バランスをリスクの少ない状態に改善するという手法も、いずれ現実的となるでしょう。すでに、歯周病に対して効果を有するプロバイオティクスや、むし歯菌および歯周病菌の病原性に関わる酵素に対する鶏卵抗体を用いた製品が食品として市販されており、口のなかの細菌バランスを改善する新たな生物的プラークコントロールの手法として注目されています。

表2　一般的なプラークコントロールの分類

行う人	患者さん	歯科医師 歯科衛生士
場所	家庭	歯科医院
対象	歯ぐきの上	歯ぐきの上 歯ぐきの下
手段		
(機械的)	歯ブラシ	PMTC
	デンタルフロス	スケーリング
	歯間ブラシ	ルートプレーニング
	舌ブラシ	歯周外科手術
(化学的)	歯磨剤	殺菌剤
	洗口剤	抗生剤
(生物学的)	乳酸菌含有錠剤	

図20

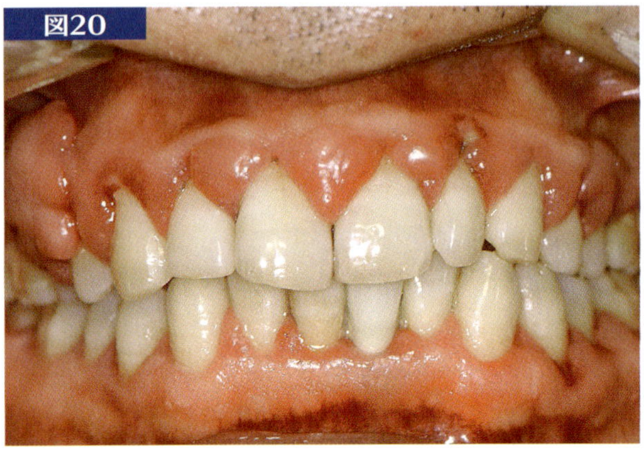

降圧剤を服用している患者さんの歯科医院来院時のお口です。歯ぐきに大きな腫れが見られます。まず歯周治療の基本である歯磨き指導を行います。

図21

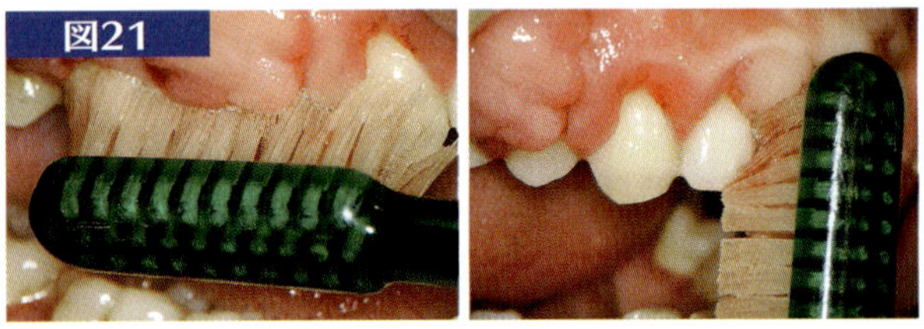

歯ブラシによるプラークコントロール例。毛先は歯と歯ぐきの隙間の約2mmまで届きます。

図22

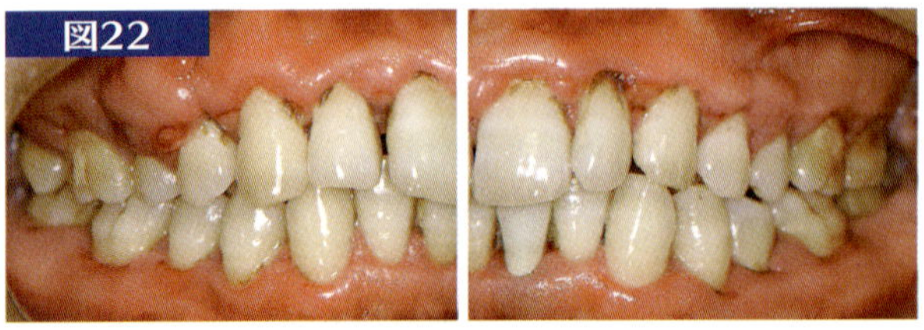

歯ブラシによるプラークコントロールで腫れはだいぶ落ち着きました。隠れていた歯石が見えてきています。ここからスケーリングなど歯科衛生士によるプロフェッショナルケアがスタートします。

図23

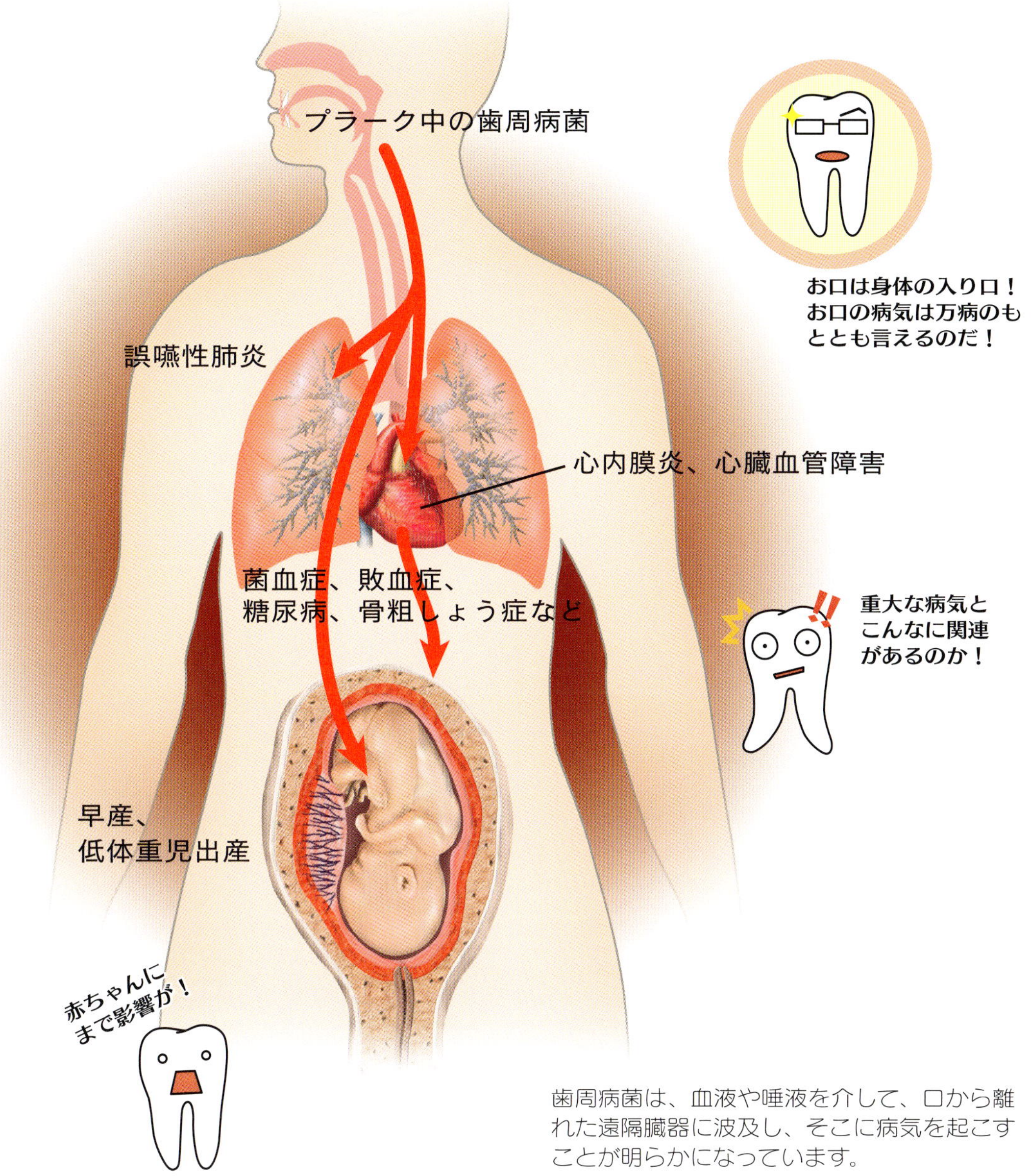
プラーク中の歯周病菌
お口は身体の入り口！
お口の病気は万病のもとども言えるのだ！
誤嚥性肺炎
心内膜炎、心臓血管障害
菌血症、敗血症、
糖尿病、骨粗しょう症など
重大な病気と
こんなに関連
があるのか！
早産、
低体重児出産
赤ちゃんにまで影響が！

歯周病菌は、血液や唾液を介して、口から離れた遠隔臓器に波及し、そこに病気を起こすことが明らかになっています。

お口は身体への入り口だからこそ

　さて、歯や口は消化器官の一部としての役割をもっていると同時に、「身体への入り口」であることを思い出してください。歯周病が歯周組織に限局している場合は、重症化しても歯が抜けるだけにとどまります。しかし、長期間慢性化すると、歯周病の原因となる細菌（歯周病菌）が血液や唾液を介して口から離れた心臓や肺などの遠隔臓器に波及し、そこに病気を起こす可能性が高くなります（**図23**）。つまり、歯周病は口だけの問題ではなく、あなたの生命にかかわる病気なのです。ゆえに、患者さんと歯科医療従事者の共同作業によって、歯周病を予防したりコントロールすることは、単に歯や口の健康を守るのみならず、全身の健康をも守ることにつながり、人生80年の高齢社会を豊かで快適に過ごすためにとても重要となります。

　歯周病の原因であるプラークや歯石などを歯科医院で一時的に除去しても、患者さんにそのプラークをためないようにする努力、すなわち家庭での効果的な歯磨きや食生活、喫煙などの日常生活習慣の改善がなくては、歯周病の治療効果は期待できません。歯周病の予防や治療では、患者さんと歯科医療従事者の共同作業があってはじめて実現するということを、ぜひご理解ください。

これでバッチリ!

プラーク コントロールの グッドテクニック

お口の健康管理やエチケットとしても定着した歯磨き＆プラークコントロール
毎日の歯磨き＆プラークコントロールに、ほんの少しのアイディアを加えるだけで、
もっときれいで健康的になれるとしたら、うれしいですよね！
ここでは、歯を長持ちさせて、きれいになれるプラークコントロールテクニックをたくさんご紹介します。
経験豊富な歯科衛生士たちからあなたへ贈る、プラークコントロールのグッドテクニックです！

基本をしっかり押さえよう

プラークコントロールが上達するブラッシングの基本テクニック

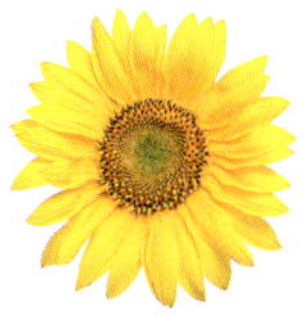

日々のブラッシングはどのようにされていますか？　ブラッシングのしかたは十人十色。磨けていればOKですが、なかなか磨ききれないのが現実です。まずは基本テクニックをマスターすることから始めましょう。

日々のブラッシング習慣がお口の健康維持に大切なことは、もう常識となっているようです。最近では、男女問わずランチ後にもブラッシングをする人が増えてきたとか。エチケット感覚とともに、健康意識がとても高まってきているんですね。

ではここで皆さんにひとつ質問です。皆さんは、ちゃんとブラッシングができますか？

毎日、多くの患者さんのお口を拝見していると、ブラッシングがお上手な患者さんもいれば、苦手な患者さんにも出会います。なかには、一生懸命ブラッシングをしていても、うまく毛先が当たっていないために、肝心のプラークが落とせていない、という患者さんもいらっしゃいます。

実は、毎日ブラッシングをしていても、毛先がしっかりとプラークを除去していなければ、ブラッシングの効果は期待できません。むしろ不適切なブラッシングを続けてしまうことで、歯ぐきを痛めてしまったり、「ちゃんとブラッシングしているのにむし歯になった！」のような悲しい結果になってしまうこともあり得ます。

そこでここでは、ブラッシングの基本テクニックを解説します。ここでご紹介するテクニックと、日ごろ皆さんが行っているブラッシングを、ぜひ比較してみてください。磨けなかった理由が見つかるかもしれません。

なお、ここで紹介するのは基本中の基本です。皆さんのお口の状況によっては、ブラッシングの重点ポイントに違いが出てきます。担当歯科衛生士に、あなたに最適なブラッシング方法を教えてもらって、毎日のブラッシングの上達を目指しましょう！

上達に向けての着眼ポイント

- □ 歯ブラシの基本的な持ちかたはペングリップです。
- □ 歯ブラシの当てかたには、スクラッビング法とバス法の2種類ありますが、どちらもやさしく小刻みな横動きです。
- □ あなたに最適なブラッシング方法を、担当歯科衛生士と一緒に探してみましょう。

アドバイザー

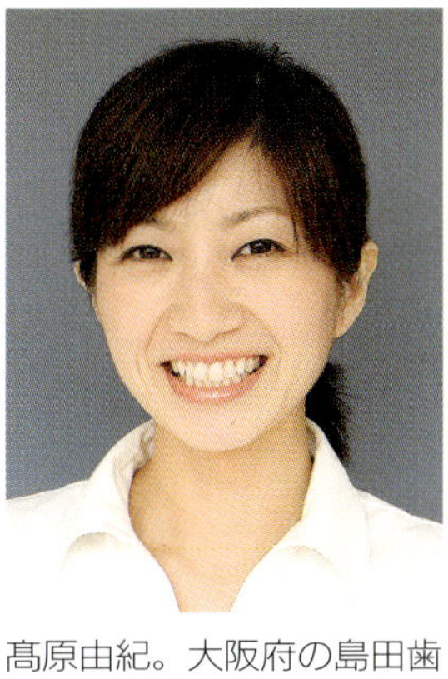

髙原由紀。大阪府の島田歯科クリニック勤務。日本歯周病学会認定歯科衛生士。臨床と若手育成に尽力中。

歯ブラシの持ちかた・当てかた・動かしかたをマスターしよう

皆さん、どうやって歯ブラシを持っていますか？　歯にはどうやって当てていますか？　どれくらい動かしていますか？
長年の習慣で染みついた自己流のテクニックを、正しいテクニックに切り替えるためにも、
まずブラッシングの基本中の基本を学びましょう。

基本1　歯ブラシの持ちかたは、「軽く鉛筆を持つように」が基本です

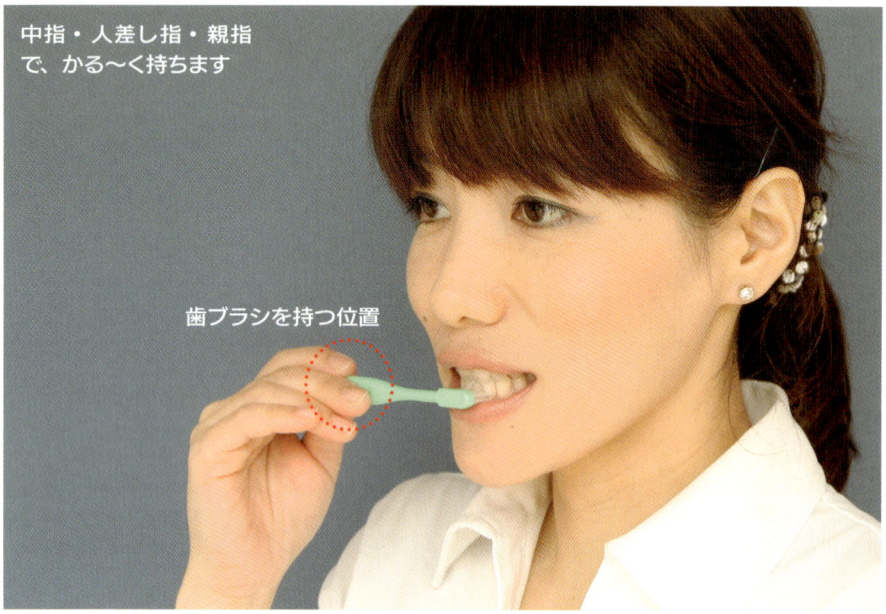
中指・人差し指・親指
で、かる〜く持ちます
歯ブラシを持つ位置

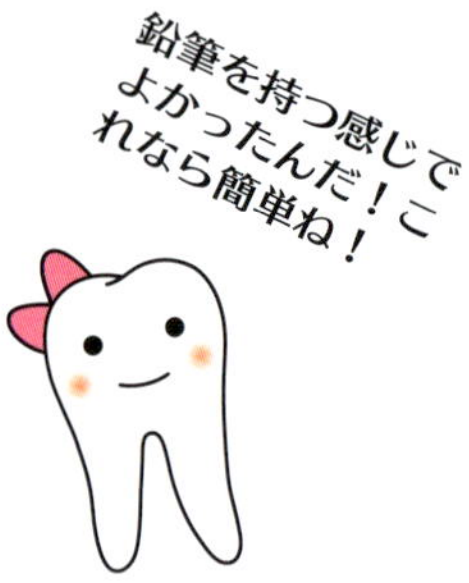
鉛筆を持つ感じで
よかったんだ！こ
れなら簡単ね！

歯ブラシは、中指・人差し指・親指で、軽く鉛筆を持つようなイメージで持つのが基本です（これをペングリップといいます）。

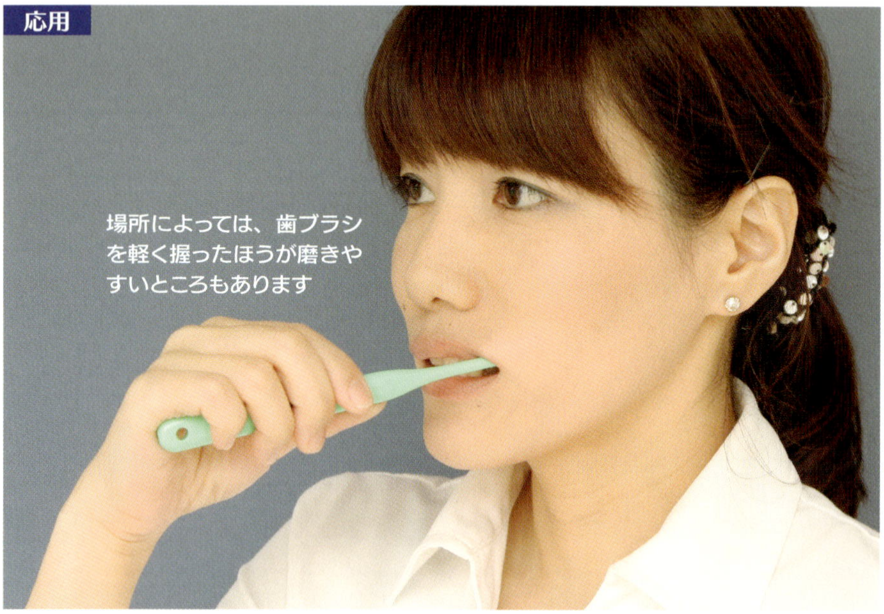
応用
場所によっては、歯ブラシ
を軽く握ったほうが磨きや
すいところもあります

歯を磨く場所によっては、ペングリップ以外の持ちかたをするところもあります。ただし、ギュッと歯ブラシを握るのではなく、軽く支えるようなイメージで歯ブラシを持つようにしましょう。

基本2 歯ブラシの基本的な当てかたは「歯に対してほぼ直角」と「歯頸部に対して45度」の2種類あります

ほぼ直角に当てる「スクラッビング法」

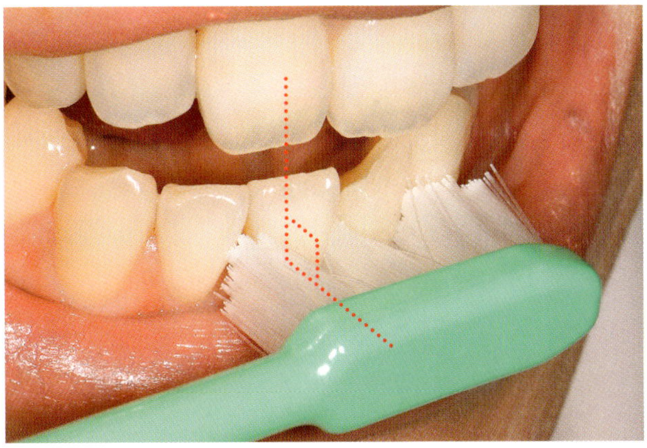

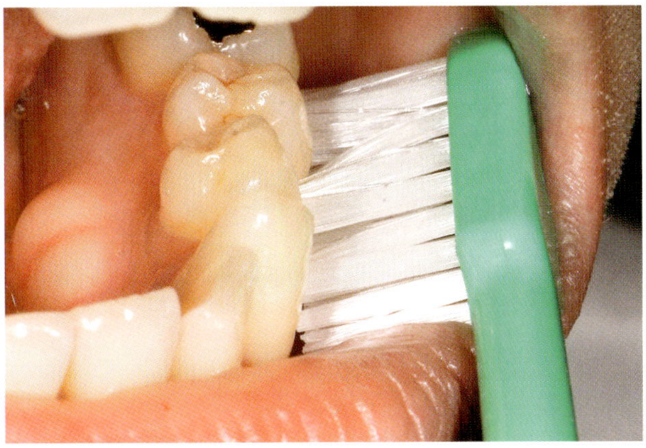

【スクラッビング法での当てかた】
- 歯ブラシの毛先は、歯面に対してほぼ直角に当てます。
- 歯ブラシの位置は、歯と歯ぐきの境目あたりに。
- 毛がしならない程度に歯面に当てましょう。

45度くらい傾けて当てる「バス法」

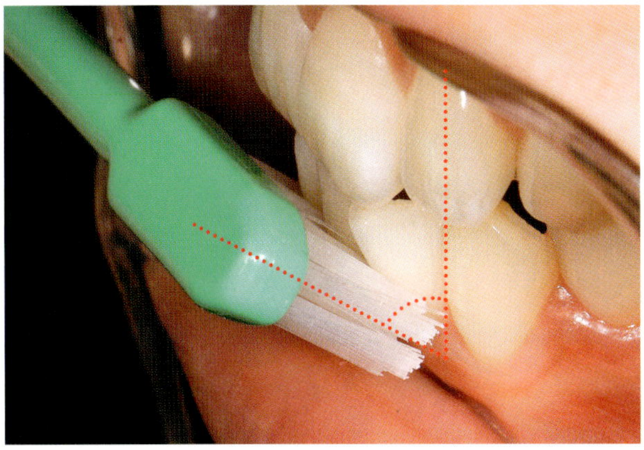

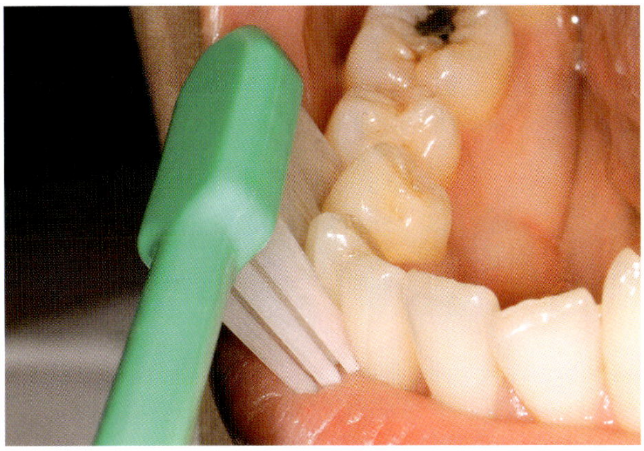

【バス法での当てかた】
- 歯ブラシの毛先は、歯と歯ぐきの境目（歯頸部）に対して45度程度傾けて当てます。
- 毛がしならない程度に歯頸部に当てましょう。

基本3 歯ブラシの動かしかたは、小刻みな横磨きで軽やかに！

スクラッビング法

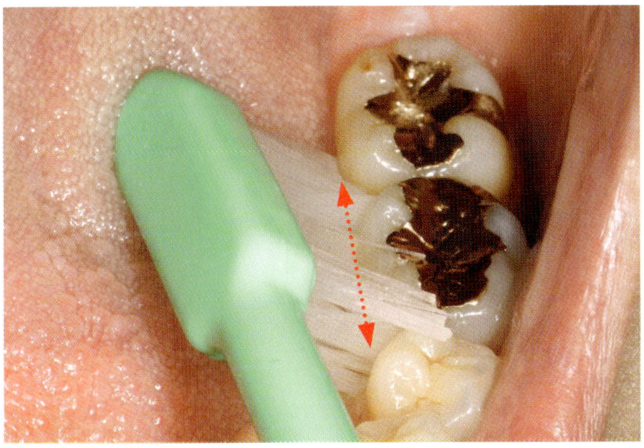

【スクラッビング法での歯ブラシの動かしかた】
- 小刻みな横磨きで歯ブラシを動かします。
- 毛先を使って、シャカシャカと軽やかに！

バス法

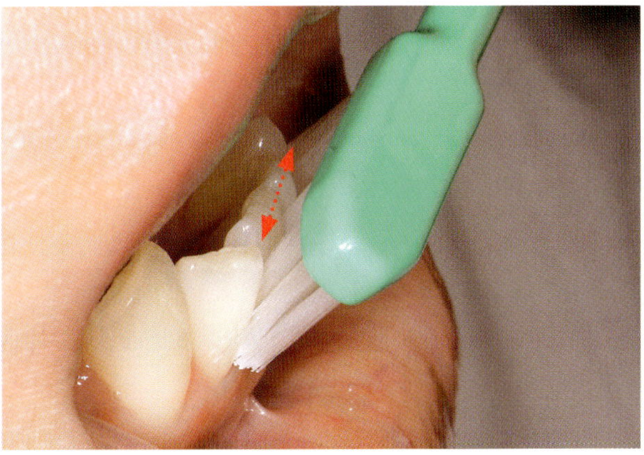

【バス法での歯ブラシの動かしかた】
- 1本ずつ磨くことを意識して、小刻みに振動させるように動かします。
- 毛先がしなって開いている状態は、力の入れすぎのサインなので要注意です。

お口の場所別　歯ブラシの当てかたを見てみよう！

実際に歯ブラシを歯に当ててみようと思っても、慣れるまで思うようには当たりません。
ここでは、歯のすべての場所に歯ブラシを当てる方法を見てみます。
また、磨き残しの多い場所を忘れずに磨くブラッシングの順番も、ご提案します。

Step 1　下の歯の内側からまず磨いてみよう

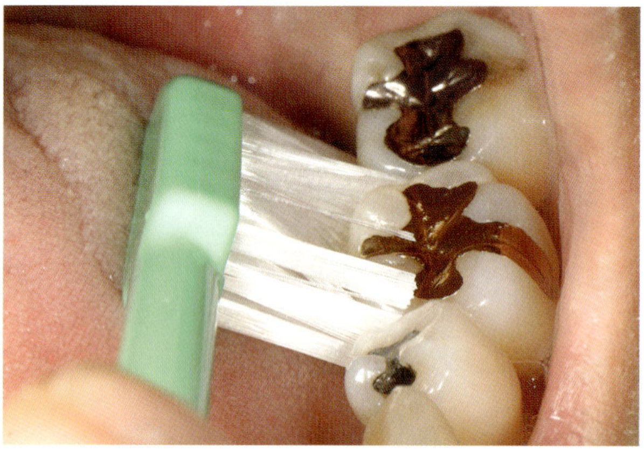
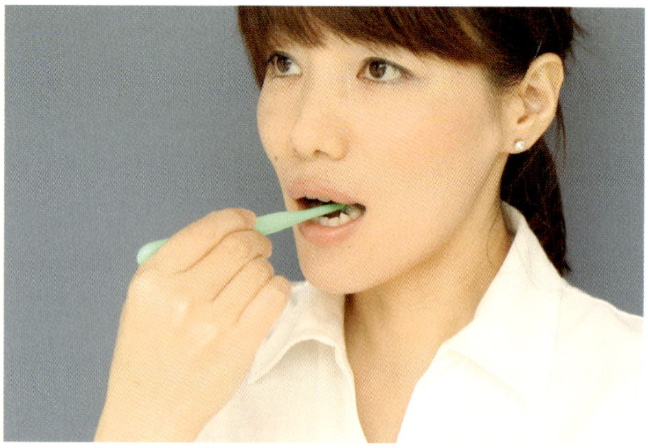

左下の内側は、多くの人で磨き残しが目立つところなので、ここからブラッシングをスタートしてみてはどうでしょうか。

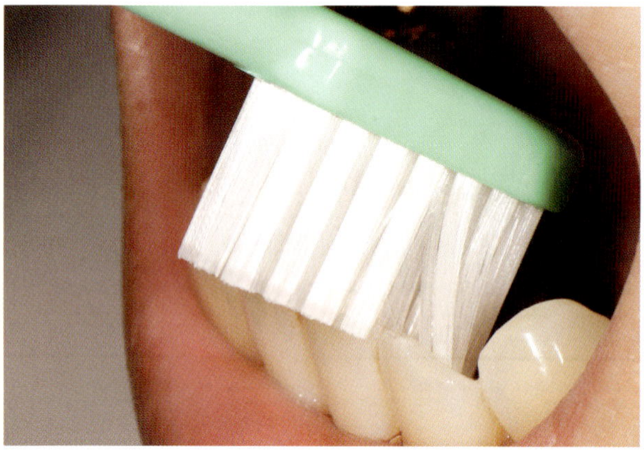
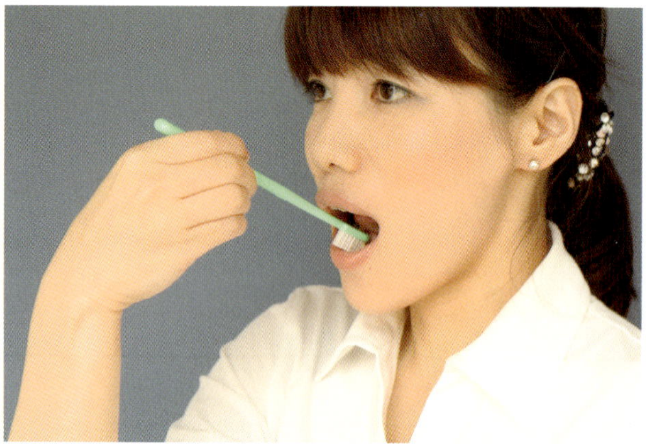

下の前歯の内側は、歯ブラシを正面から挿入して1本ずつ磨くのがポイントです。かき出すように歯ブラシを動かすといいでしょう。

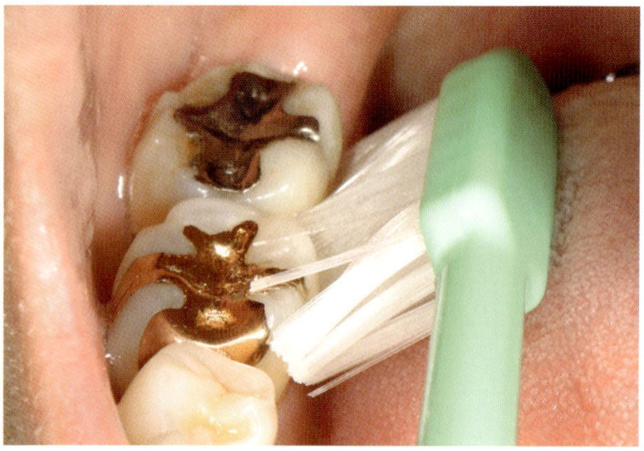
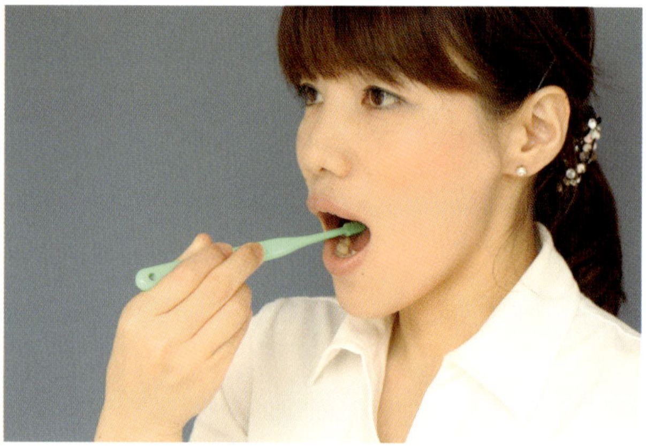

右利きの人では、右下の内側は歯ブラシの挿入が難しいところです。それゆえ磨き残しが目立つところでもあります。

Step 2　次に右の外側をブラッシングしてみよう

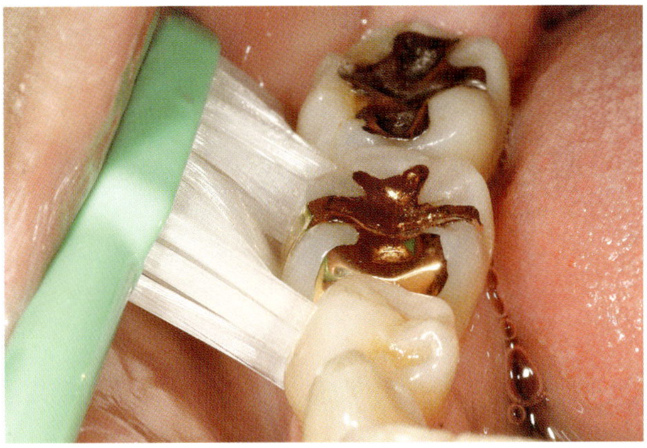
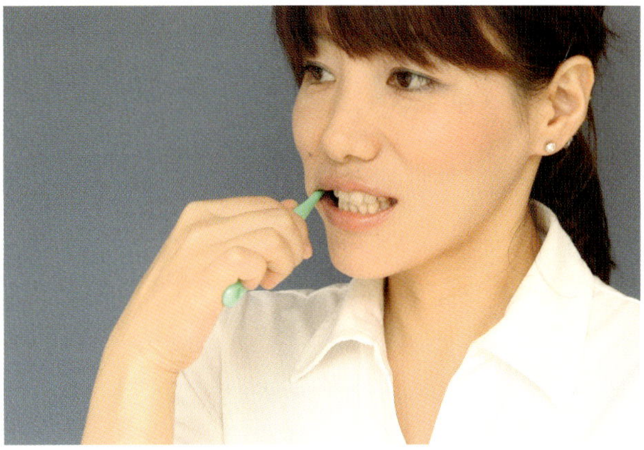

次に、右下の外側のブラッシングを行います。

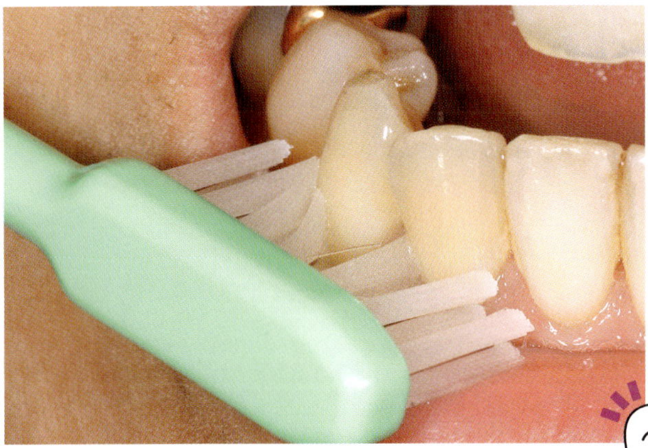

歯ブラシを挿入する向きを
右左切り替えてみましょう！
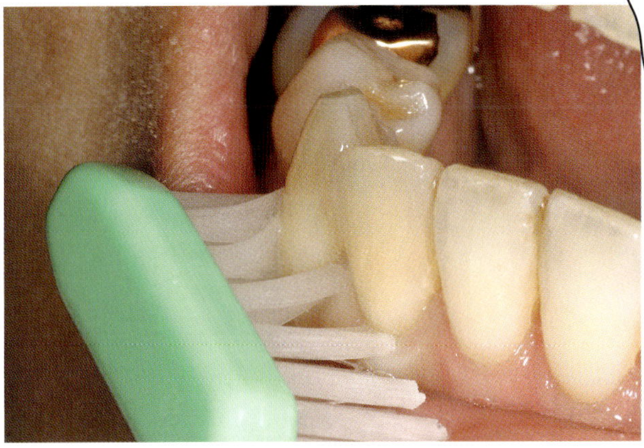

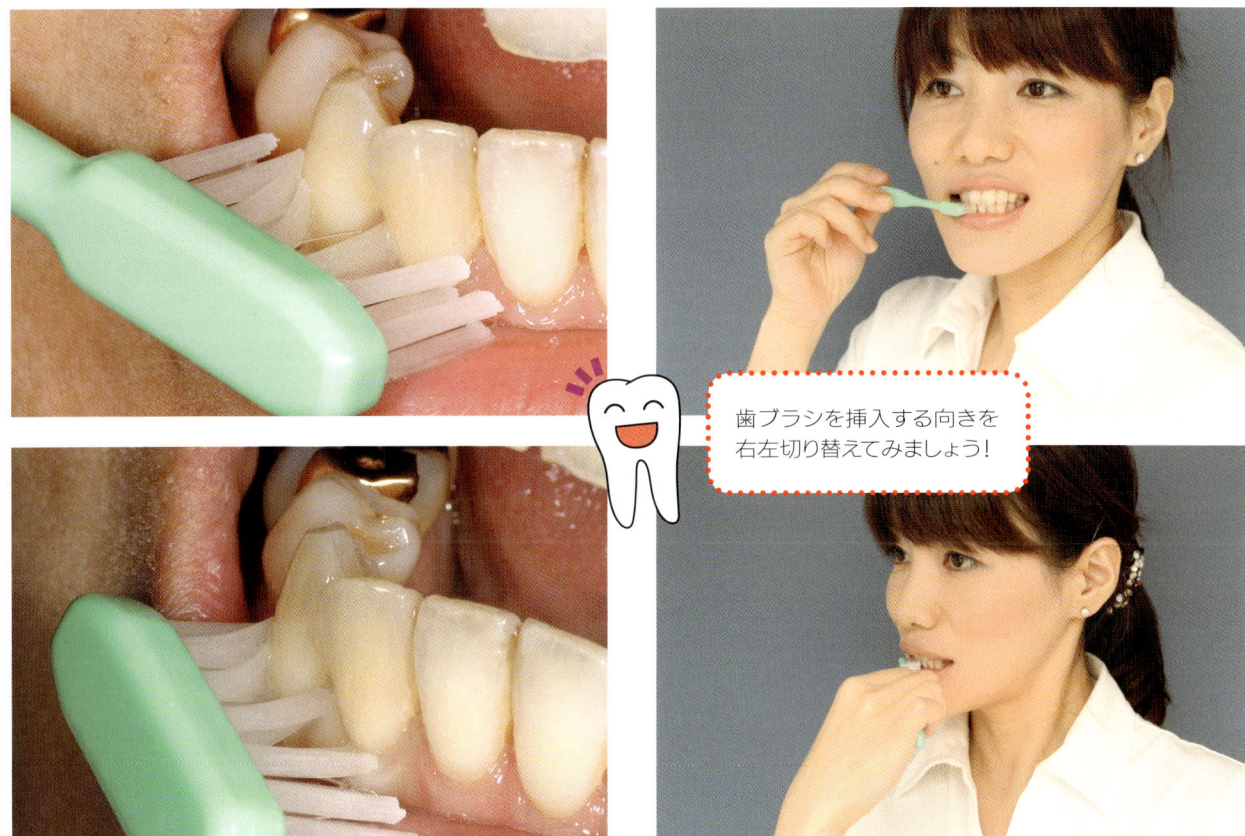

今度は右側の犬歯付近をブラッシングしましょう。ここは歯並びの曲がり角なので、右利きの人では歯ブラシの向きを切り替えないと、毛先が歯にしっかり当たりません。そのため磨き残しも多いところです。「右側の犬歯は磨き残しが多い」と意識して磨いていきましょう。顔の向きを左右に傾けてみるなど、毛先をうまく当てることを意識するといいでしょう。
※左利きの人は、左の犬歯付近が磨き残しの多いところになります。

ここで紹介しているブラッシングの順番は、磨き残しの多いところを重点的に磨けるように考えた方法です。ブラッシングの順番は、その他にも「一筆書きのように磨く」や「外側・内側と順番を決めて磨く」など、いろいろな方法があります。
ブラッシングの順番は、磨き残しがなければどんな順番でも大丈夫です。

Step 3 下の前歯から左側にかけて磨いていこう

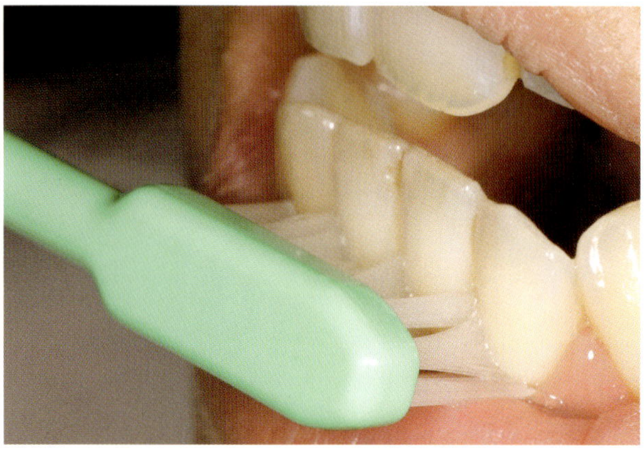
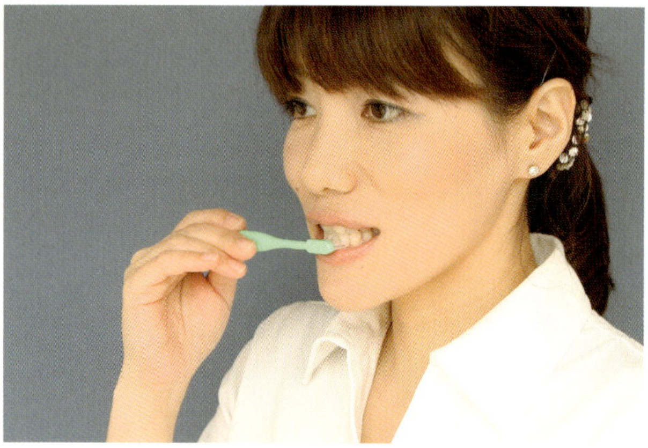

下の前歯の外側をブラッシングします。左右に小刻みに動かしていきましょう。

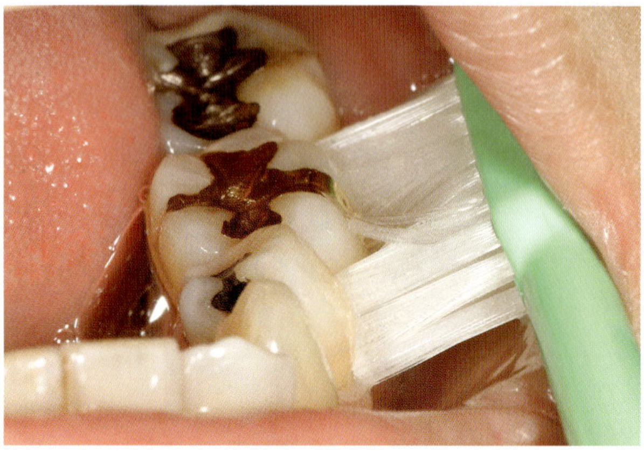
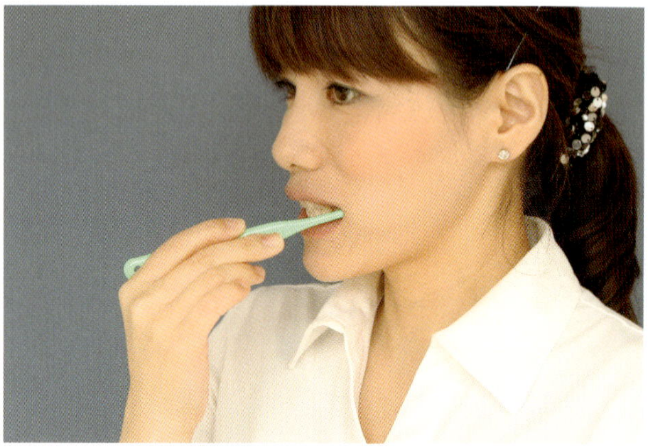

そのまま左下の外側のブラッシングを行います。右利きの人では、右側の犬歯付近と比べて磨きやすいところです。言い換えると、左利きの人では左側の犬歯付近に磨き残しが多くみられるところです。左利きの人は犬歯付近を意識してブラッシングしましょう。

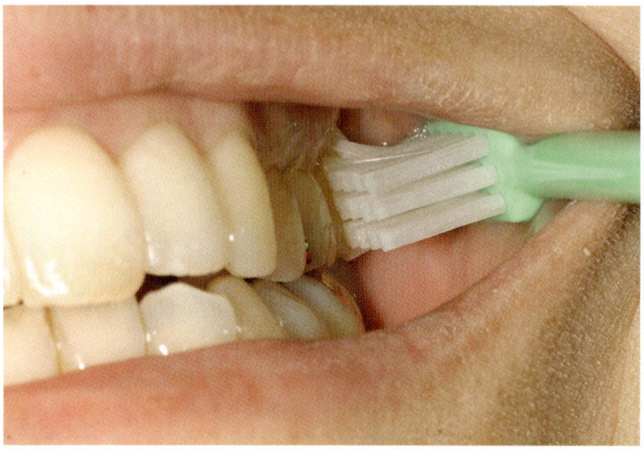
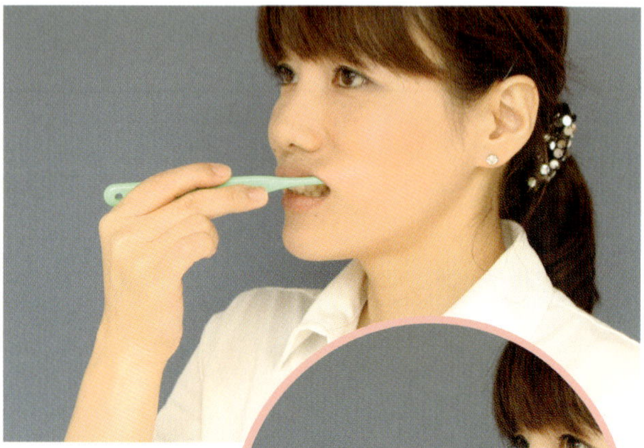

次に左上の外側を磨き始めます。口をやや閉じぎみにすると、奥まで歯ブラシが届きやすくなります。歯ブラシの持ちかたは、軽く握れるのであれば、ペングリップにこだわらなくてもいいでしょう。ブラッシングの動きも小さくてよいので、脇を軽くしめてブラッシングしてみましょう。

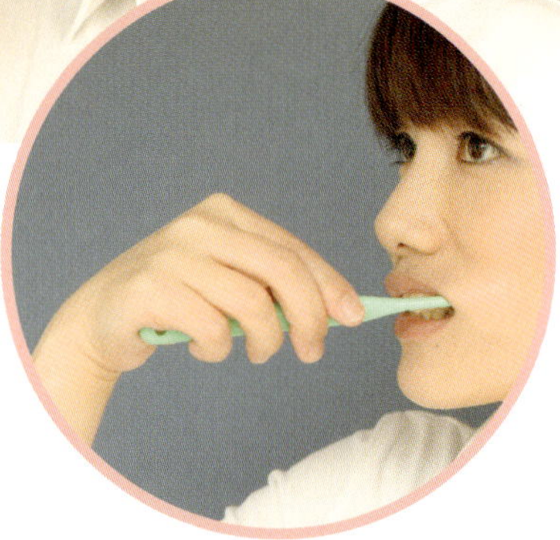

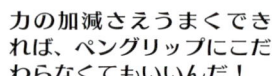

力の加減さえうまくできれば、ペングリップにこだわらなくてもいいんだ！

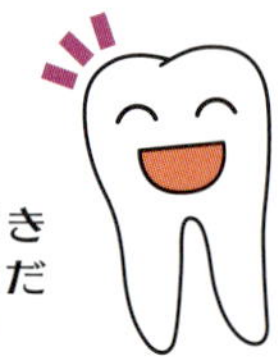

Step 4 上の前歯から右側の奥を磨いていこう

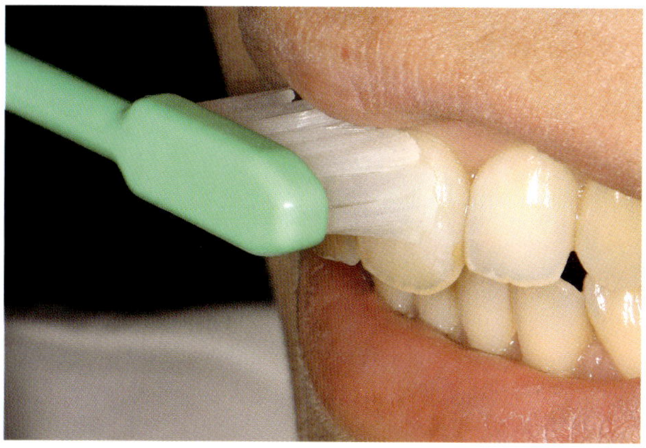

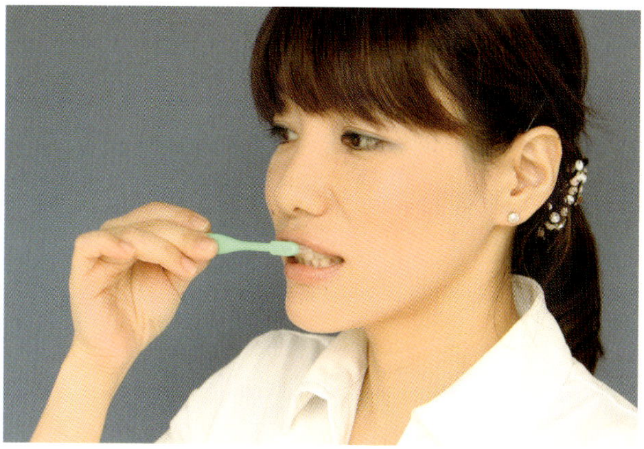

上の前歯の外側を磨いていきます。脇をしめて毛先を細かく動かしましょう。

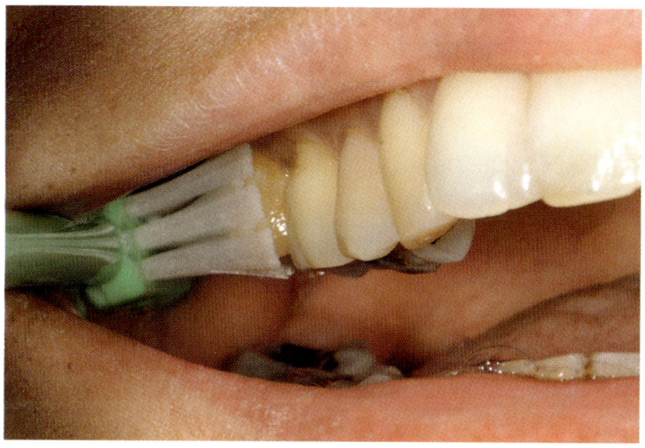

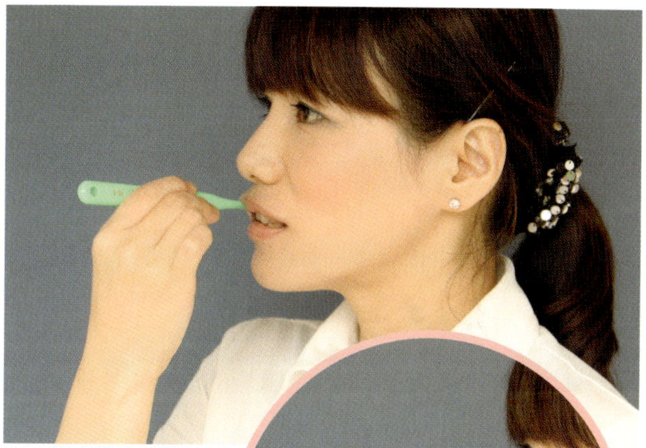

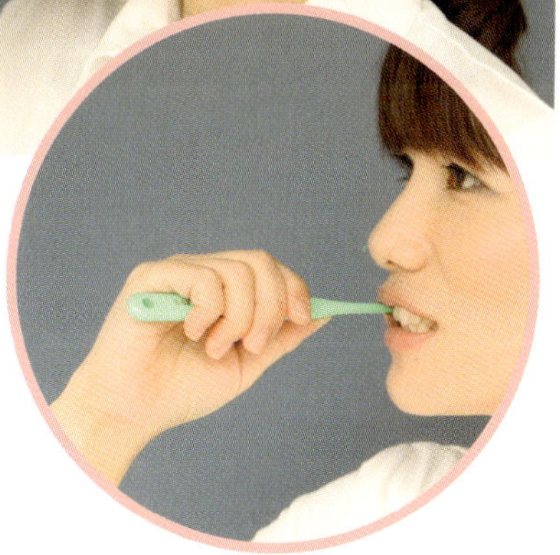

右上の奥歯の外側を磨き始めます。奥歯を磨くときは、やや口を閉じぎみにすると磨きやすくなります。ここでも、歯ブラシを軽く握ることができるのであれば、ペングリップにこだわらなくても大丈夫です。細かくやさしい動きを意識しましょう。

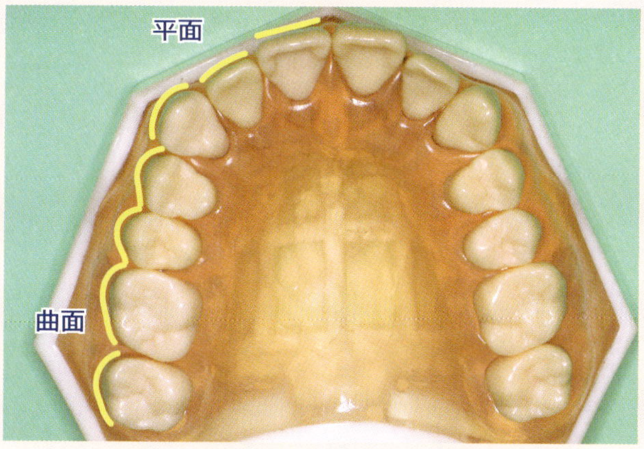

歯は、奥歯に行くにしたがって曲面が強くなり、丸くなってきます。つまり、一定の角度でブラッシングすると、毛先が当たる面と当たらない面ができてしまいます。プラークをしっかり落とすためには、歯の面に合わせて歯ブラシの角度を調節して、毛先を面に当てることを意識することが大切です。ブラッシング時には、丸い歯に毛先がどう当たっているか、イメージすることが上達の第一歩になります。

Step 5 右上の内側から左上の内側にかけて磨こう

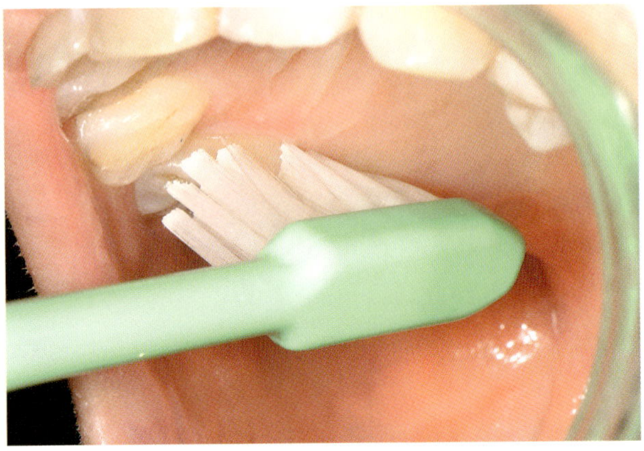
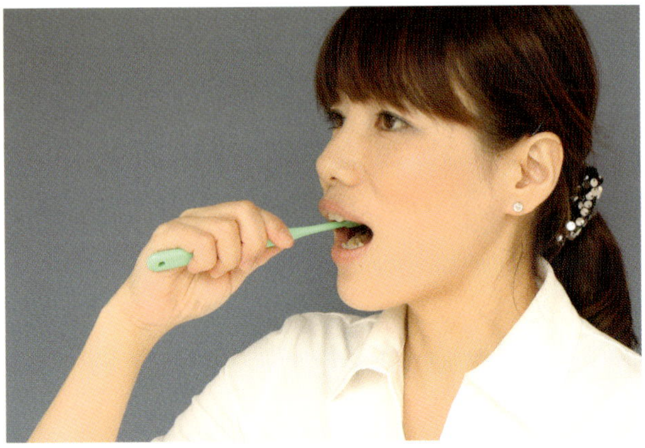

次に右上の内側をブラッシングします。毛先を歯面に向けて小刻みに動かしましょう。毛先が上に向きすぎ、歯ブラシの側面でブラッシングしている人をよく見かけますが、側面ではプラークは落とせません。毛先を歯面に当てるように意識しましょう。

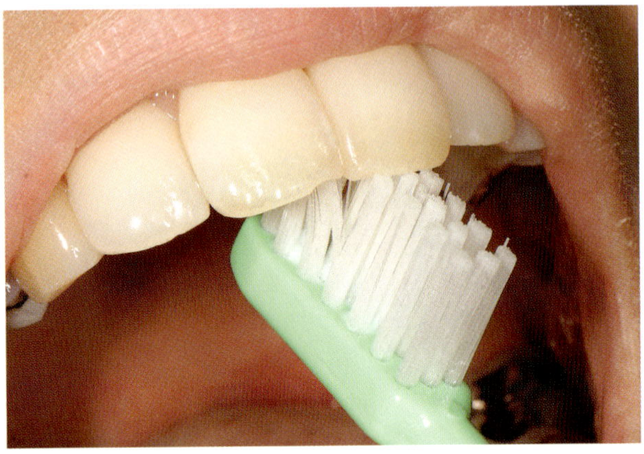
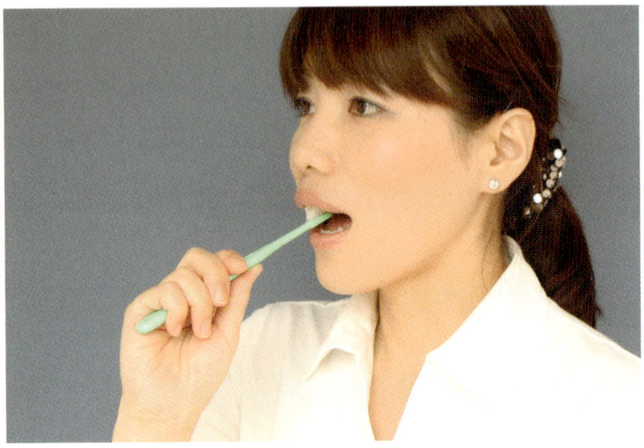

上の前歯の内側は、歯ブラシを縦にして、1本ずつ意識してブラッシングするようにしましょう。

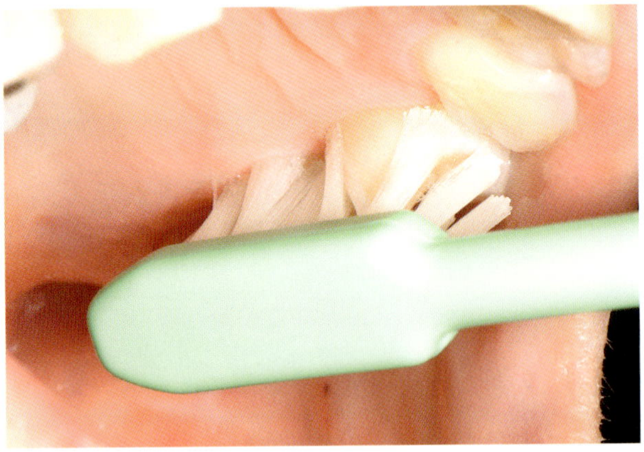
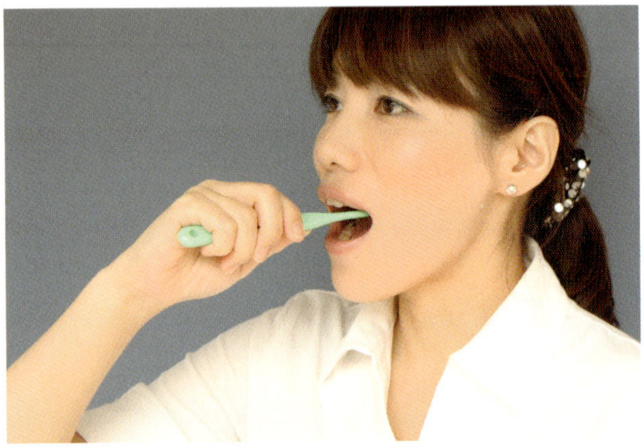

左上の内側をブラッシングします。右上の内側同様、歯ブラシの側面でブラッシングしがちなところです。歯ブラシの毛先が歯面にうまく当たるよう、意識してブラッシングしましょう。

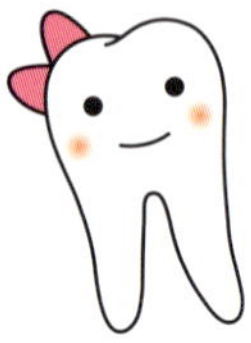

これでひととおり、歯の外側と内側のブラッシングができました！ 次は噛み合わせの部分を磨きましょう！

Step 6 歯の噛み合わせ部分をブラッシングします

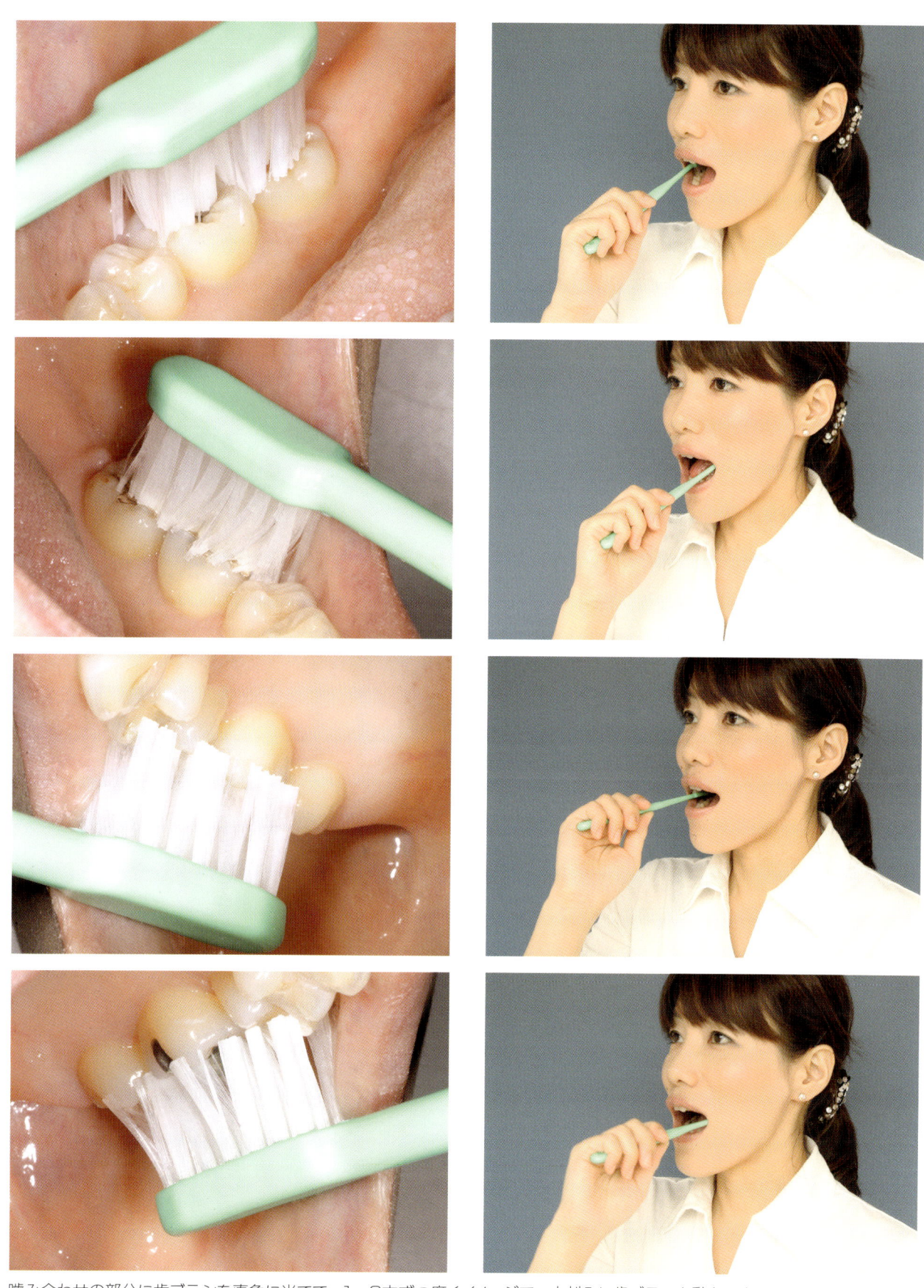

噛み合わせの部分に歯ブラシを直角に当てて、1～2本ずつ磨くイメージで、小刻みに歯ブラシを動かしましょう。

Step 7　奥歯のいちばん奥側を最後に磨きます

左上の例

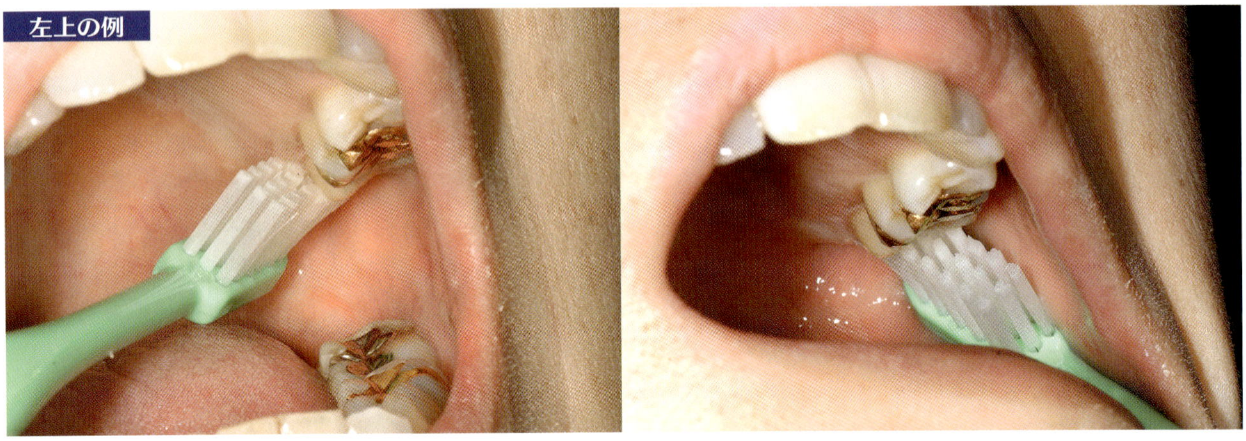

右下の例

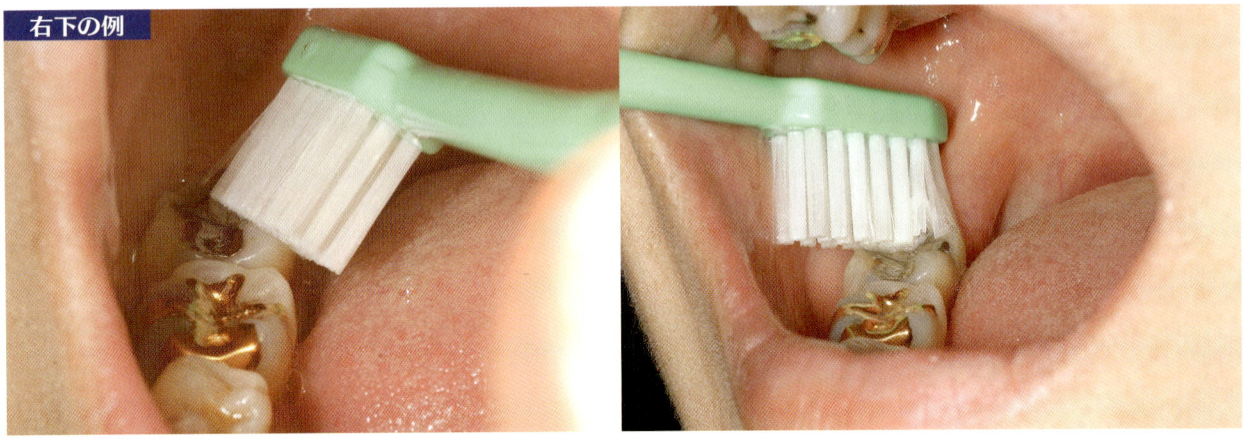

これまでのブラッシングの流れのなかで磨いてもよいですが、奥歯のいちばん奥側は磨き残しの多いところなので、最後にもう一度、磨く習慣をつけてもいいかもしれません。歯ブラシのつま先を使ったり、磨く場所の反対側から歯ブラシを入れてみる（左側を磨くときに、右側から歯ブラシを入れる）と、毛先が奥側にも届きやすくなります。ここでも、「歯は丸い」ということを思い出して、毛先を面に当てることをイメージしながらブラッシングしましょう。

perfect　これでひととおりブラッシングできました！

23ページの囲みのなかでも解説したように、ブラッシングの順番にはさまざまな方法があります。皆さんの担当歯科衛生士からアドバイスを受けながら、自分の磨きやすい順番はどうなのか、いろいろ試してみて、身体で覚えていくのがよいでしょう。

　さて、ここではお口全体の基本的なブラッシングテクニックを解説しましたが、実はこれだけでは磨ききれないのが現実です。お口のなかは皆さんの予想以上に複雑で、歯ブラシの毛先が当たっているつもりでもなかなか当たらないものなのです。

・歯石のたまりやすい下の前歯の内側
・利き手側の奥歯の内側
・上の奥歯の外側
・歯並びがデコボコしているところ

などでは、上手にブラッシングするテクニックが必要になります。また歯科治療中や、受けた治療内容によって、ブラッシングのポイントも変わってきます。これらについては以降のページで解説しますので、ご参照ください。

　もしブラッシング方法に疑問が生じたときは、お気軽に歯科衛生士にご相談ください。歯科衛生士はお口の健康管理のプロフェッショナルですから、患者さんそれぞれにあったオーダーメイドのブラッシング方法をご提案いたします。お口の健康維持のために、あなたに最適なブラッシング方法をぜひともマスターしましょうね。

歯間清掃用具を上手に使って健康獲得

あなたにも使える！ デンタルフロスと歯間ブラシ

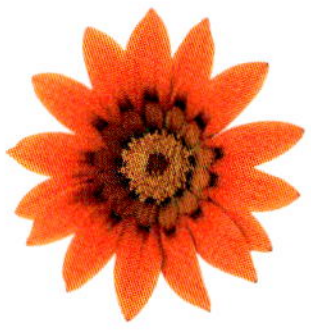

お口のお手入れには、歯ブラシだけではなく、歯間清掃用具が欠かせません。なぜなら、歯と歯のあいだのプラークは、歯ブラシだけでは除去できないからです。今日から歯間清掃用具も使ってみませんか？

「歯と歯のあいだのむし歯予防や、歯周病の予防に、デンタルフロスや歯間ブラシを使いましょう」って、担当歯科衛生士から紹介されたこと、きっとありますよね。きっと一度はデンタルフロスや歯間ブラシの使いかたを教えてもらったことでしょう。

でも、「今日からがんばるぞ」と、自宅でやってみても、なかなかうまく使えないという患者さんがたくさんいらっしゃいます。「こんなに面倒なこと、しなくちゃいけないの?」「歯ブラシだけじゃダメなの?」きっとそう思われることでしょう。

現代の日本人は、ほとんどの人が1日1回以上、平均すると2回以上歯を磨く人の割合が増えています(14ページ参照)。それなのに、むし歯や歯周病の発症率は、依然高い状態が続いています。それは、「歯ブラシだけではプラークが十分に取りきれていない」からなのです。

プラークが付着しやすく、ブラッシングだけでは落としきれないところは、歯の噛み合わせ部分の溝(小窩裂溝)、歯と歯ぐきの境目(歯頸部)、歯と歯のあいだ(歯間隣接面)です。小窩裂溝と歯頸部は歯科医院での予防処置などでむし歯予防は可能ですが、歯間隣接面はそれが難しく、患者さんの日々のセルフケアが予防の鍵を握ります。プラークのたまりやすいところは歯の寿命も短いことがわかっているので、特に注意したい場所なのです。

ここでは、むし歯や歯周病予防の必須アイテムのデンタルフロスと歯間ブラシの上手な使いかたについてご紹介します。デンタルフロスや歯間ブラシに挫折したことのあるあなたも、もう一度チャレンジしてみませんか?

アドバイザー

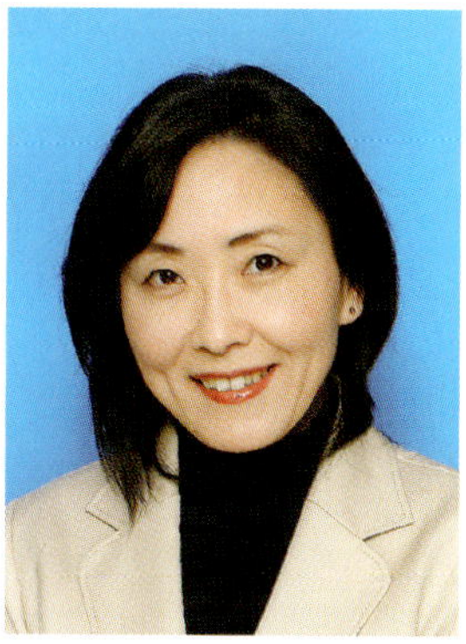

村上恵子。東京都日野市の村上歯科医院勤務。日本歯周病学会認定歯科衛生士。歯科衛生士の育成に関する書籍など多数。

上達に向けての着眼ポイント

- □ 歯ブラシだけでは、歯と歯のあいだのプラークを落とすことはできません。
- □ デンタルフロス・歯間ブラシを正しく使用することで、より充実したむし歯や歯周病の予防が行えます。
- □ 最適な器具を、担当歯科衛生士に聞いてみましょう！

ご存知でした？　プラークがたまりやすいところと歯の寿命の関係

歯の寿命、つまりあなたの歯が抜けるまでの平均的な寿命は、実は明らかになっています。
そのデータと、プラークのたまりやすいところを比較すると、歯の寿命とプラークとの関係が見えてきます。
特に寿命の短い歯は、「歯と歯のあいだ（歯間隣接面）にプラークがたまりやすい歯」でした。

プラークがたまりやすいところ

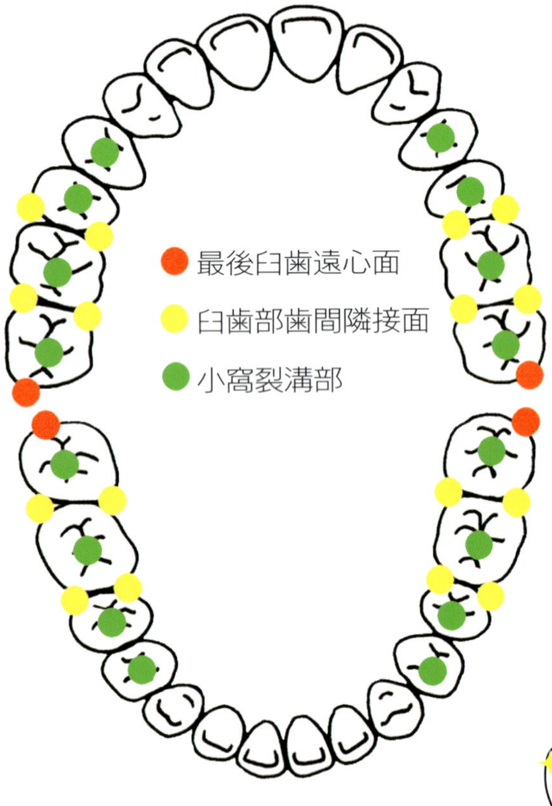
●最後臼歯遠心面
●臼歯部歯間隣接面
●小窩裂溝部

歯の寿命

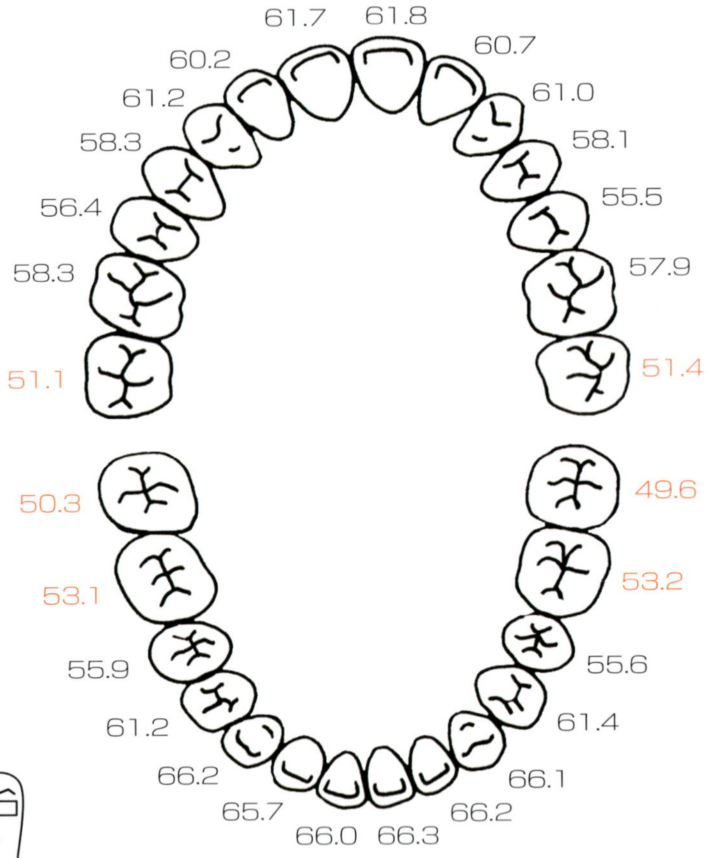
61.7 61.8
60.2
60.7
61.2
61.0
58.3
58.1
56.4
55.5
58.3
57.9
51.1
51.4
50.3
49.6
53.1
53.2
55.9
55.6
61.2
61.4
66.2
66.1
65.7
66.2
66.0 66.3

（平成11年歯科疾患実態調査報告より）

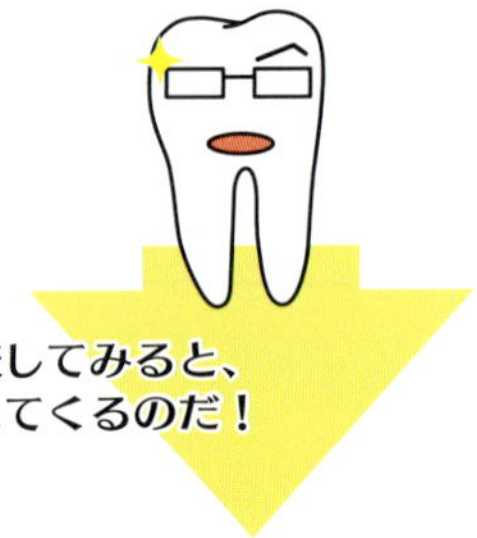
2つの情報を比較してみると、
重大な事実が見えてくるのだ！

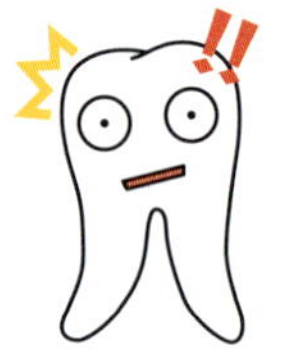
そーゆーコト
だったのか！

①歯の平均寿命は、前歯が61〜66年に対し、奥歯は50〜61年と、最大で16年も差がある！
②プラークのたまりやすいところは、歯の寿命の短いところ（奥歯）と一致している！
③歯を失う原因のほとんどは、プラーク由来の病気、つまりむし歯と歯周病！

①●最後臼歯遠心部と●小窩裂溝部は、歯ブラシと歯科医院のケア（シーラント）で予防可能。
しかし……
②歯と歯のあいだ（●臼歯部歯間隣接面）は、歯ブラシでプラークを落とすことは不可能！
③**つまり、デンタルフロスや歯間ブラシを使用して、プラークを落とさなければならない！**

どっちを使う？　デンタルフロスと歯間ブラシ

歯間清掃用具の代表選手、デンタルフロスと歯間ブラシ。どちらを使用するといいのでしょう？
それぞれ、向いているお口の状態があります。

歯間ブラシが向いているお口の状態

歯と歯のあいだにすきまがある場合

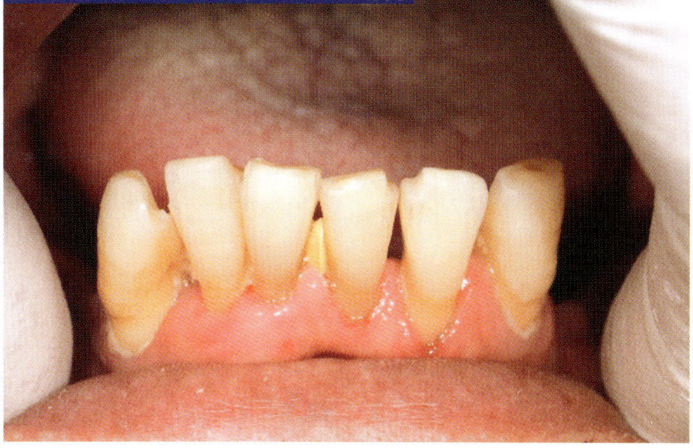

進行した歯周病や加齢によって歯ぐきが下がり、すきまが大きく開いている場合では、細いデンタルフロスよりも歯間ブラシのほうが効率よくプラークや食べかすなどを取り除けます。

ブリッジ治療を受けた場所

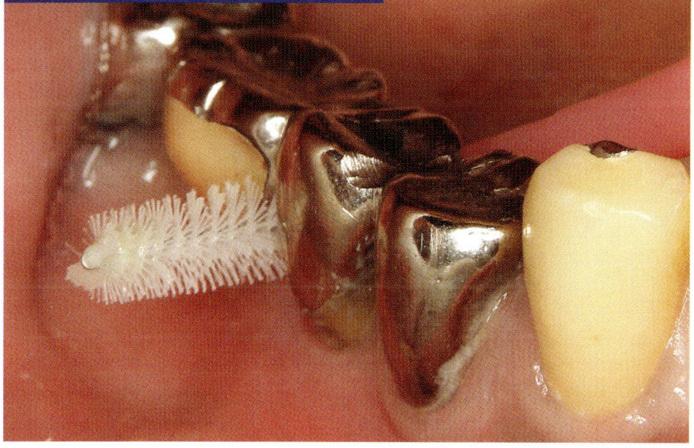

歯と歯をつなぐブリッジ治療のように、デンタルフロスが入りにくい場所には、側面から通すことのできる歯間ブラシが最適です。

歯間ブラシの使用がオススメの人は？

①歯周病のリスクの高い人

- 歯ぐきに炎症(赤い、腫れている、出血)がある人
- 歯周病で歯ぐきが下がり、歯と歯のあいだが開き、プラークや食べ物が詰まりやすい人
- 唾液の分泌量が少ない人

②特に注意したい、歯周病になりやすい時期

- 歯肉炎：思春期～青年期
- 歯周炎：成人～

主に歯周病のリスクが高い人

デンタルフロスが向いているお口の状態

歯ぐきの形を変えたくない前歯

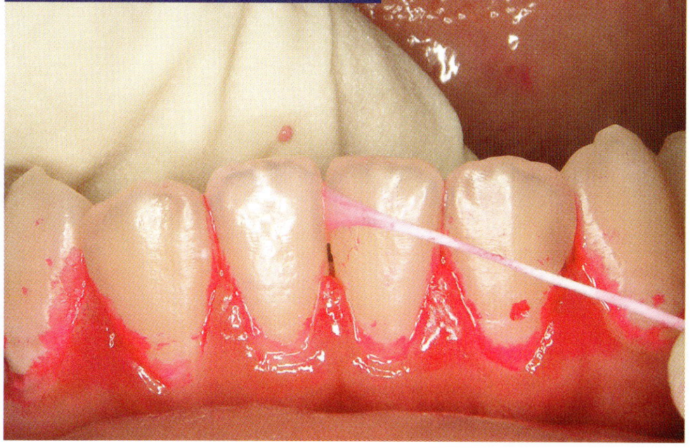

前歯など歯が薄く、歯と歯のあいだの歯ぐきの山状の形を変えたくないところは、デンタルフロスが最適です。歯間ブラシでは山状の歯ぐきが消えてしまい、すきまが開くことがあります。

歯が複雑に入り組んでいる場合

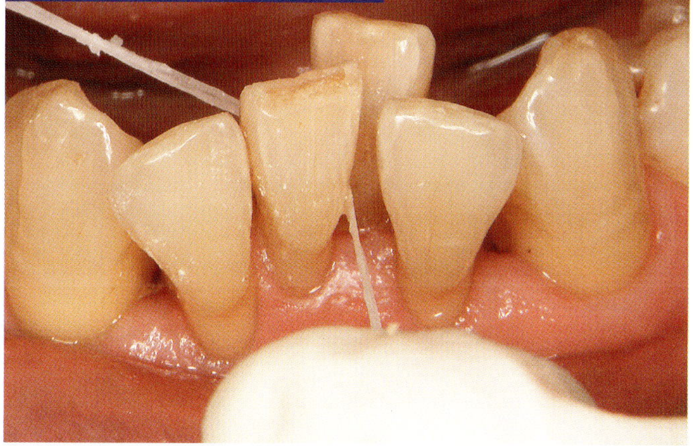

歯並びがデコボコしていて、歯が複雑に入り組んでいる場合、歯と歯のあいだのケアはデンタルフロスでなければできません。

デンタルフロスの使用がオススメの人は？

①むし歯のリスクが高い人

- 歯と歯の接点がきつい人
- 歯と歯のあいだ(歯間隣接面)のむし歯の経験がある人
- 唾液の分泌量が少ない人

②特に注意したい、むし歯のリスクの高い時期

- 乳歯から永久歯に交換するとき
- 生えたての永久歯もリスクが高い
- 幼いころからデンタルフロスが使えるような習慣を持つと理想的

主にむし歯のリスクが高い人

【デンタルフロス】 デンタルフロスをオススメする理由

デンタルフロスは、すべての世代の人に使ってもらいたい歯間清掃用具です。
ここではデンタルフロスをオススメする理由を紹介していきましょう!

理由1 歯と歯のあいだ(歯間隣接面)のプラークを除去してむし歯や歯周病予防!

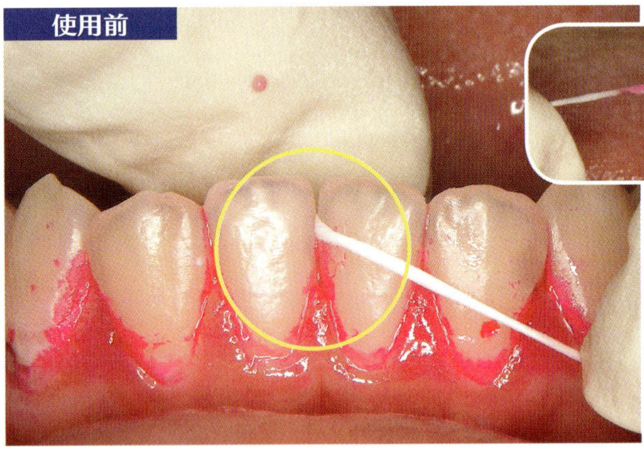
使用前

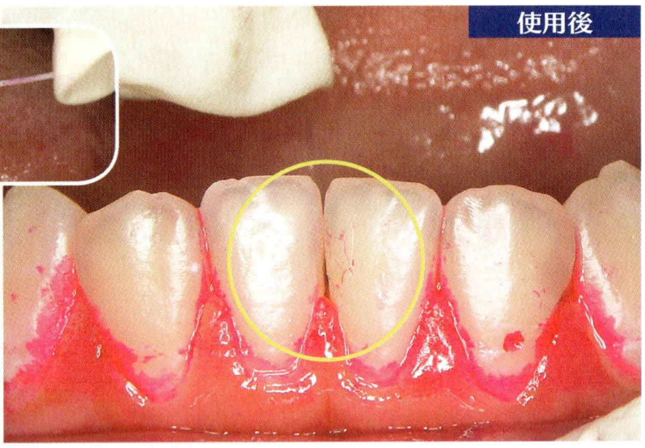
使用後

ブラッシング後のお口です。赤く染まっているものはプラークです。歯の表面はきれいに磨けていますが、歯間隣接面にはプラークがべったり。しかし、デンタルフロスを正しく使えば、たった1回でもかなりのプラークを落とすことできます。

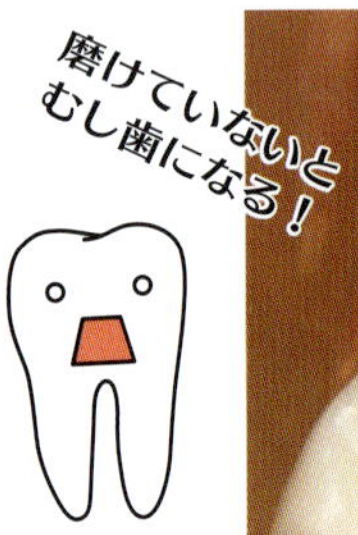
磨けていないと
むし歯になる!

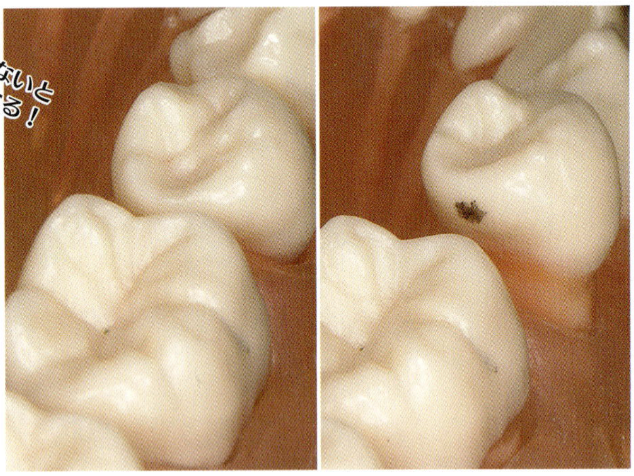

歯間隣接面のプラークの取り残しは、むし歯や歯周病の原因になります。たとえば隣接面う蝕というむし歯は、歯と歯の重なるところから始まります。目視ではその存在を確認できないので、気がついたら進行していた!ということもありえます(写真は模型なので、隣接面を開いて目視することができますが、実際には歯と歯のあいだは簡単には開きません)。

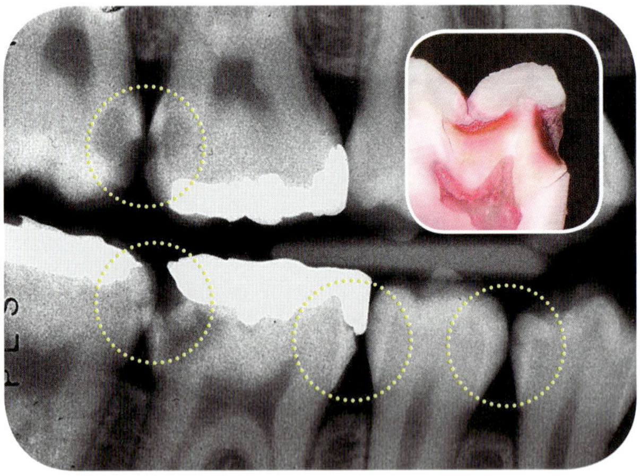

隣接面う蝕ができてしまった例。色が黒く抜けているところがむし歯です。すべて歯と歯が接しているところから始まっていますね。これらはエックス線写真でなければ確認できません。カコミは本物の隣接面う蝕。コワイですねぇ〜。

理由2 歯ぐきの炎症を早期に発見することができる!

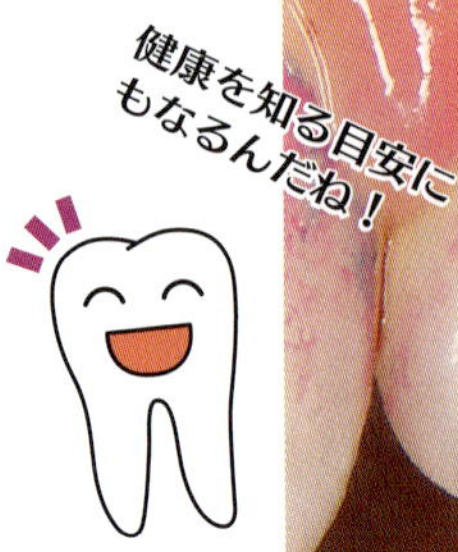
健康を知る目安に
もなるんだね!

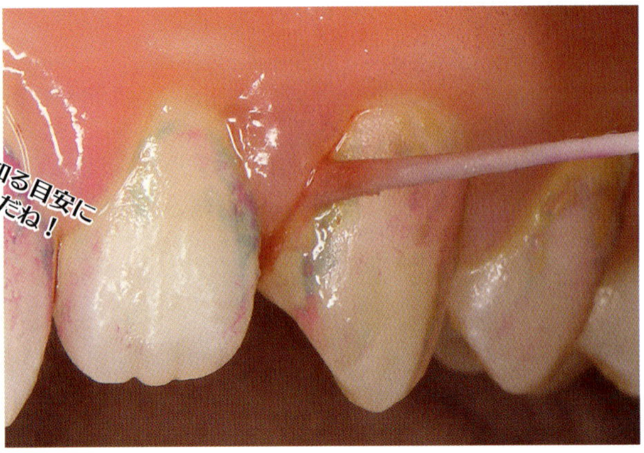

デンタルフロスを使用していると、これまで出血していなかった歯ぐきから、突然出血することがあります。そんなときは、その場所をよく見てみましょう。少し腫れぼったく赤い歯ぐきになっていませんか? これは歯肉炎になっている状態です。この段階で適切な歯科治療を受ければ、歯周病になる前に完治することもできます。デンタルフロスは、歯ぐきの健康度合いを知るバロメーターにもなるのです。

理由3 むし歯の再発や治療後の不具合を察知することもできる!

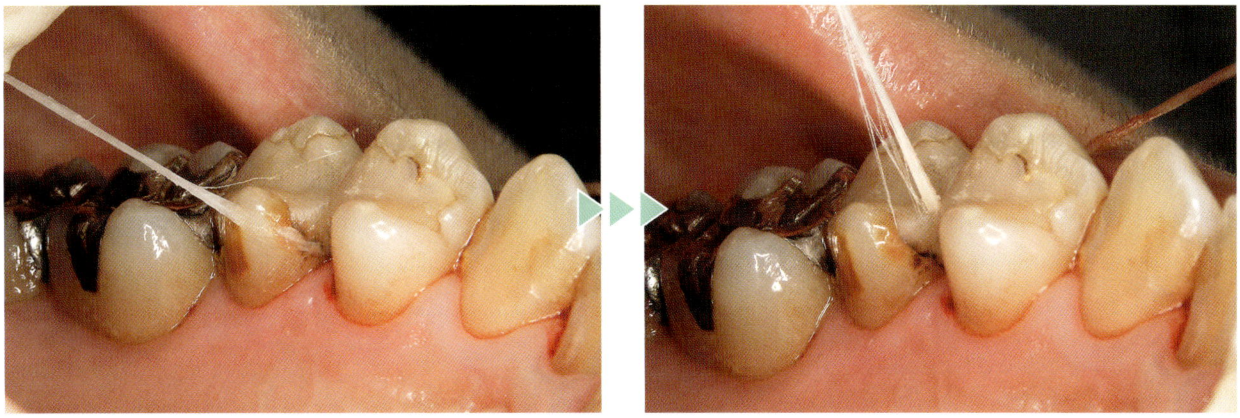

デンタルフロスを通していて、なぜか糸がほつれる場所はありませんか？　そこがもし以前むし歯治療をしたところだとしたら、要注意。むし歯が再発して、そこに糸が絡んでしまったからかもしれません。すぐに歯科医院に相談しましょう!

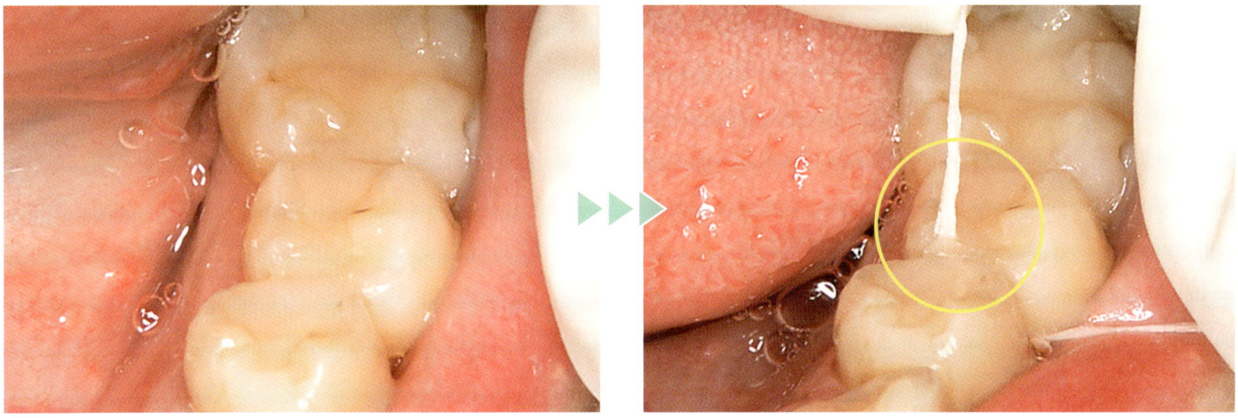

デンタルフロスを通すと、過去の治療で歯にかぶせたものが外れかかることもあります。この状態は、かぶせものと歯のあいだにプラークがたまるおそれのある非常に危ない状態です。徴候が見られたら、すぐに歯科医院へ行きましょう。

理由4 食べ物の詰まりやすさから、プラークコントロールの要注意の場所がわかる!

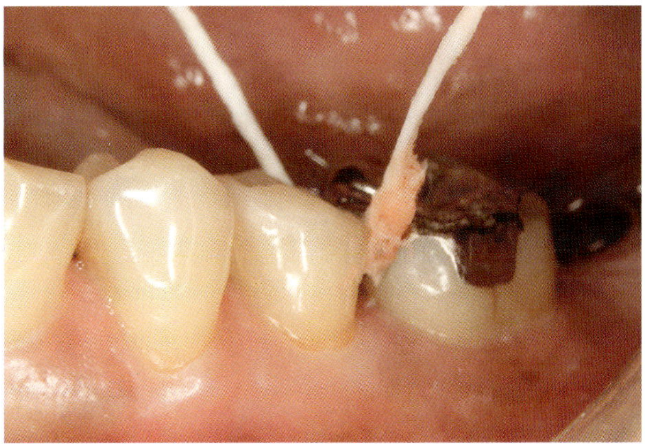

食べ物が詰まりやすい場所は、歯の接点がゆるくなって歯と歯のあいだにすきまができていたり、噛み合わせが悪いときなどに起こりやすくなります。詰まった食べ物を放置すると、むし歯や歯周病の原因菌を抱え込むようになるので、むし歯や歯ぐきの炎症の原因になります。ここはプラークコントロールの要注意の場所です。

【デンタルフロス】 デンタルフロスを上手に使える基本テクニック

ここでは、世界中で教えられている万国共通の基本テクニックをご紹介します。

デンタルフロスの準備

① デンタルフロスを、ひじ程度まで 伸ばします。

②～④ 両手の中指に巻きつけていきます。

★巻きつける量は左右均等ではなく、片方を多めに巻くようにします。

⑤デンタルフロスを使用するときの指のあいだは、1センチ程度にします。

⑥デンタルフロスの両端を結んで輪にすると、小さいお子さんでもデンタルフロスが簡単にできます。

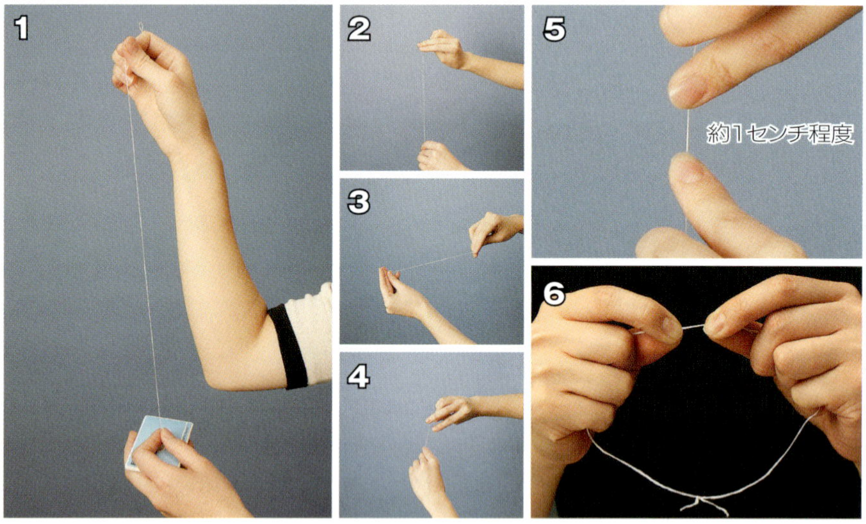

この状態ができれば、どなたでもデンタルフロスは使えるようになりますよ！

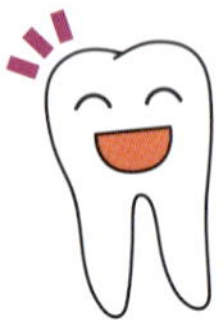

下の歯にデンタルフロスをするときは…

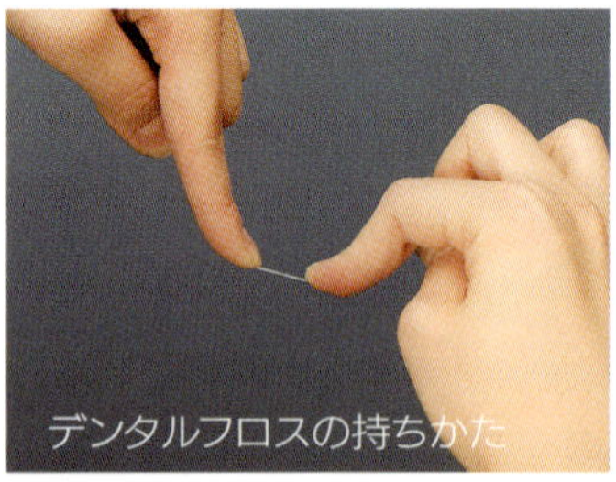

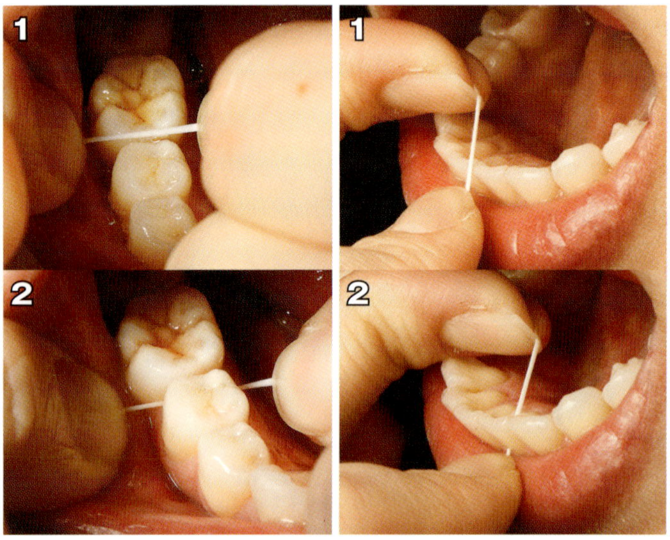

上の歯にデンタルフロスをするときは…

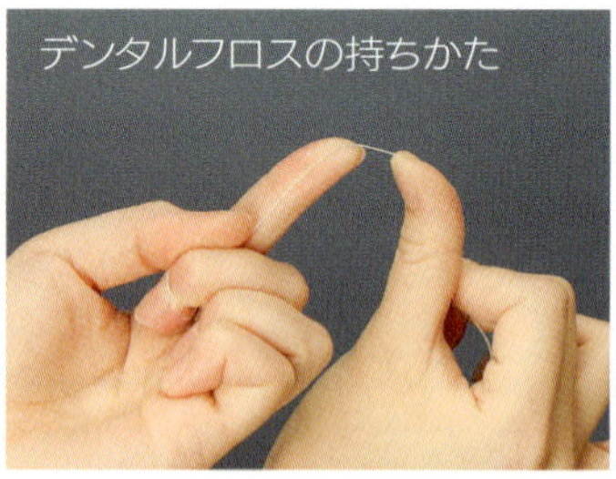

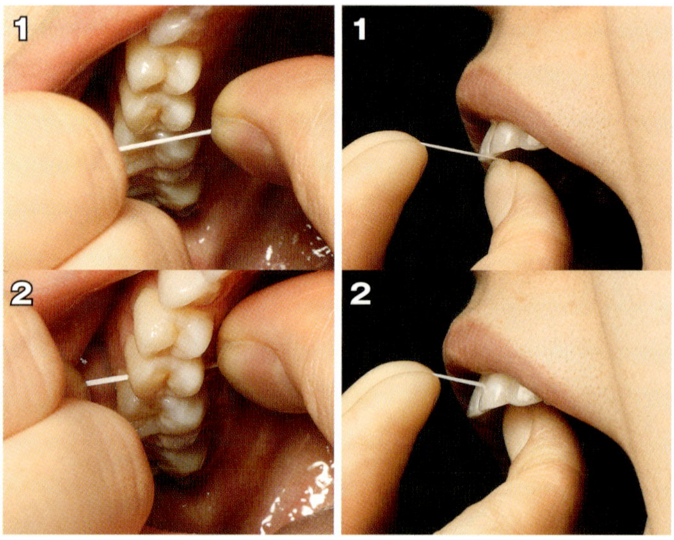

①左右の指でデンタルフロスをピンと張って、歯に近づけます。

②歯と歯のあいだに平行に、スッとデンタルフロスを入れます。

★歯と歯の接点を超える瞬間は、少しデンタルフロスを押し込むようにします。

NG 誤ったデンタルフロスの使いかた

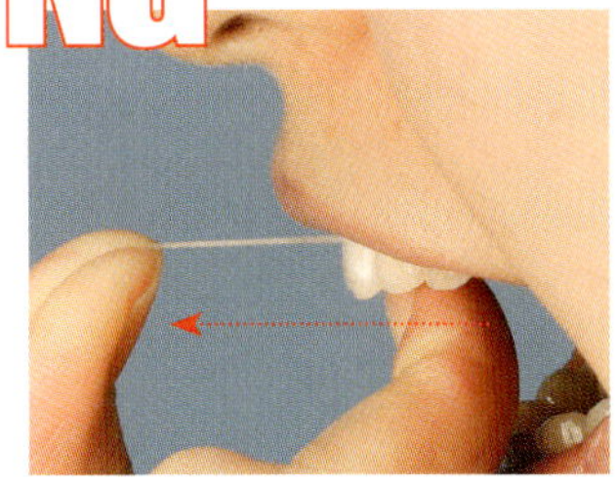
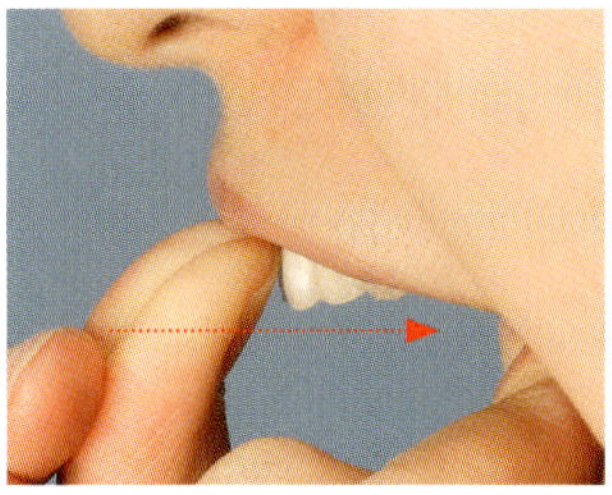

デンタルフロスは、前後に動かしても汚れは取れません！　必ず上下に動かしましょう！

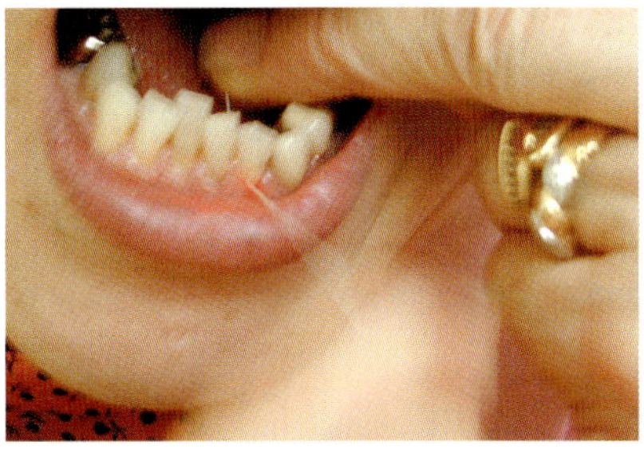

デンタルフロスを回転させても汚れは取れません！　歯ぐきを傷つけてしまいますので、やめましょう。

歯面にデンタルフロスを押しつけながら上下に動かそう

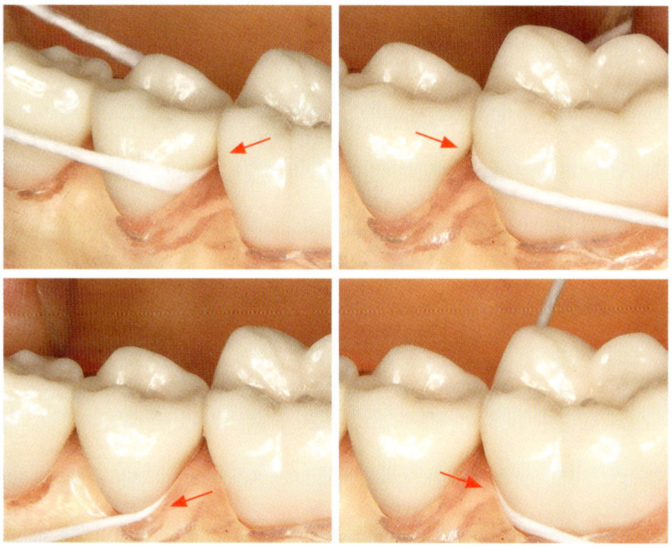

歯ぐきを傷つけないように注意しながら、デンタルフロスを歯ぐきの下までしっかり入れ、歯面にデンタルフロスを押し付けながら、上下に動かします。

デンタルフロスにもいろいろな種類があります

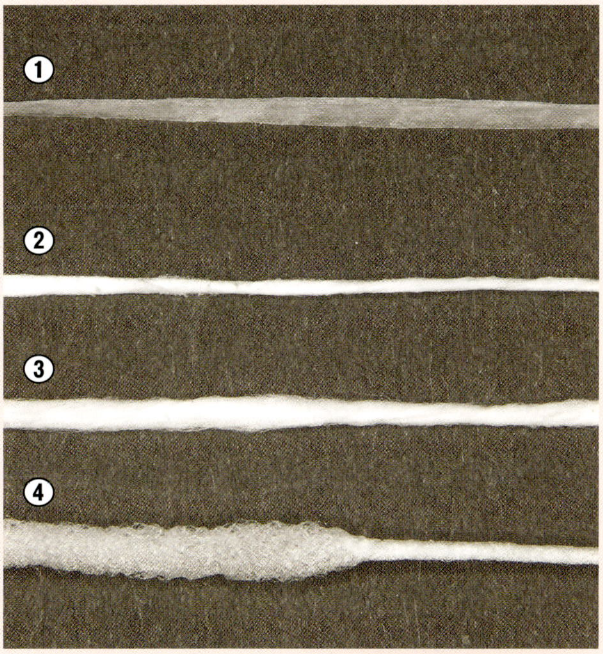

デンタルフロスにはいくつか種類があります。使用目的や使用する人の状況に応じて、担当歯科衛生士があなたに最適なものを選択してくれるでしょう。

①ワックスタイプ
すべりがよいため、歯と歯がきつく接している人や、歯間部に治療が多い人に向いています。ただし、ワックスが残ることがあります。

②アンワックスタイプ
ワックスが歯間部に残ることはありませんが、ほつれやすいという弱点があります。

③水分を含むと膨らむタイプ
水分を含むとスポンジ状に膨らむので、プラーク除去がよくできます。ただし、太くなるので、歯と歯の接点がきついところでは取り出しにくいこともあります。

④スーパーフロス
最初からスポンジ状で、プラーク除去効率が高いです。フッ素を含ませて使用することもできます。両サイドがプラスチックで固めてあるため、ブリッジ治療の下からも通して使用できます。

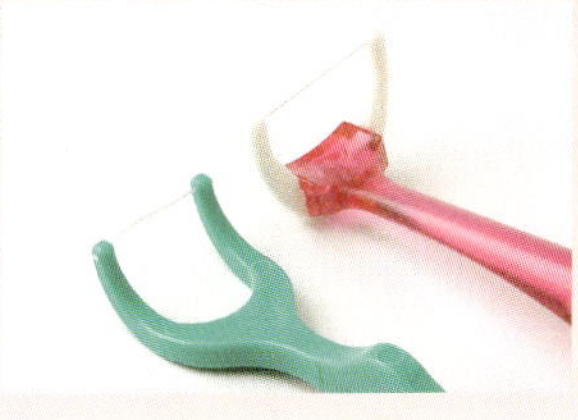
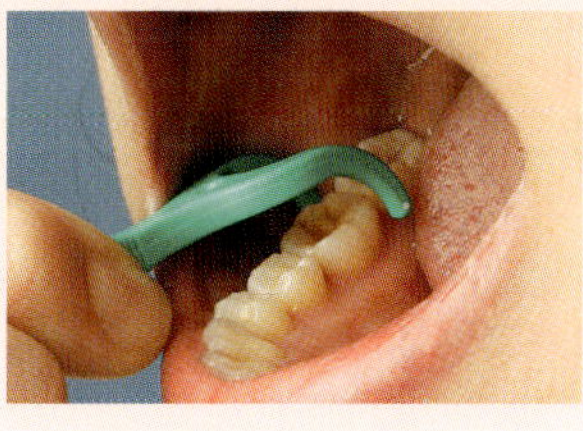

糸状のデンタルフロスがうまく使えない人には、ホルダーのついたデンタルフロスもあります。安全で使いやすい、あなたに最適なデンタルフロスを見つけましょう。

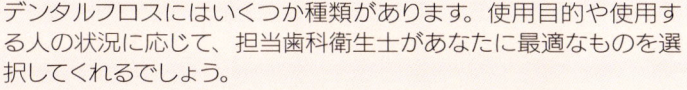

【歯間ブラシ】　歯間ブラシをオススメする理由

歯周病が進行すると、歯ぐきが下がることで歯と歯のあいだにすきまができ、食べ物やプラークがたまりやすくなります。それらは歯ブラシでは十分に取り除けず、またすきまが広いため、デンタルフロスでは効率が悪いことが多々あります。そんなところには、すきまのサイズに合った歯間ブラシを使うと、容易にきれいにすることができます。

理由　広く開いてしまった歯と歯のあいだのすきまのケアが、簡単にできる！

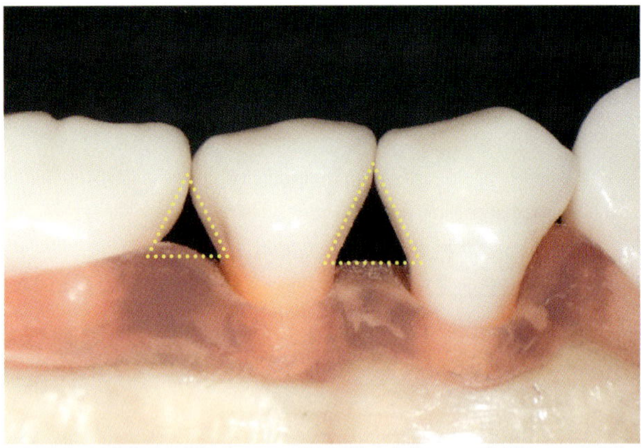

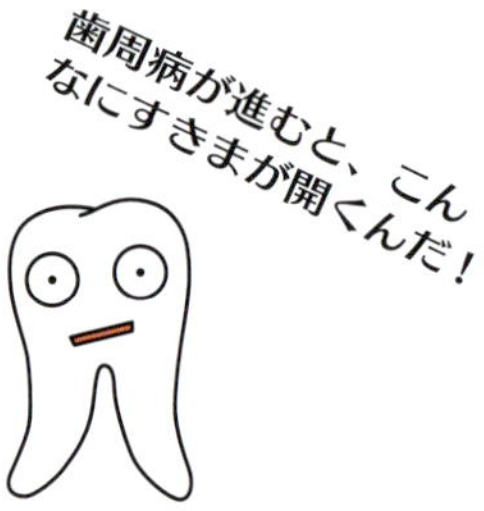
歯周病が進むと、こんなにすきまが開くんだ！

歯周病が進行すると、歯ぐきが下がり、歯と歯のあいだに三角形のすきまができてきます。ここは食べ物やプラークがたまりやすいところです。

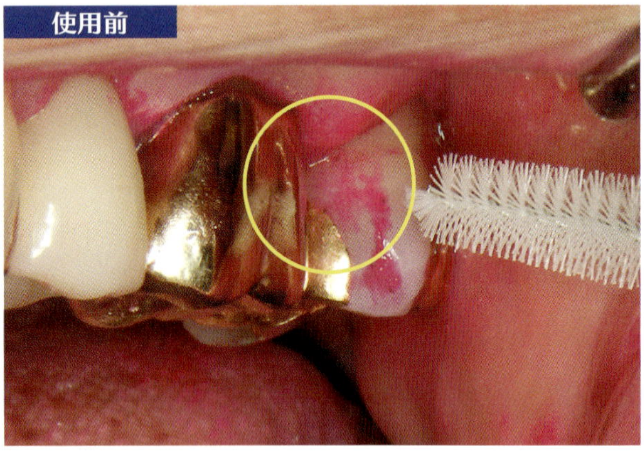
使用前

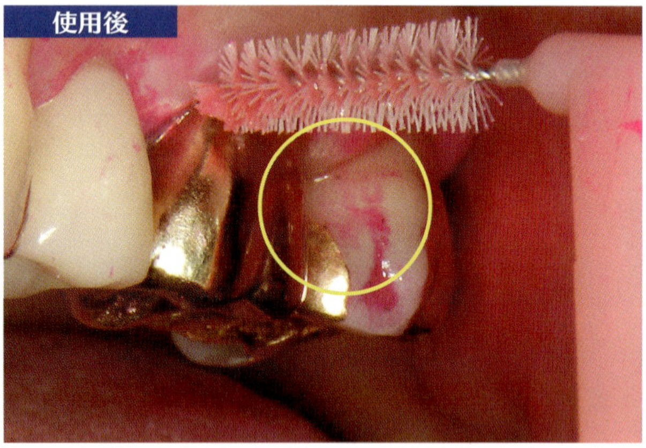
使用後

奥歯の歯と歯のすきまにプラークが付着しています。そこに正しい方法で歯間ブラシを1回入れただけで、多くのプラークを取り除くことができました。

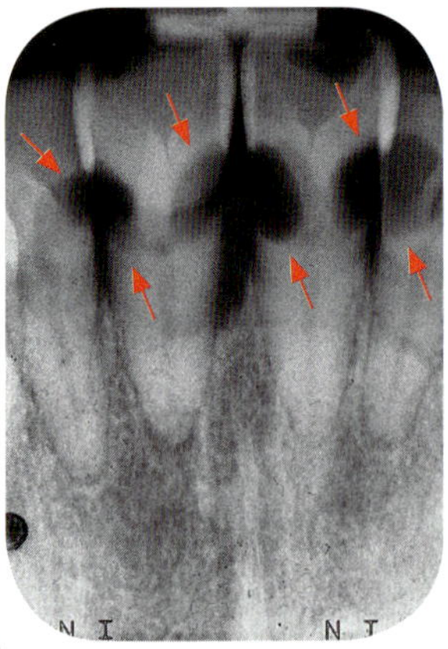

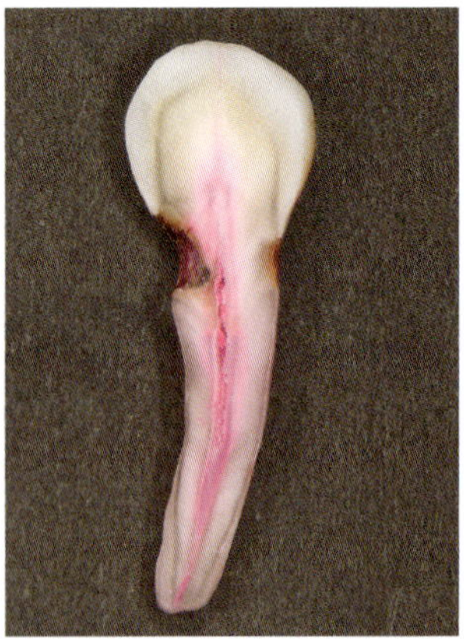

左のエックス線写真の矢印は、歯と歯のあいだのプラークコントロールがうまくいかず、歯と歯ぐきの境目付近（歯頸部）にむし歯ができてしまった歯の例です。右の写真は、同様に歯頸部にむし歯ができた歯を縦に切断したものです。歯の中心に上から下に走っているピンクのラインが、いわゆる「歯の神経」とよばれる歯髄ですが、このむし歯は歯髄まで達している重症なむし歯でした。歯頸部のむし歯は進行が早く、あっという間にこの状態にまで至ってしまいます。歯周病により歯ぐきが下がり、すきまが開いてきたら要注意なのは、こういったむし歯ができてしまうからなのです。

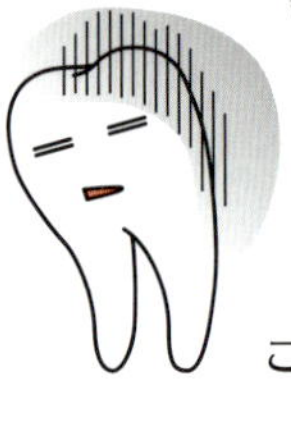

これはツライ……。

【歯間ブラシ】　歯間ブラシを上手に使える基本テクニック

歯間ブラシは、デンタルフロスと比較して「すきまに挿入するだけ」で使用できます。
しかし、安全かつ効果的に使用するためには、守らなければならない基本事項があります。

歯と歯のあいだのすきまに対して直角に挿入して、角度を保ちながら2、3回動かす

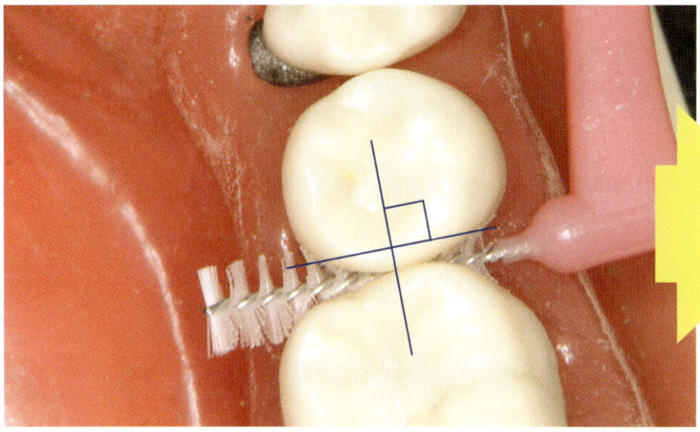

歯間ブラシは、必ず歯と歯のあいだのすきまに対して、直角に挿入します。誤った角度で挿入してしまうと、歯間ブラシで歯ぐきを傷つけてしまうことがあります。

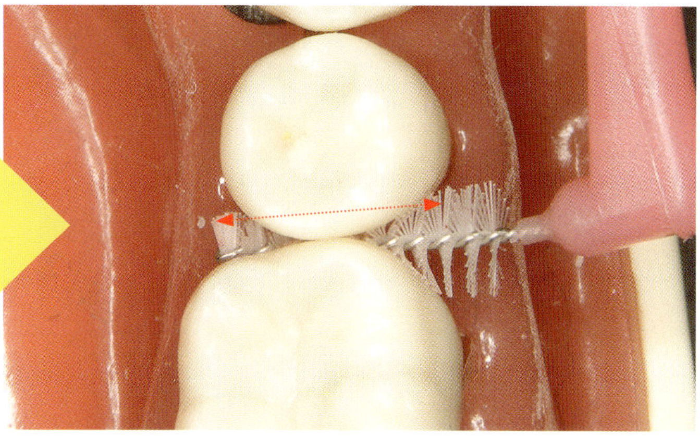

挿入した歯間ブラシの角度はそのままに保って2、3回動かします。

外側→内側のように交互に挿入する

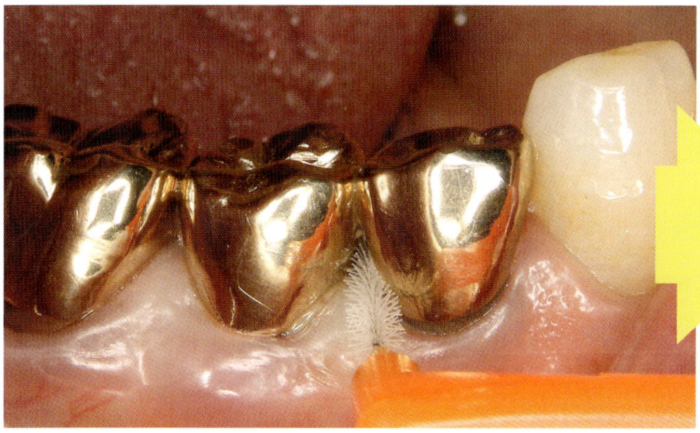

外側からまず歯間ブラシを挿入します。歯と歯のあいだはもちろん、主に外側のすきまにたまったプラークをきれいに取り除きます。

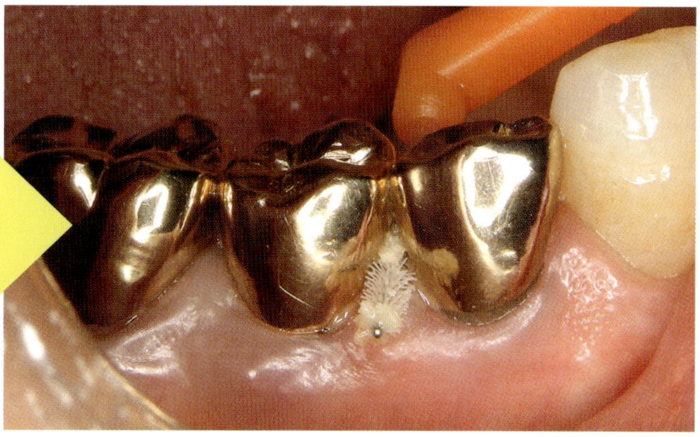

今度は内側から。主に内側のすきまにたまったプラークを取り除くことで、外側&内側をしっかりケアすることができます。

あなたに最適な歯間ブラシを歯科衛生士に選んでもらいましょう

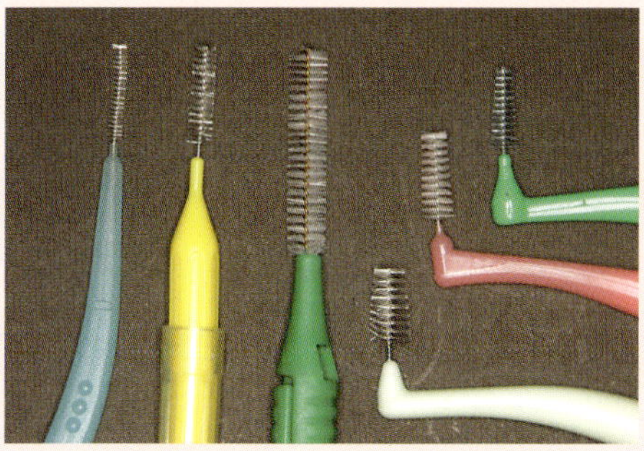

毛先のバリエーション。山型と筒型があり、サイズもさまざまです。

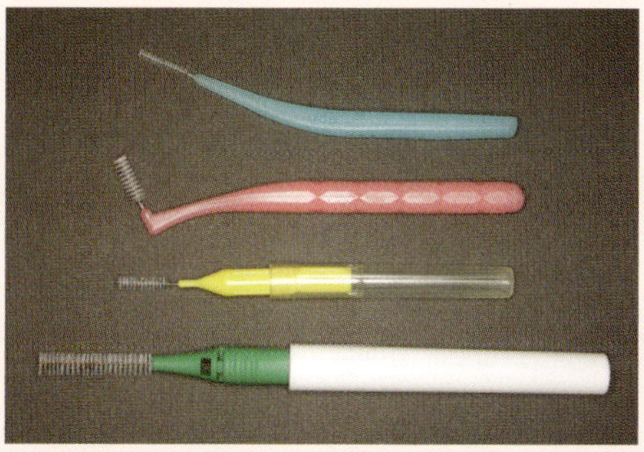

直線のもの、曲がっているもの、曲げることができるものなど、ハンドルにもバリエーションがあります。

歯間ブラシは担当歯科衛生士に選んでもらったほうがいいでしょう。

- 歯と歯のあいだのすきまにあったブラシのサイズは？
- ブラシの形は山型・筒型どっちがベスト？
- 無理なく挿入できるのは？

など、検討ポイントがたくさんあるからです。
歯間ブラシは正しく使わないと歯ぐきを傷つけることから(次ページ参照)、素人判断は厳禁です。

NG 誤った歯間ブラシの使いかた

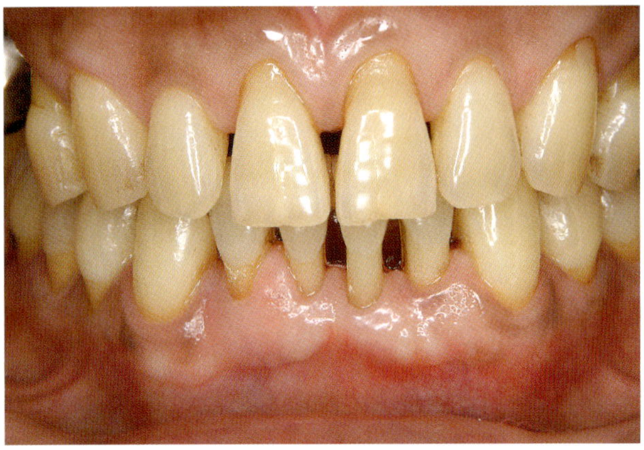

前歯に歯間ブラシを使用しすぎると、歯と歯のあいだの歯ぐきの山（歯間乳頭といいます）がなくなり、かえって大きくすきまが開いてしまいます。

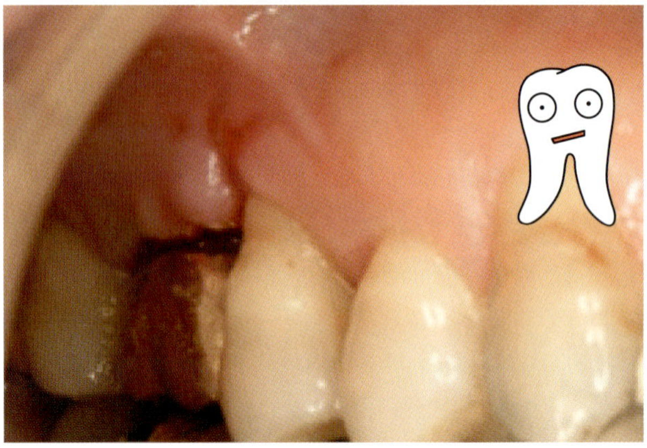

歯間ブラシの挿入角度がまちがっており、歯ぐきに傷がついています。患者さんは、「炎症があるから出血した」と思われ、一生懸命歯間ブラシを使ったとか。その出血は、挿入の誤りによる出血だったようです。

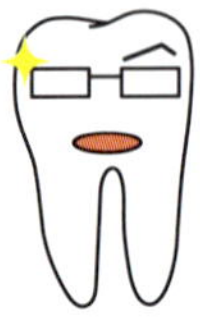

歯の上にかぶせもの（人工の歯・補綴物）をしているところに歯間ブラシを無理に使うと、すきまが開くだけではなく、補綴物を壊してしまうこともあるので、歯科衛生士から正しい使いかたを必ず習うことが大切です！

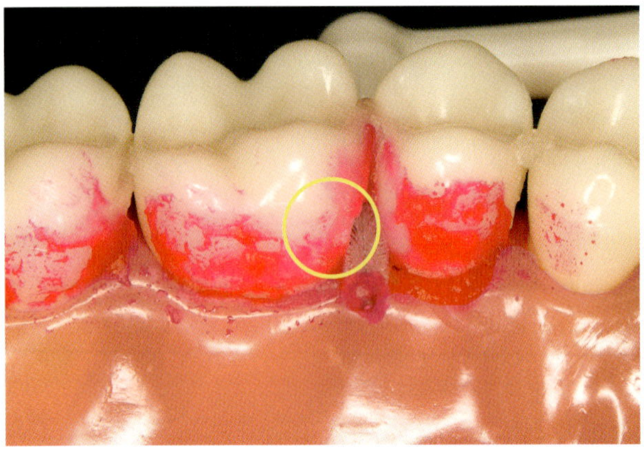

片側（例えば外側）からだけ歯間ブラシを挿入しても、反対側（ここでは内側）の汚れは取りきれません。

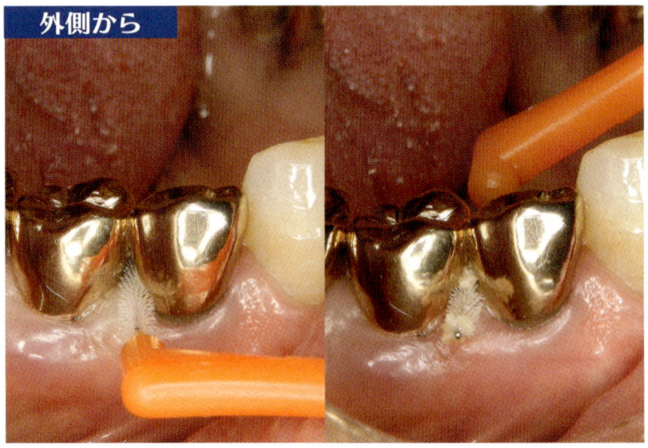

歯間ブラシを効果的に使用するためには、P37で解説したように、外側と内側の両方から挿入することをおススメします。

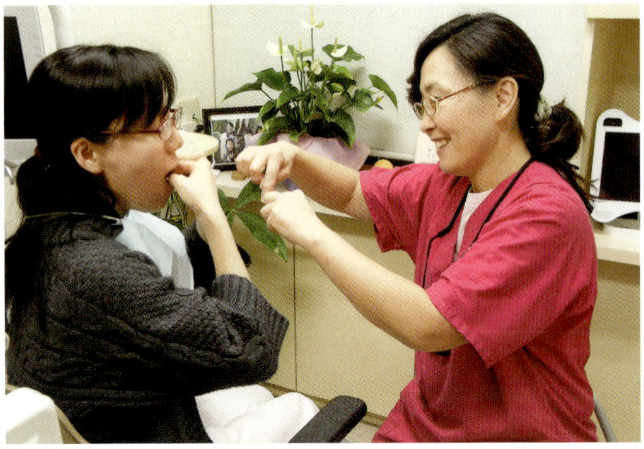

デンタルフロスと歯間ブラシの基本的な使いかたを解説しましたが、あなたにとって安全で効果的な使いかたは、やっぱり担当歯科衛生士から教えてもらうことがいちばんです。なぜなら、NGで解説したように、健康維持のためのケアが、ときにはお口の健康を損なう可能性もあるからです。

歯科衛生士は、お口のケアのプロフェッショナルであると同時に、あなたの健康維持のサポーターでもあります。ちょっと不安なこと、ちょっとわからないことなど、ほんのささいなことでも質問してみましょう。担当歯科衛生士からのアドバイスが、きっとあなたの不安をサッと解消してくれるでしょう。

あなたにも歯石がついているかも？

下の前歯の内側を上手にブラッシングするテクニック

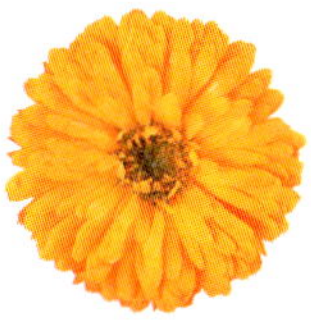

一生懸命ブラッシングをしても、どうしても歯石が付着しやすい部位があります。それは下の前歯の内側。皆さんはどうですか？ ここでは、下の前歯の内側に歯石を作らないためのブラッシング方法をご紹介します。

下の前歯の内側って、毎日のブラッシングがとても難しいところです。一生懸命磨いているつもりでもプラークが取れていないことが多く、デコボコした歯並びの人や、加齢や歯周病などによって歯ぐきが痩せてしまい歯が長くなっている人などでは、歯と歯のあいだや、歯と歯ぐきの境目あたりに、歯石がついてしまうこともよくあります。

歯に付着している歯石は、プラークが唾液中のカルシウムなどと反応して石灰化したもので、プラークが長いあいだ取りきれなかったところにできてきます。言い換えると、ブラッシングでプラークをしっかり落とすことができれば、歯石の付着を予防することも可能、ということになります。

では、どうして下の前歯の内側に歯石がつきやすいのでしょう？ 理由はふたつあります。ひとつは、歯ブラシの毛先をしっかり当てることが難しく、プラークの取り残しが多く見られるところだから。もうひとつは、唾液がたくさん出る穴に近く、歯石ができやすい環境だから。つまり、下の前歯の内側は、歯石ができやすい条件がそろっているところなのです。

そこでここでは、下の前歯の内側をすっきりさせるブラッシングテクニックを解説します。日々のブラッシングのときに、ほんのすこし意識してブラッシングするだけで、グッときれいになります。

なお、一度付着してしまった歯石は、ブラッシングでは除去できません。定期的に歯科衛生士によるメインテナンスを受けていただき、歯石を取り除いてもらうようにしましょう。継続的にメインテナンスを受けることで、プラークも落としやすくなりますよ。

上達に向けての着眼ポイント

- □ 下の前歯の内側を磨くときは、毛先が歯面にしっかりと当たるように、歯ブラシをやや立てて挿入しましょう。
- □ 常に歯ブラシの毛先を歯面に当てるように意識しながらブラッシングをしてみましょう。
- □ 仕上げのデンタルフロスも忘れずに！

アドバイザー

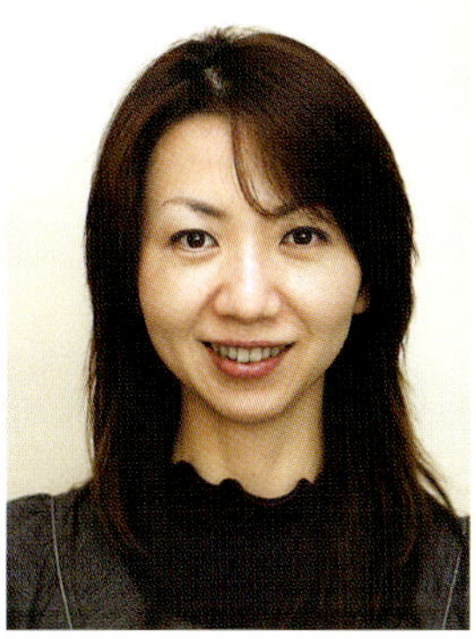

浜端町子。埼玉県深谷市の丸山歯科医院に勤務。日本ヘルスケア歯科研究会会員。新人スタッフ教育にも力を入れている。

下の前歯の内側は磨きにくい？

皆さん、鏡で一度、下の前歯の内側を見てみましょう。
そこに白色、黄白色のものが付着していたら、それは歯石の可能性が大きいです。
歯石は、「ブラッシングが苦手なところ」を示すひとつの指標でもあります。

前歯の内側って磨きにくいところなの？　ブラッシング後に見てみました

いつものブラッシング後

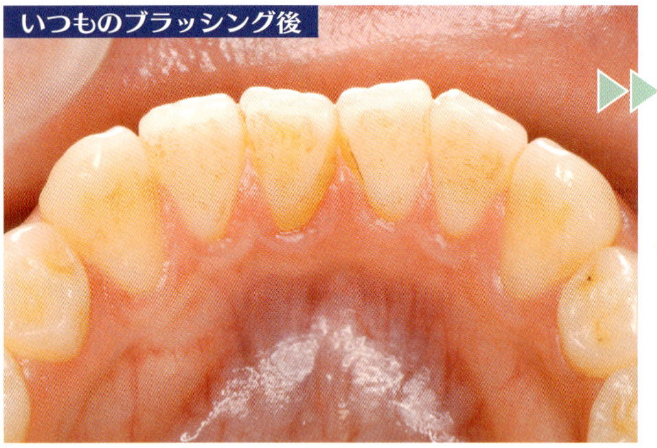

ご自宅で歯を磨いてきた後に、歯科医院に来院された患者さんの口です。この患者さんは、全体的にしっかりとブラッシングをされている患者さんです。

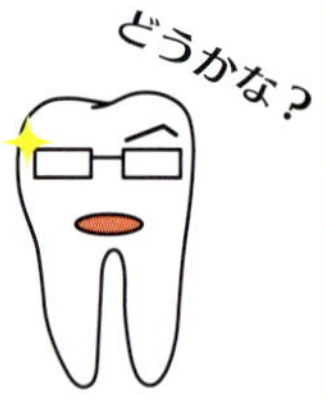

プラーク染色後

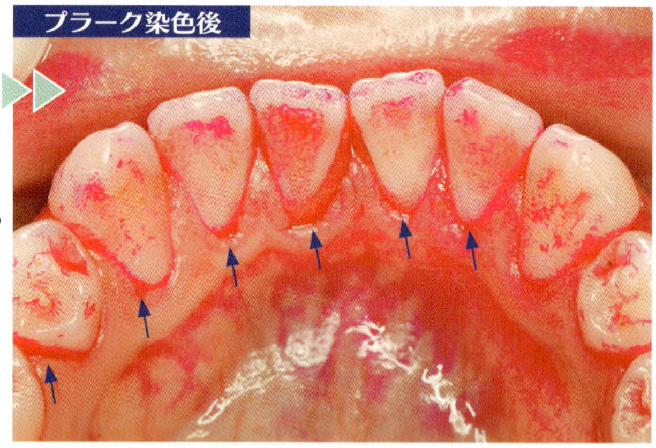

プラークを赤く染めだす薬で磨き残しをチェック！　すると、歯と歯ぐきの境目あたりが強く赤く染まっています。ここにプラークが残っているという証拠です。

！ 上の患者さんは、比較的歯並びもよくブラッシングがしやすい患者さんです。しかし、それでも歯と歯ぐきの境目あたりにプラークが残っていました。もしも、歯並びが悪くブラッシングがしにくい人だったら、どうなってしまうのでしょう？

その磨き残しが、歯石に変わる・変わる・変わる……

デコボコした歯並びの人

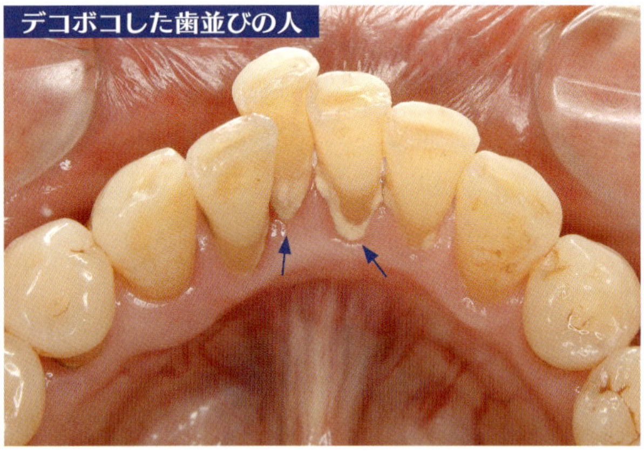

下の前歯がデコボコした歯並びの人では、歯ブラシの毛先をしっかり当てることが難しく、プラークの取り残しが多く見られます。そこに歯石が多く形成されてしまいます。

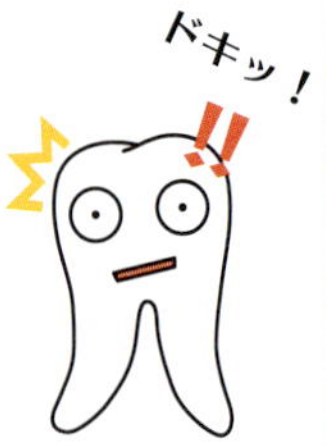

歯の根が露出している人

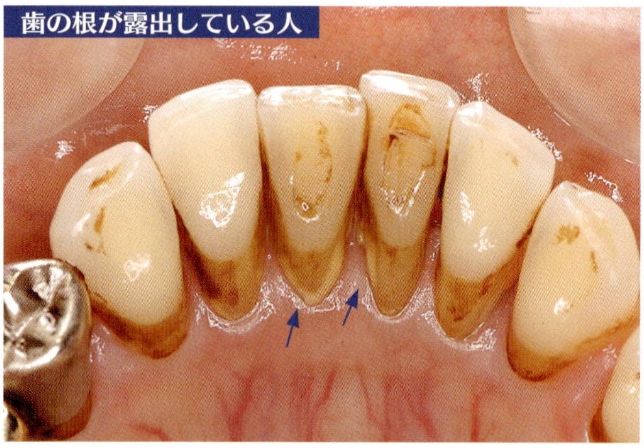

歯の根（象牙質）は、歯の上部（エナメル質）よりも表面が粗く、プラークが付着しやすいところです。ブラッシングが難しい部位＋プラークがつきやすいといった、負の相乗効果で歯石ができやすくなっています。

どうして下の前歯の内側に磨き残しが多いのか、考えてみよう

右ページで示したように、下の前歯の内側、特に歯と歯ぐきの境目あたりには、プラークの取り残しが目立ちます。
どうして歯と歯ぐきの境目あたりに歯ブラシの毛先は当たらないのでしょう？
ブラッシングのしかたを、見直してみましょう。

Why? なぜ　歯ブラシの毛先はちゃんと当たっていますか？

下の前歯の内側にプラークが残っている人のブラッシングのしかたを観察すると、磨けない理由が見えてきます。歯と歯ぐきの境目に磨き残しがよくある患者さんに、いつものようにブラッシングをしてもらいました。磨けない理由がわかるかな？

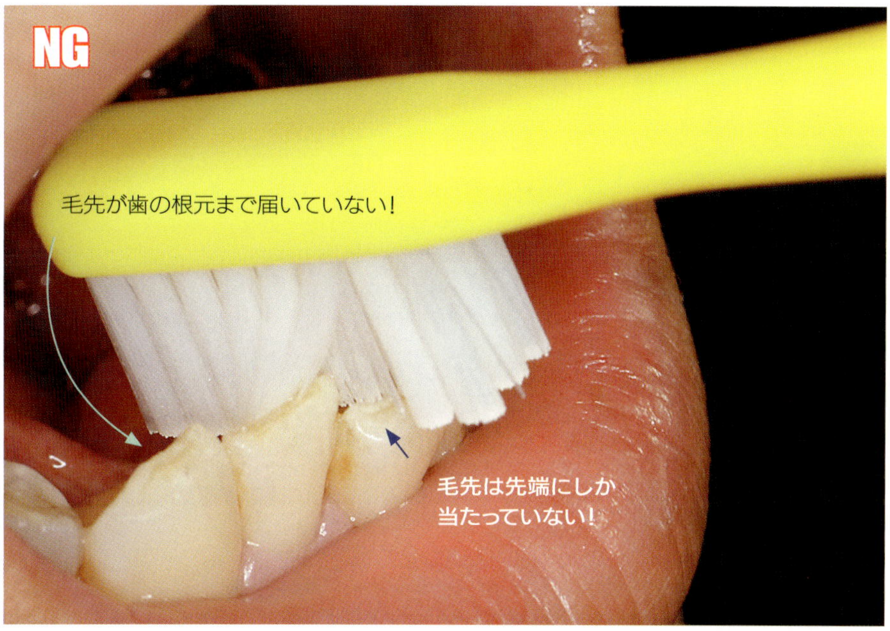
NG
毛先が歯の根元まで届いていない！
毛先は先端にしか
当たっていない！

歯と毛先の位置をよく見てみると、毛先が当たっているのは歯の先端ばかりですね。歯と歯ぐきの境目や、歯と歯のあいだ、重なっているところには当たっていません。

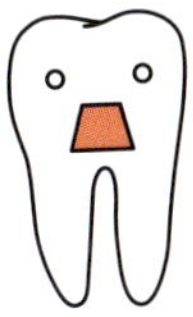
本当だ！　歯の先
端にしか毛先が当
たっていない！

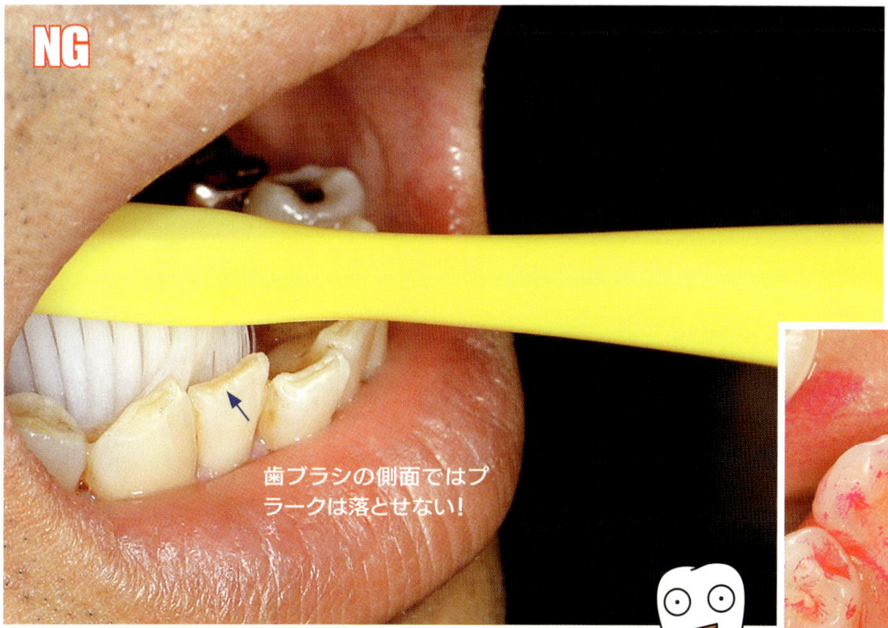
NG
歯ブラシの側面ではプ
ラークは落とせない！

歯と歯ぐきの境目に毛先を当てようと、歯ブラシを深く挿入していますが、当たっているのは歯ブラシの毛の側面。毛の側面ではブラッシングが行えず、これではプラークは落とせません。

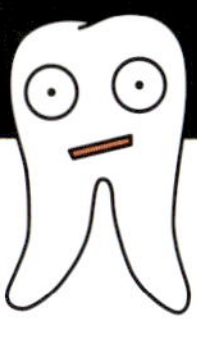
たしかに、歯と歯
ぐきの境目は磨け
ていないなぁ……

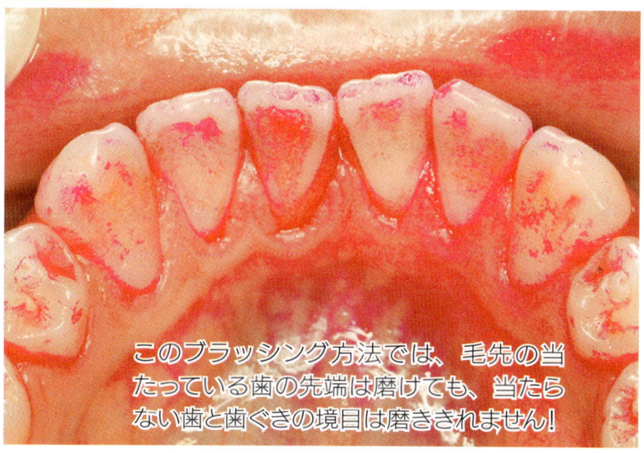
このブラッシング方法では、毛先の当
たっている歯の先端は磨けても、当たら
ない歯と歯ぐきの境目は磨きされません！

これでOK！　下の前歯の内側のブラッシング

いかにして歯ブラシの毛先を歯と歯ぐきの境目まで届かせるか？
そのポイントは、歯ブラシの挿入角度にあるのです。
つまり、毛先が歯面に当たるような角度で、歯ブラシをお口のなかに入れることがポイントです。

やってみよう　歯ブラシを立てて、毛先を歯面に当ててみよう

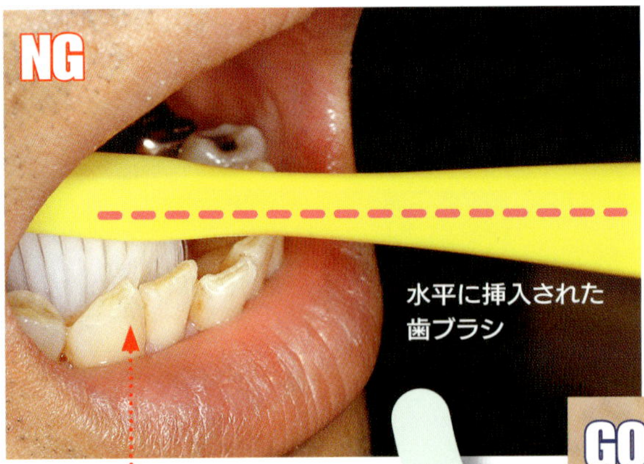
NG
水平に挿入された
歯ブラシ

毛先が歯面に当たるように、歯ブラシを立てて挿入してみましょう。そうすると、当たらなかった歯と歯ぐきの境目まで、歯ブラシの毛先がしっかりと当たるようになります。

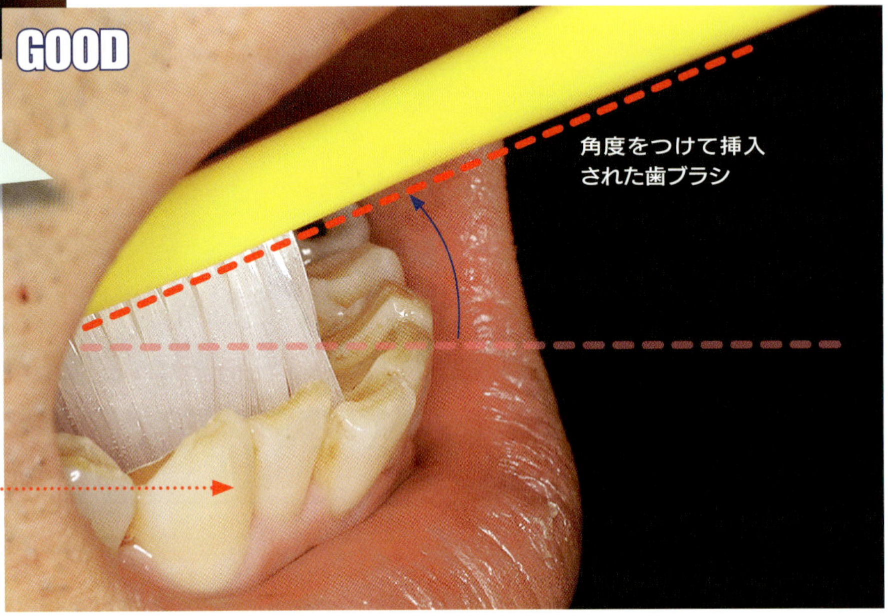
GOOD
角度をつけて挿入
された歯ブラシ

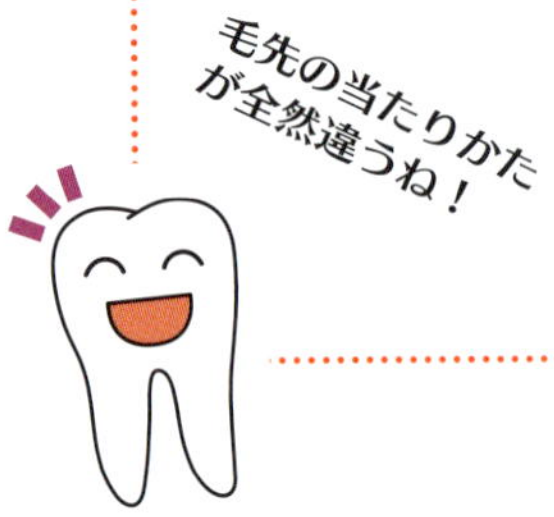
毛先の当たりかた
が全然違うね！

コラム　もともと下の前歯の内側は、歯石ができやすいところなのです

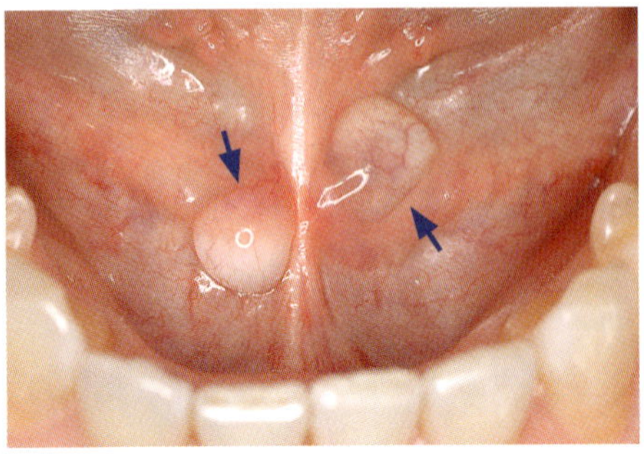

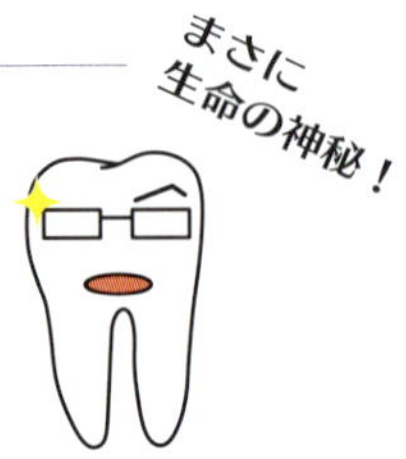
まさに
生命の神秘！

下の前歯の内側付近には、唾液を分泌する穴がすぐ近くにあり、唾液がとてもよく分泌されるところです（写真は舌下腺から唾液が出ているところ）。歯石は、取り残されたプラークと唾液に含まれるカルシウムが混ざって石灰化したものなので、下の前歯の内側は

ブラッシングが難しい＋唾液がたくさんある＝歯石ができやすいところ

といえるのです。

イメージしながらブラッシングしてみよう!

1本ずつ、歯面に毛先がしっかりと当たっているかどうかをイメージしながら、ブラッシングしてみましょう。ポイントは、歯ブラシの挿入角度と毛先の弾力です!

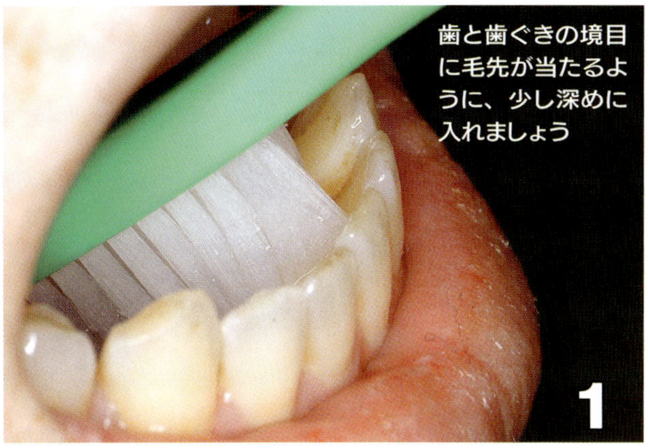
歯と歯ぐきの境目に毛先が当たるように、少し深めに入れましょう
1

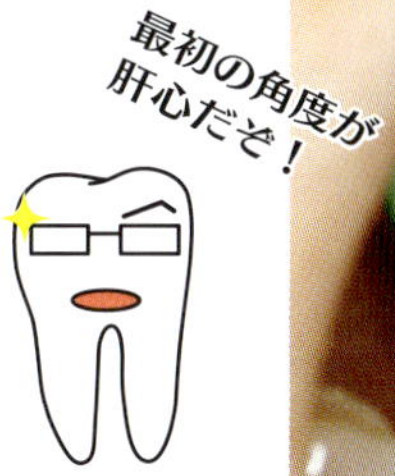
最初の角度が肝心だぞ!

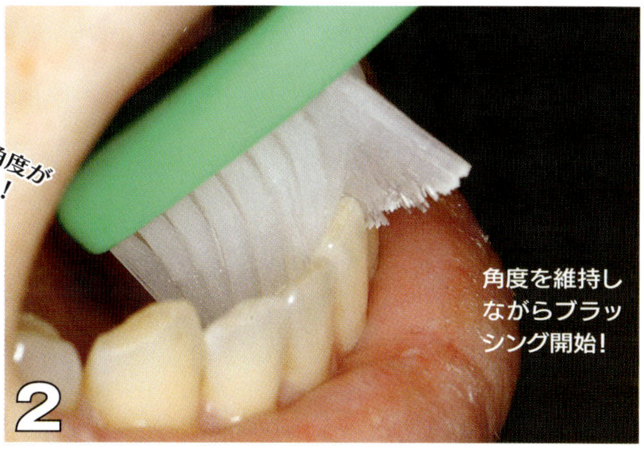
角度を維持しながらブラッシング開始!
2

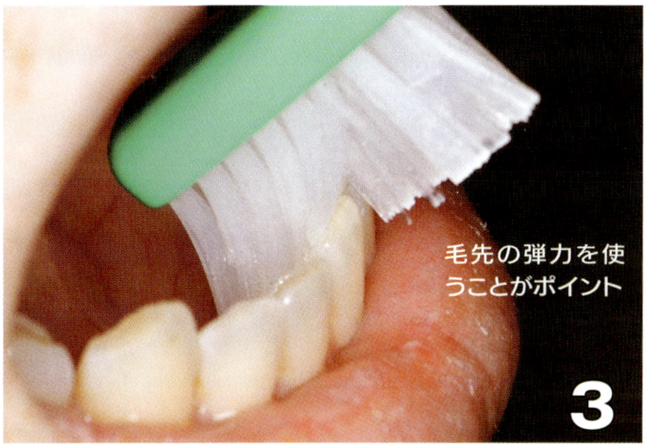
毛先の弾力を使うことがポイント
3

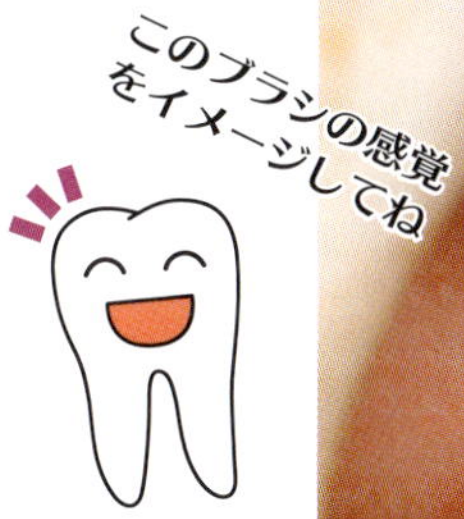
このブラシの感覚をイメージしてね

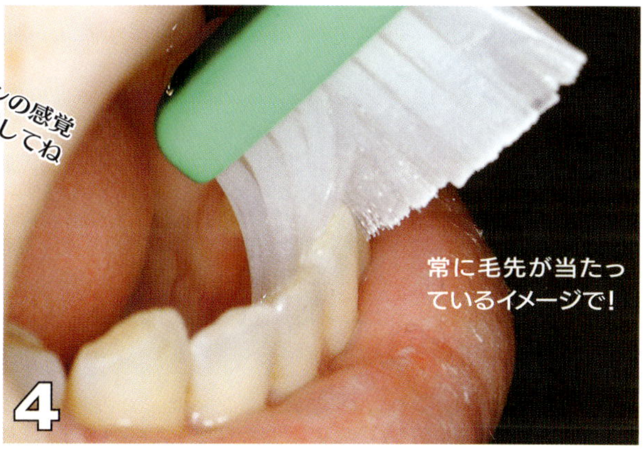
常に毛先が当たっているイメージで!
4

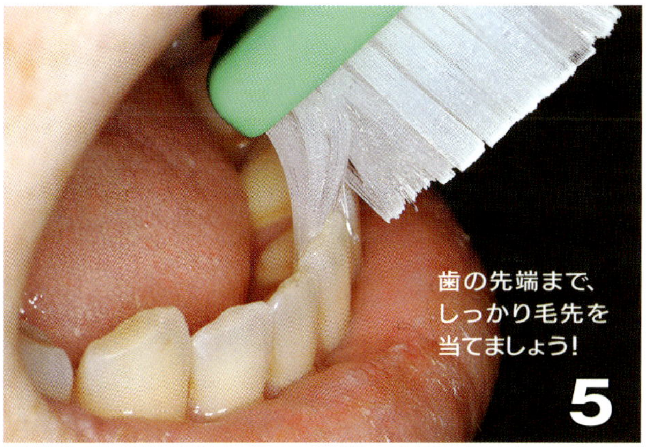
歯の先端まで、しっかり毛先を当てましょう!
5

比較

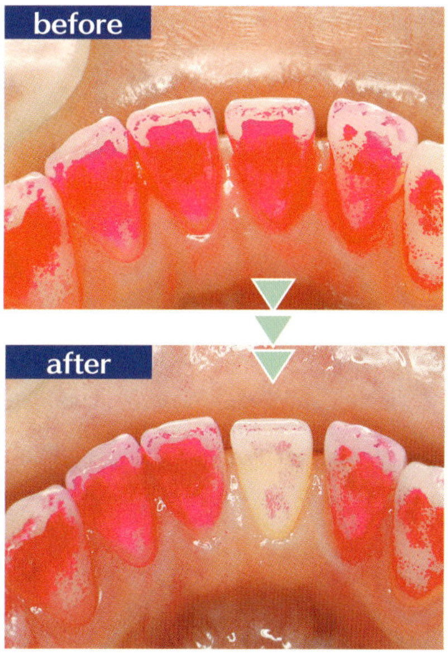
before
after

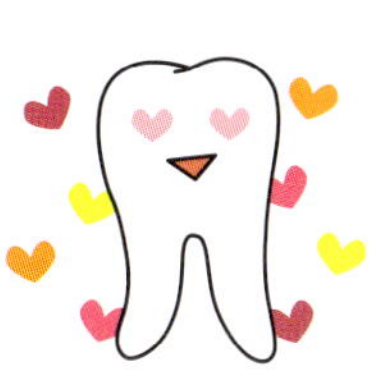

1本の歯にフォーカスを絞って、このテクニックの成果を見てみました。歯面全体にベッタリついていたプラークが、きれいに落ちています!　このテクニック、いい仕事してくれます!

Wonderful 応用テクニック

デコボコした歯並びには向きを調節して

デコボコした歯並びの人は、歯ブラシの向きもアレンジしてみましょう。ブラッシングしたいところに毛先が当たるように、歯ブラシのヘッドを左右に振り分けてブラッシングすると、きれいにプラークが落とせますよ。

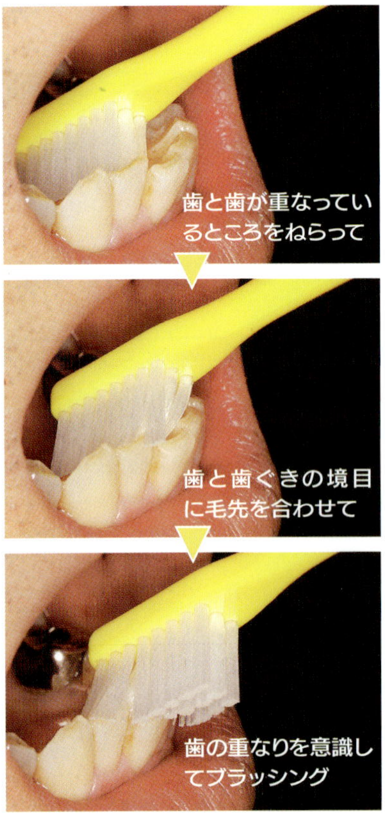
歯と歯が重なっているところをねらって
歯と歯ぐきの境目に毛先を合わせて
歯の重なりを意識してブラッシング

正面から見ると

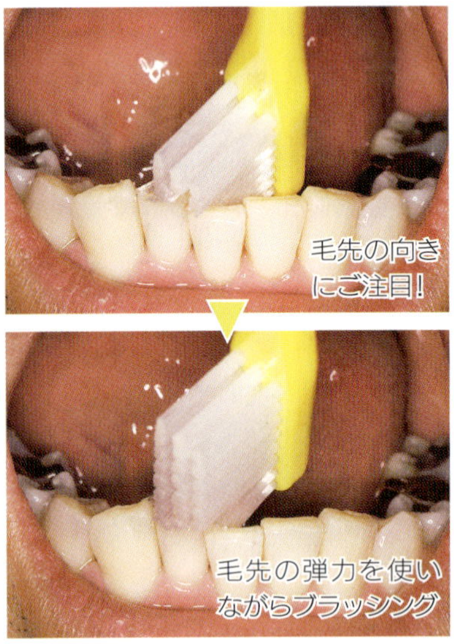
毛先の向きにご注目!
毛先の弾力を使いながらブラッシング

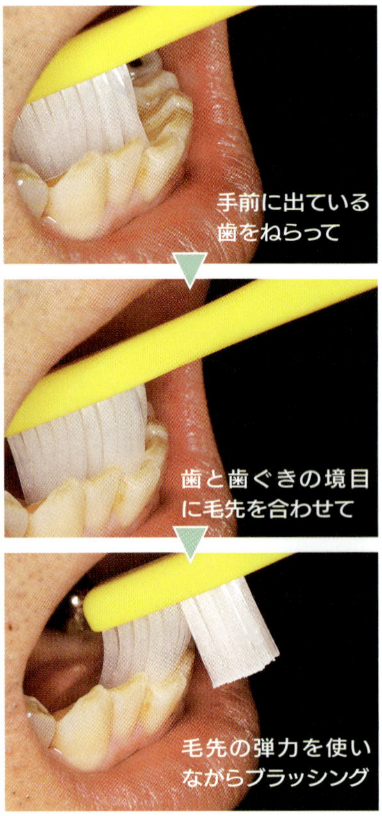
手前に出ている歯をねらって
歯と歯ぐきの境目に毛先を合わせて
毛先の弾力を使いながらブラッシング

正面から見ると

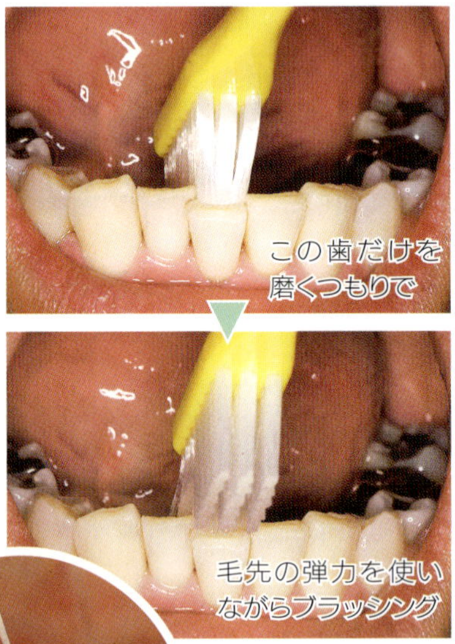
この歯だけを磨くつもりで
毛先の弾力を使いながらブラッシング

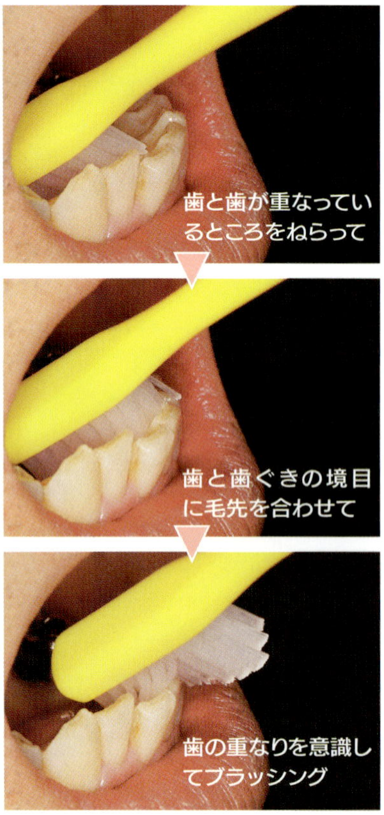
歯と歯が重なっているところをねらって
歯と歯ぐきの境目に毛先を合わせて
歯の重なりを意識してブラッシング

正面から見ると

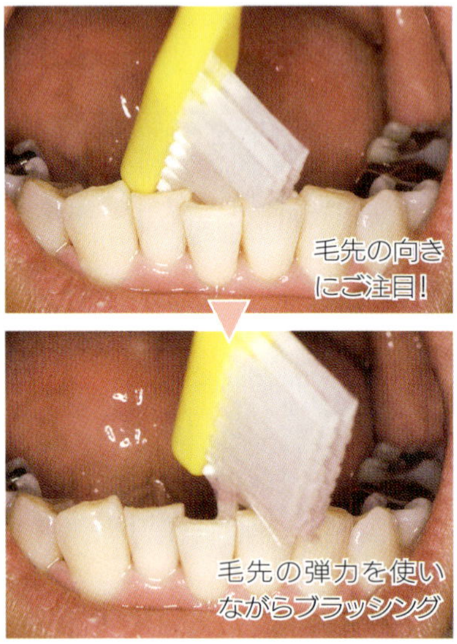
毛先の向きにご注目!
毛先の弾力を使いながらブラッシング

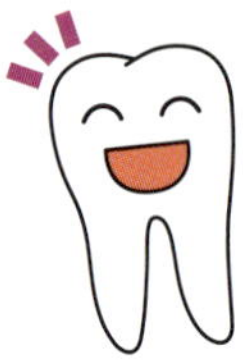

最後にデンタルフロスをすれば、完璧だね！

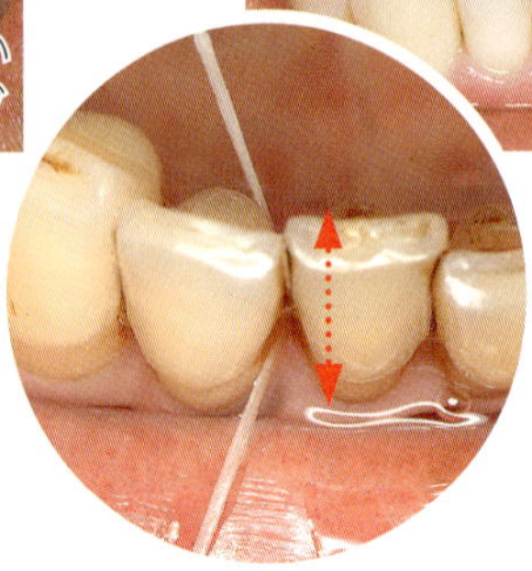

ブラッシングの仕上げは、デンタルフロスで歯と歯のあいだのプラークコントロール！　デンタルフロスを左右の歯にしっかり密着させて上下に動かすことで、歯と歯のあいだのプラークもきれいに落とせます。

磨いているつもりでも磨けていない

上の奥歯の外側を上手にブラッシングするテクニック

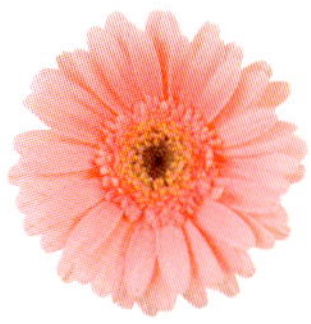

歯科衛生士から見ると、お口のなかで磨き残しの多い部位の代表的なところが、上の奥歯の外側です。しかし、磨けない原因さえわかれば、誰でもすぐにきれいにできるところでもあります。このテクニック、必携です。

多くの患者さんのお口を拝見していると、共通してブラッシングが苦手な場所があることに気がつきます。それは上の奥歯の外側。この場所は磨きやすいと思っていらっしゃることでしょう。でも不思議。プラークコントロールがお上手で全体的にきれいに磨けている人でも、上の奥歯の外側だけプラークが残っていることもあるくらいです。

細菌のかたまりであるプラークが長いあいだ同じところに残っていると、むし歯や歯周病のリスクが高まります。常に磨き残しがあるということは、むし歯や歯周病の発症が身近なものになっている、ということです。

ではどうやって上の奥歯の外側のプラークコントロールを行うか——。ご紹介するテクニックは、上の奥歯の外側に歯ブラシの毛先を上手に当てる方法です。決して難しくありません。日々のブラッシングのときに、これから解説する写真を思い出しながらブラッシングすれば、それでOKです。だれでも無理なく取り入れることができると思います。

歯科医院での治療というと、「大きくお口を開けて!」といったイメージをきっと皆さんお持ちでしょう。でも実際は、大きく開けたり、場所によっては少し閉じていただいたほうがよいときもあるのです。これは皆さんのブラッシングでも同じ。歯のすみずみまで毛先を当てるためには、場合によってはお口を閉じたほうがいい場所があります。上の奥歯の外側もまさにそんな場所。とても簡単なテクニックですが、実に理にかなった方法です。それではご一緒に、ブラッシングをがんばってやってみましょう!

上達に向けての着眼ポイント

- □ 上の奥歯の外側をブラッシングするときは、お口をやや閉じぎみにしましょう。
- □ 歯ブラシは、歯列から大きく角度をつけるように横に広げると、奥まで毛先が当たるようになります。
- □ 歯ブラシを横に広げすぎると、頬が痛くなるので要注意。

アドバイザー

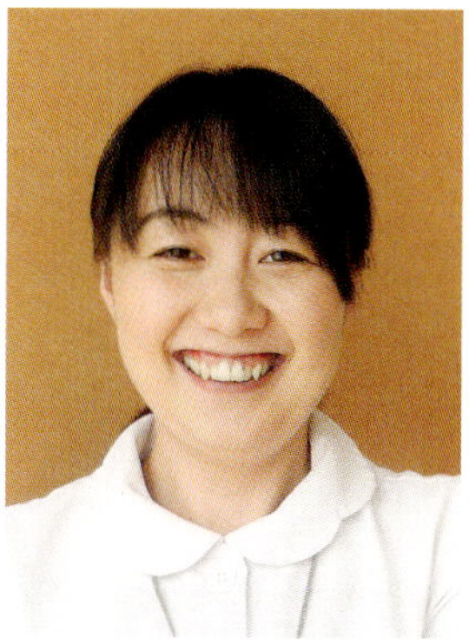

長山和枝。日本ヘルスケア歯科研究会、中野予防歯科研究会、スタディーグループKOKOなど所属。歯科衛生士向けの著作多数。

上の奥歯の外側、磨けてる？

なかなか磨けていないという上の奥歯の外側。
本当に磨けていないか、患者さんのお口のなかをのぞいてみましょう。

一般的な患者さんのブラッシングの例

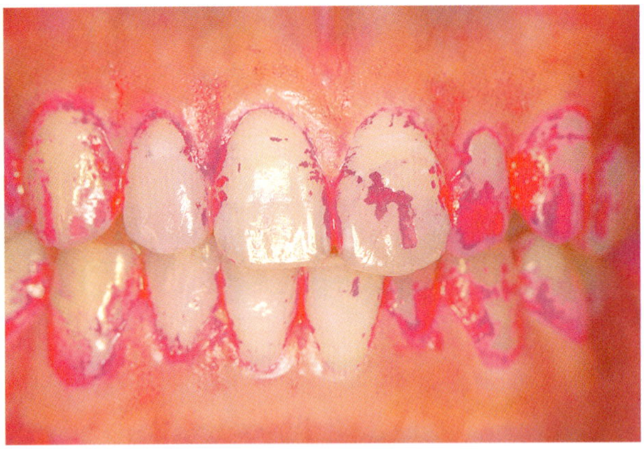

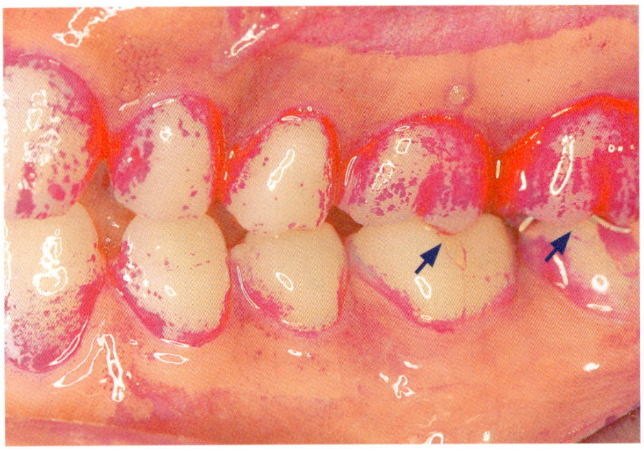

来院される患者さんのプラークを染めてみると、歯と歯のあいだを中心に、このように全体的に染まることが多いです。しかし奥歯の外側だけは、歯面も赤く染まっています。

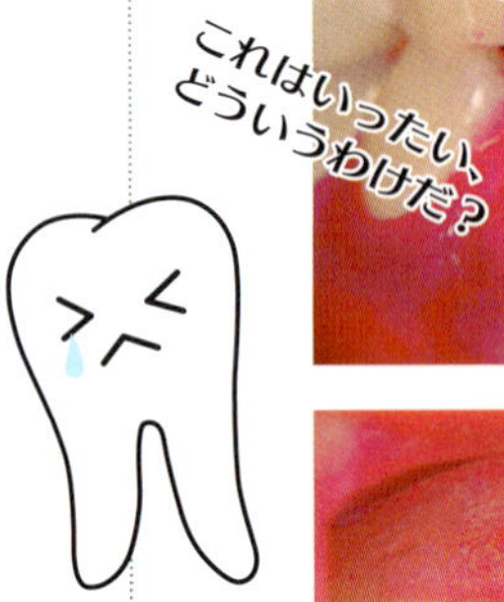
これはいったい、
どういうわけだ？

とてもブラッシングが上手な患者さんの例

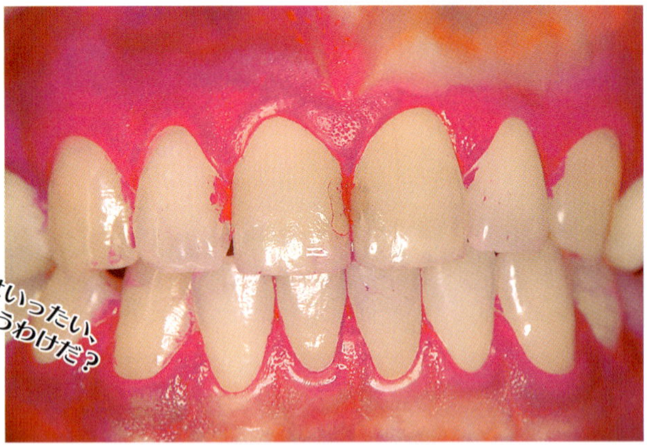

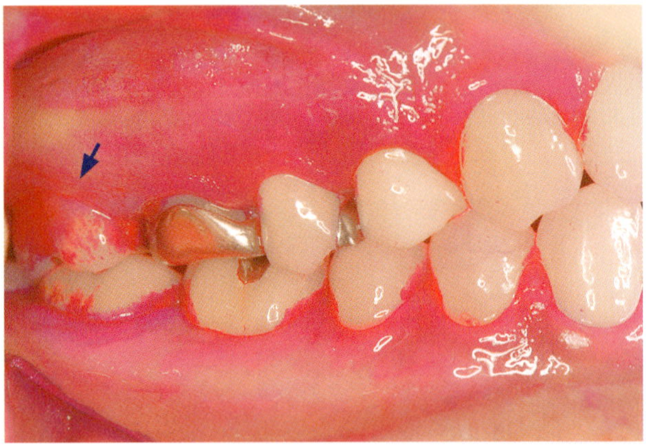

左の患者さんと比べて、染まっているところが少ないですね。これはブラッシングがハイレベルな患者さんのお口です。しかし上の奥歯の外側だけは、この患者さんもなぜかプラークが残っています。

そのままではむし歯になってしまう？

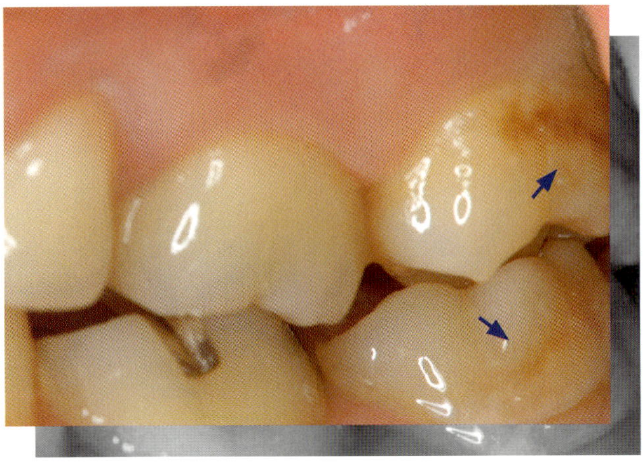

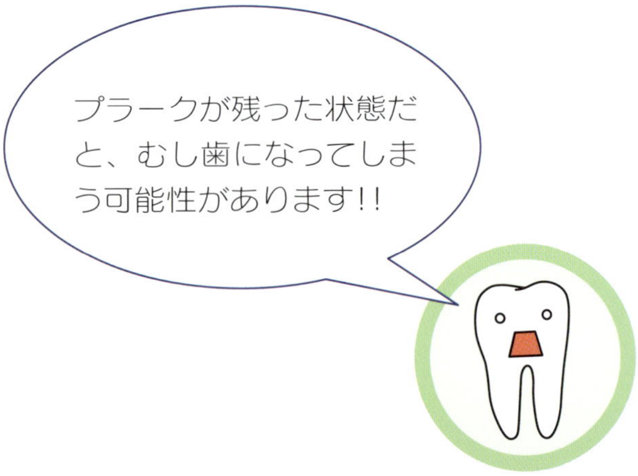
プラークが残った状態だと、むし歯になってしまう可能性があります!!

上下奥歯の外側にむし歯ができています。上の写真でプラークの染まった場所と近いところにできていると思いませんか？まさに“プラークのあるところにむし歯ができる”例です。

なぜ磨けないのか、その原因を解明しよう

いつもしっかりブラッシングしているはずなのに、なぜか磨けていない上の奥歯の外側。
しかし安心ください。磨けない原因さえ判明すれば、だれでも問題は解決できるのです。

Why? なぜ　原因は簡単！　毛先が当たっていないだけです

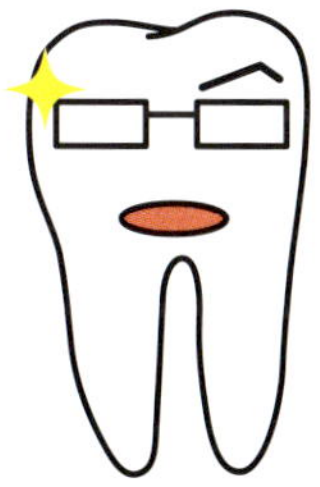
どれどれ。私が原
因を解明しよう！

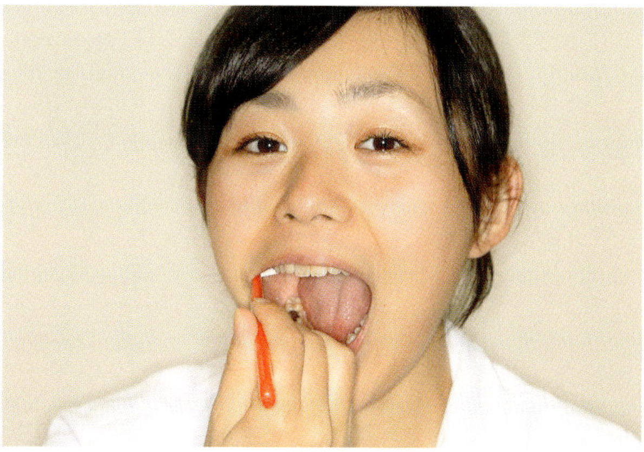

磨けているつもりでも磨けていない原因を解明するために、奥歯をまず磨いてもらいました。ブラッシングのようすを細かく見てみると、原因が見えてくるのです。

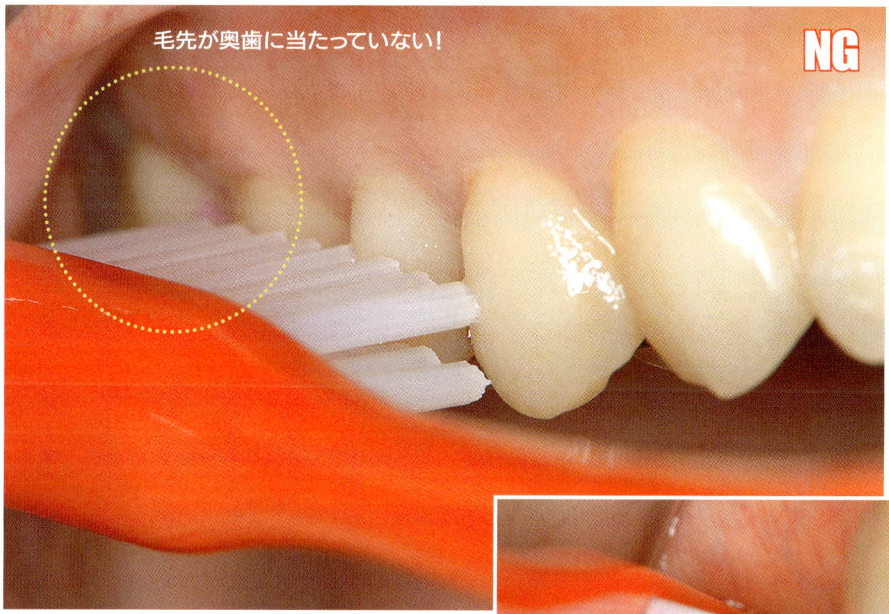
毛先が奥歯に当たっていない！
NG

「奥歯に毛先が当たらないなんて、そんなはずはない」と思われるでしょう。でも実際に、この写真のようなブラッシングでは毛先は奥歯に当たらないのです。右ページの染まったプラークがその証拠。できているつもりができていないのです。

解決策は、右上の女
の子の写真にヒント
があるらしいぞ！
!!

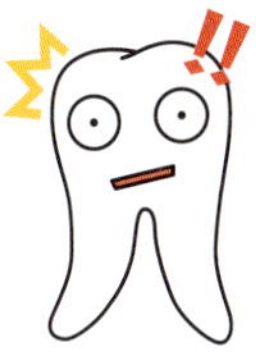

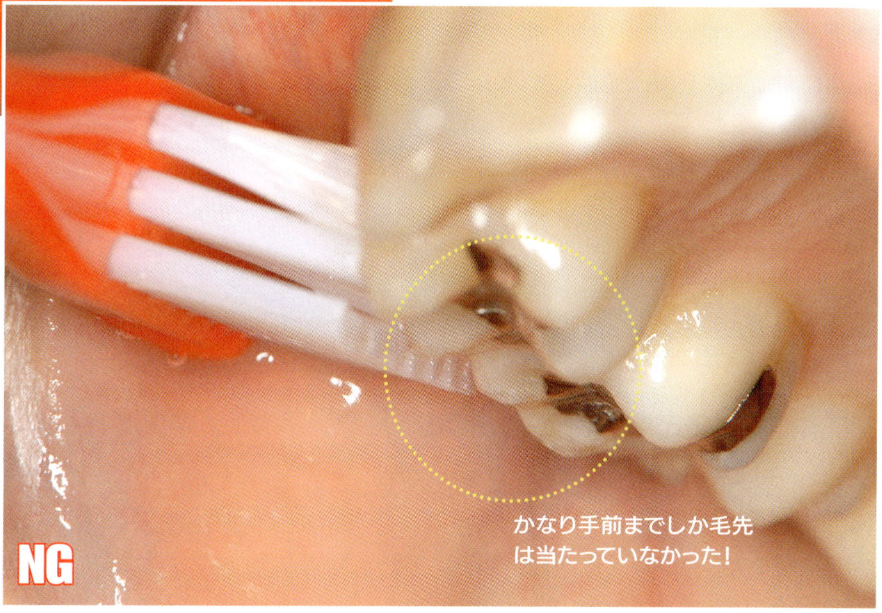
かなり手前までしか毛先
は当たっていなかった！
NG

上の奥歯の外側のブラッシング　向上大作戦！

上の奥歯の外側に毛先が当たっていない事実はわかりました。
ではどうやって毛先を当てるか、それが最大の課題です。

Try! やってみよう　ポイントは歯ブラシの挿入角度＆開口にあり

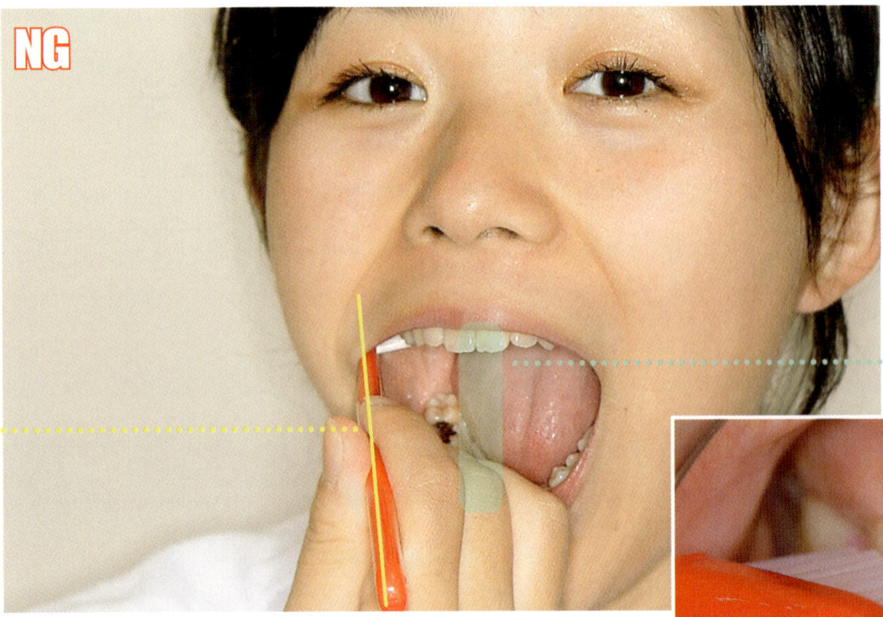

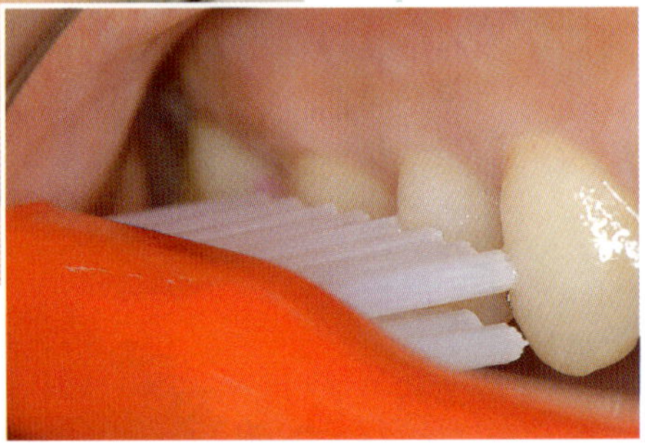

毛先は奥歯の手前でストップしています。

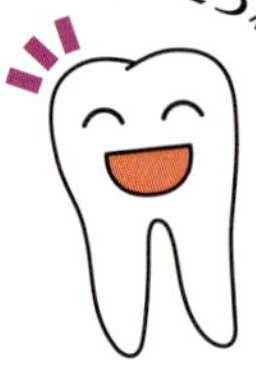

角度が全然違うね！

毛先をしっかり当てるポイントは以下の2つです！
・お口を閉じぎみにして（開口量を少なくして）
・歯ブラシをできるだけ横に広げてみる

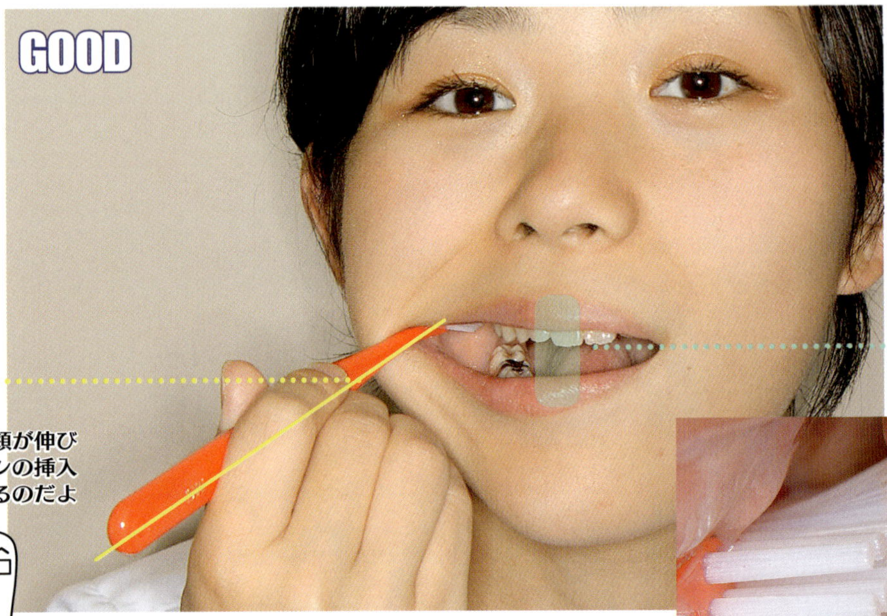

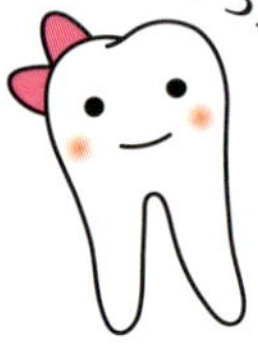

小さなお口でよかったのね

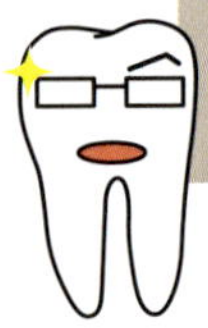

お口を閉じると頬が伸びるから、歯ブラシの挿入角度が横に広がるのだよ

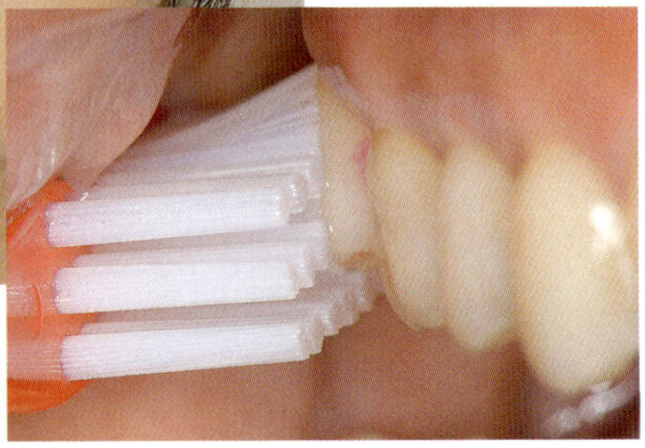

歯ブラシの毛先が奥まで当たっているのがわかりますか？　NG の写真では手前までしか毛先は当たっていませんが、この方法を使うと奥まで毛先を当てることができるのです。

Good! ピカピカ！

こんなにきれいになりました！

とてもきれいに磨けている患者さんですが、やっぱり上の奥歯の外側にはプラークが残っているのでした。

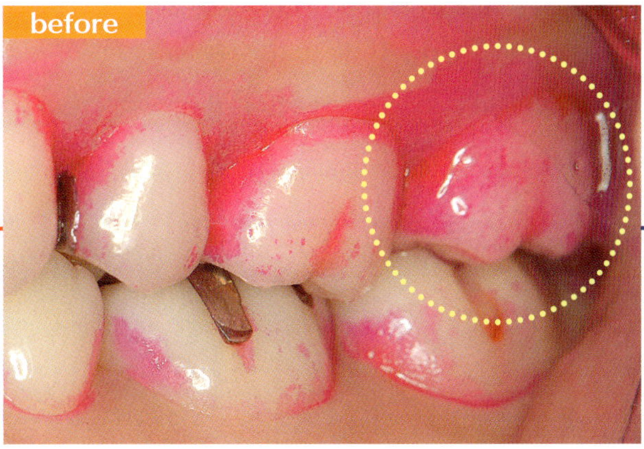
before

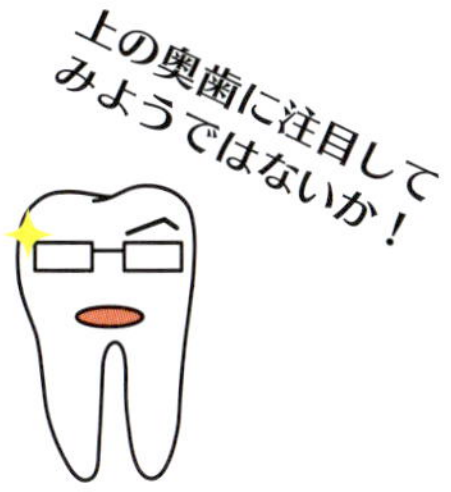
上の奥歯に注目してみようではないか！

改善前

改善後

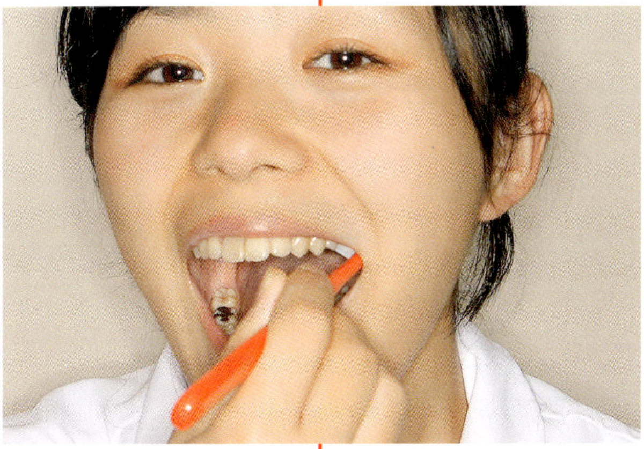

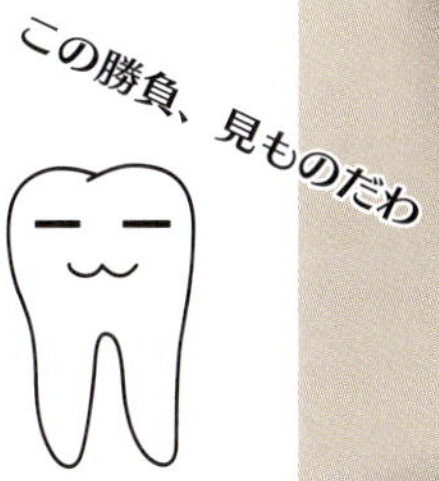
この勝負、見ものだわ

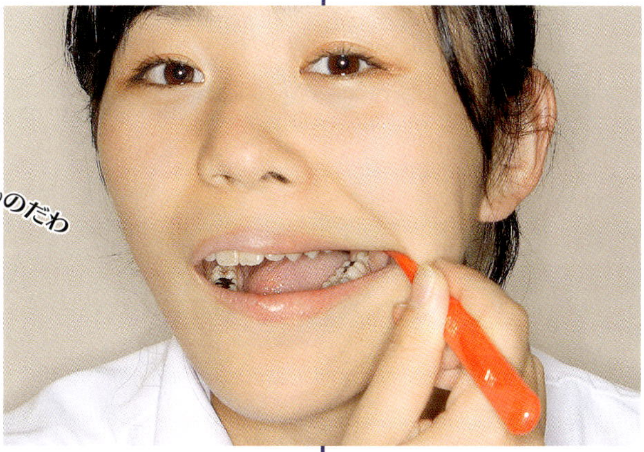

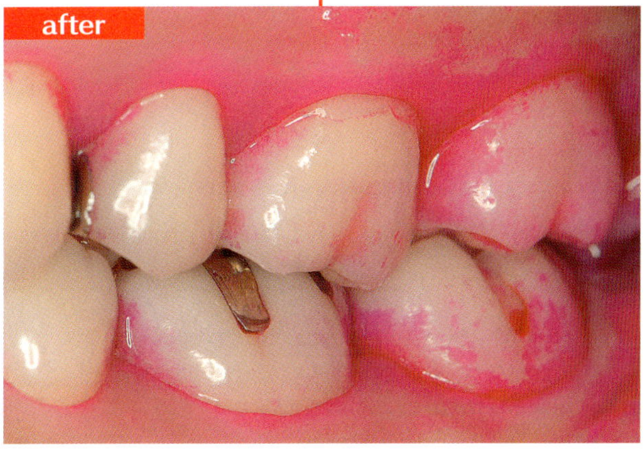
after

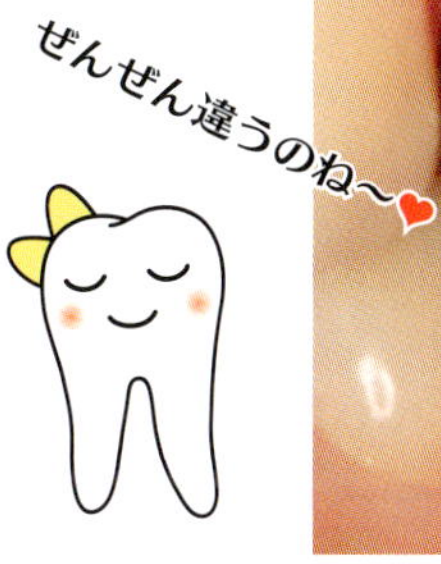
ぜんぜん違うのね〜♥

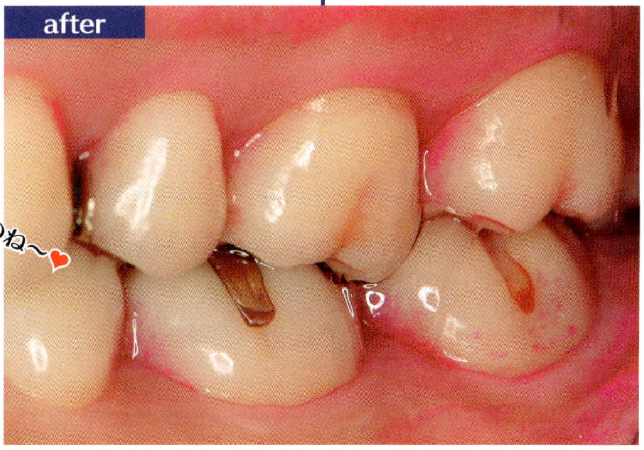
after

奥歯の手前の歯まではすっきり落ちていますが、いちばん奥の歯は、まだうっすらとプラークがついているようです。

ブラッシング改善後です。上の奥歯の外側のプラークも、きれいに落とせました。歯と歯のあいだにはまだプラークが残っていますが、その解決策は次ページをご覧ください。

清掃補助用具を使って、さらにピカピカな歯に！

お口の開けかた、歯ブラシの挿入のしかたを変えるだけで、上の奥歯の外側がグッときれいになりました。
しかし、歯と歯のあいだなどのプラークは、歯ブラシだけでは十分に落としきれません。
磨きにくいところには、清掃補助用具を積極的に活用してみましょう。

最適な道具選び　清掃補助用具の力も借りてみよう

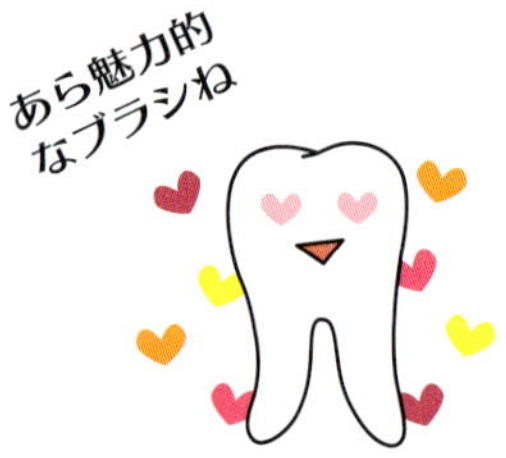

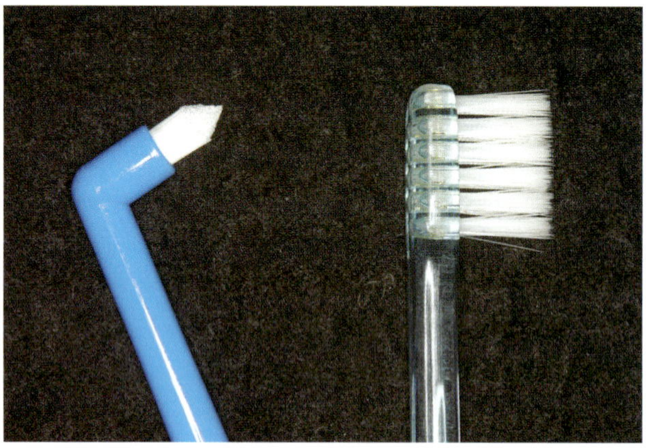

奥歯のブラッシングに、部分磨きに最適なタフトブラシ(左)や、ヘッドの小さい歯ブラシ(右)を使用してみるのもgood。担当歯科衛生士に相談してみましょう。

使ってみました清掃補助用具

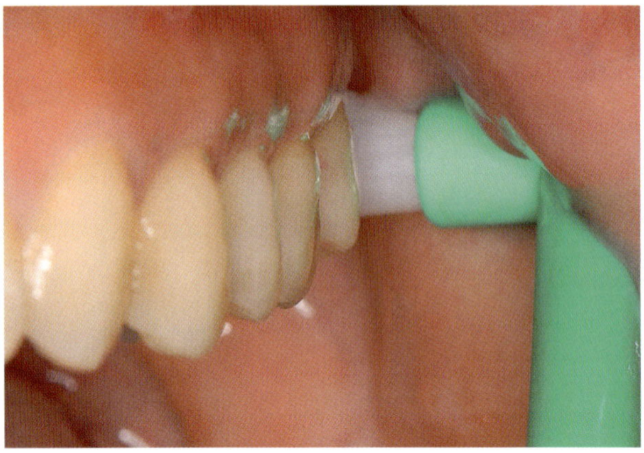

タフトブラシは奥歯までスッと挿入することができます。歯面のふくらみに沿わせるように、軽い圧力でブラッシングしてみましょう。

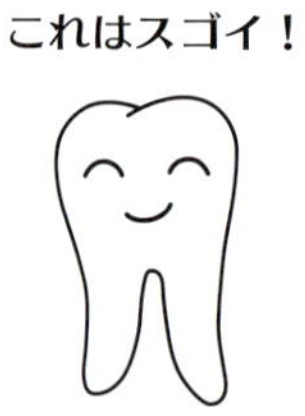

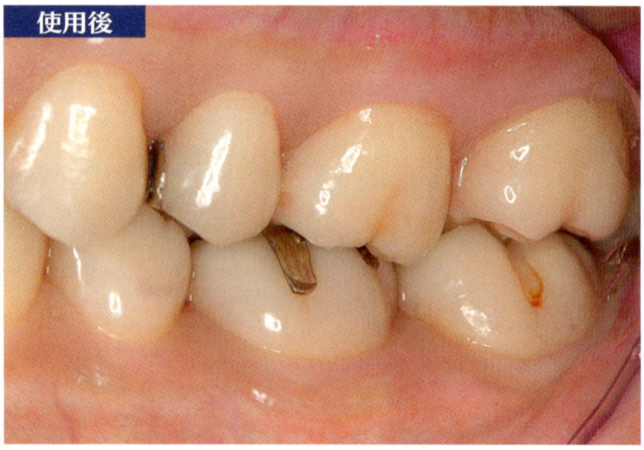

びっくりするほどきれいになりました。

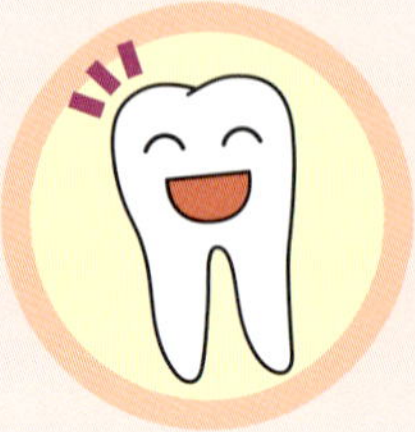

ここでご紹介したテクニックは、頬が軟らかい人ほどうまく実践できます。頬が少し硬めの人では、歯ブラシを大きく横から入れると、頬が痛くなってしまいます。無理のない範囲で少しずつ試してみましょう。

利き手側だからこそ磨けない？

利き手側の奥歯の内側を上手にブラッシングするテクニック

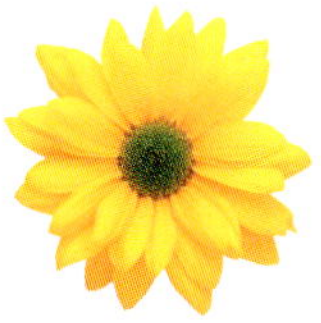

利き手側というと、自由に歯ブラシがコントロールできそうな気がします。でも実際は、利き手側こそブラッシングが難しいところなのです。特に利き手側の奥歯の内側は、簡単そうに見えて難しいところの代表です。

どんなにブラッシングが上手な人でも、うまく磨けない場所はあります。なかでも多くの患者さんで共通して磨けないところは、「利き手側の奥歯の内側」です。つまり、右利きの人は右側の奥歯の内側、左利きの人は左側の奥歯の内側です。

利き手側というと、もっとも自由に歯ブラシを動かすことができ、ブラッシングも上手にできそうな感じがしますね。しかし、利き手と反対側のブラッシングと比べると、利き手側をしっかりと磨くためには意識して手首をひねらなければなりません。無意識に利き手側の奥歯の内側を磨いてしまうと、歯の上（咬合面）ばかり磨いてしまい、歯の内側、特に歯周病予防に大切な歯と歯ぐきの境目にまで毛先が当たらない場合が多いのです。それゆえ、きれいな歯並びの人はもとより、歯が内側に傾いている人では、その場所にプラークがずっと残ってしまう、といった危険があります。

奥歯は、むし歯や歯周病にかかってしまうと、治療やケアがとても難しい場所のひとつです。そして、しっかりと噛むためにも、奥歯はけっして失いたくない歯でもあります。むし歯や歯周病の原因はプラーク。日々のブラッシングで、プラークはできるだけ取り除きたいものです。

ここでご紹介するテクニックは、けっして難しくありません。ほんの少しのくふうで、毛先がしっかりと奥歯の内側に当たるようになります。下の奥歯の内側は、皆さんも鏡を見ながら磨ける場所ですので、歯ブラシの毛先の当たりかたをイメージしながら、ぜひとも毎日のブラッシングにこのテクニックを加えてみてください。

上達に向けての着眼ポイント

- □ 歯ブラシを歯面（歯列）に平行に挿入してみる。
- □ 下の歯は鏡でよく見えるところなので、毛先の当たり具合の感覚をつかむまでは、鏡を見ながらブラッシング！
- □ 内側に傾いている歯がある場合は、タフトブラシなども使用してみるとよいでしょう。

アドバイザー

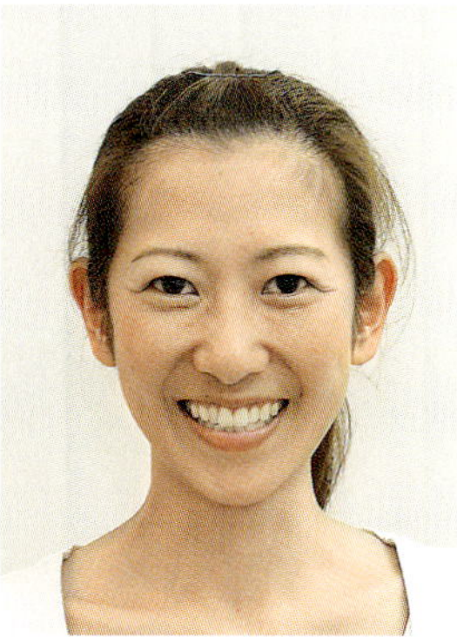

上原博美。神奈川県川崎市のヤガサキ歯科医院に勤務。日本歯周病学会、日本臨床歯周病学会会員。

利き手側の奥歯の内側は磨きにくい場所？

多くの患者さんのお口を見てきた歯科衛生士からすると、
プラークの残り具合で、その患者さんの利き手が直観的にわかるときがあります。
それはなんと、利き手側の奥歯の内側にプラークが残りやすい傾向があるからです。

利き手によって変わるプラークの残りやすいところ

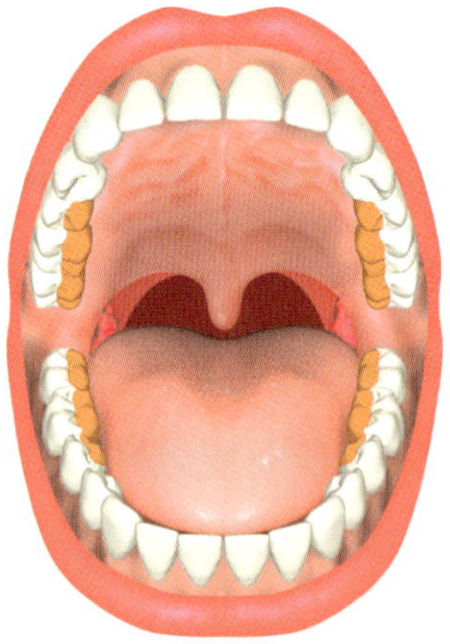

右利きの人は右側の奥歯の内側、左利きの人は左側の奥歯の内側が、実は磨き残しが多い場所なのです。ご存知でした？　多くの患者さんのお口を見ていると、利き手側はけっこうブラッシングの難しい部位のようですよ。

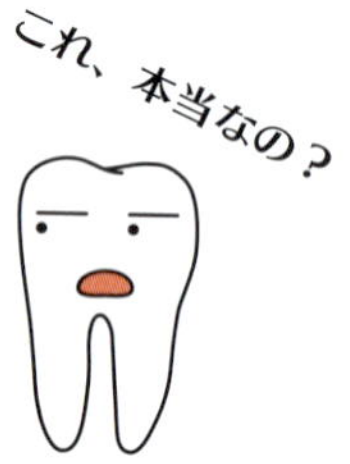
これ、本当なの？

右利きの患者さんのお口の状況（上の歯の内側にフォーカス！）

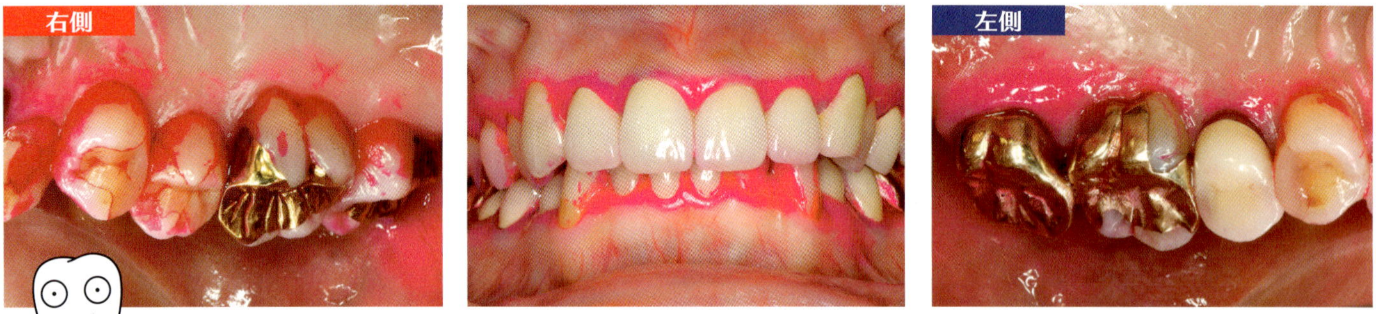
右側
左側

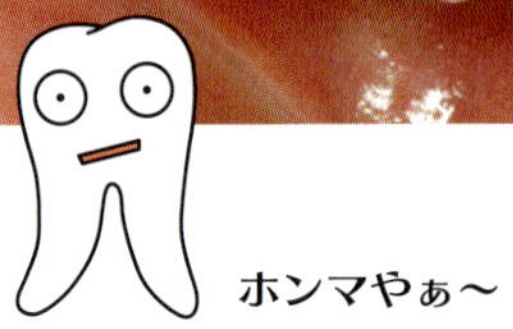
ホンマやぁ〜

右利きの患者さんのお口の状況です。左手側はとてもきれいにブラッシングできていますが、利き手側（右側）の内側にはプラークが残っています。はっきり差がでていますね。

左利きの患者さんのお口の状況（下の歯の内側にフォーカス！）

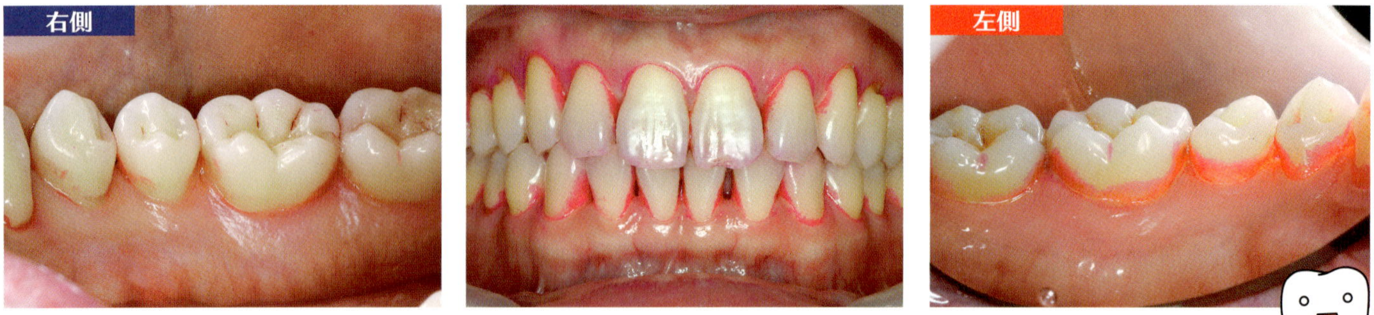
右側
左側

左利きの患者さんのお口の状況です。全体的にプラークは落ちていますが、利き手側（左側）の内側にはプラークが残っています。右側はしっかり磨けていますね。

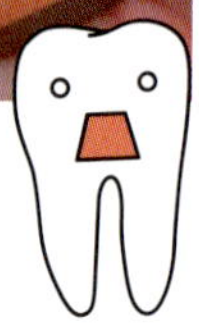
かなりびっくり

（写真協力：東京都中野区・熊谷歯科医院）

なぜ磨けないのか、その原因を解明しよう

どうして利き手側の奥歯の内側は磨きにくいのでしょう？
磨けない原因は「歯ブラシの毛先が当たっていない」から。
ポイントは、どうして毛先が当たらないのかを知ること。これが解決への近道なのです。

Why? なぜ　そのブラッシング、毛先は当たっている？

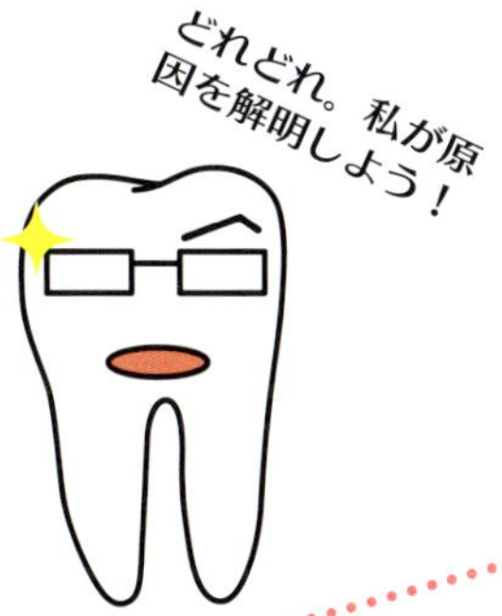
どれどれ。私が原因を解明しよう！

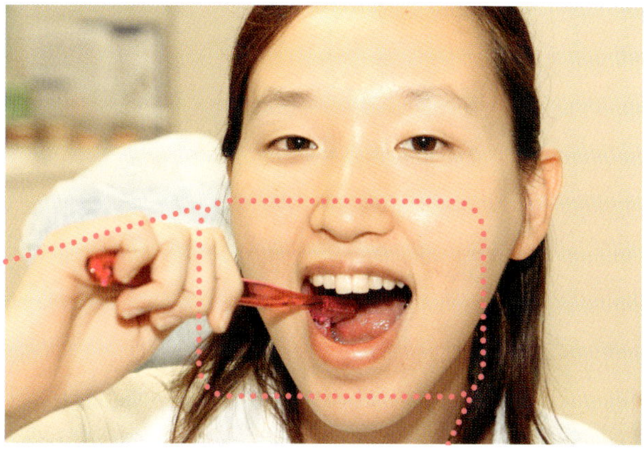

右利きの女性に、いつものように右の奥歯の内側をブラッシングしてもらいました。

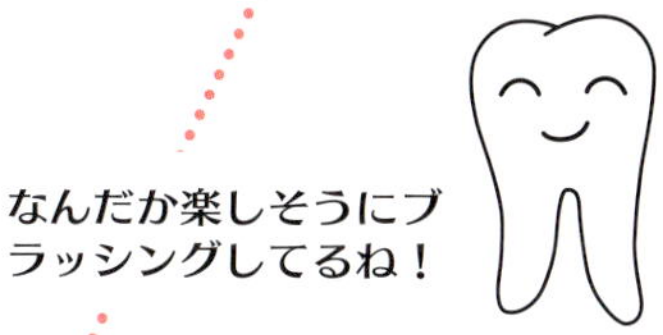
なんだか楽しそうにブラッシングしてるね！

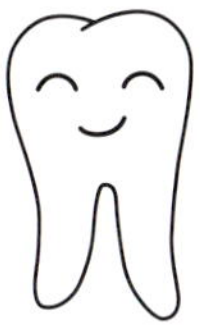

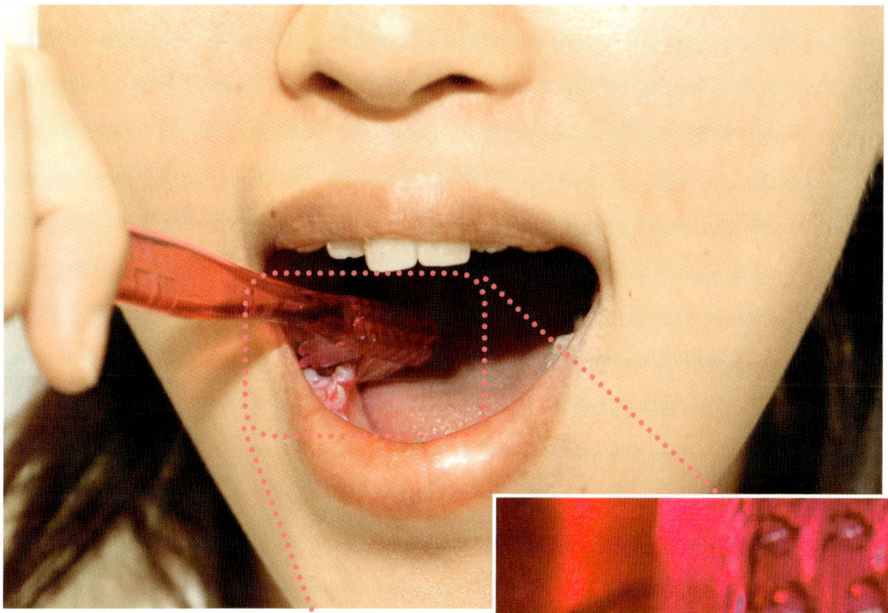

口元をアップにしてみました。磨けているようにも見えるのですが……。

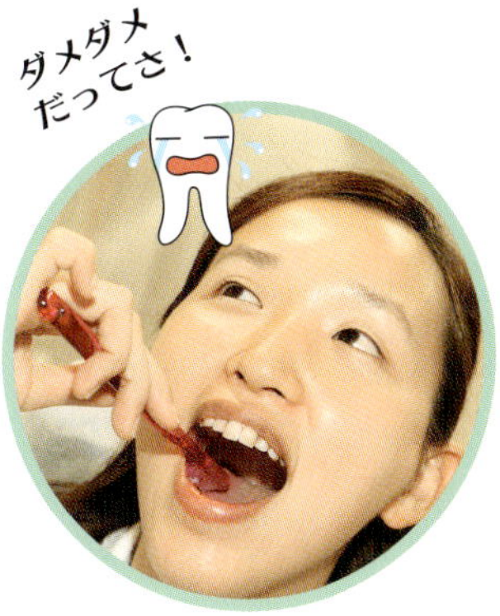
ダメダメだってさ！

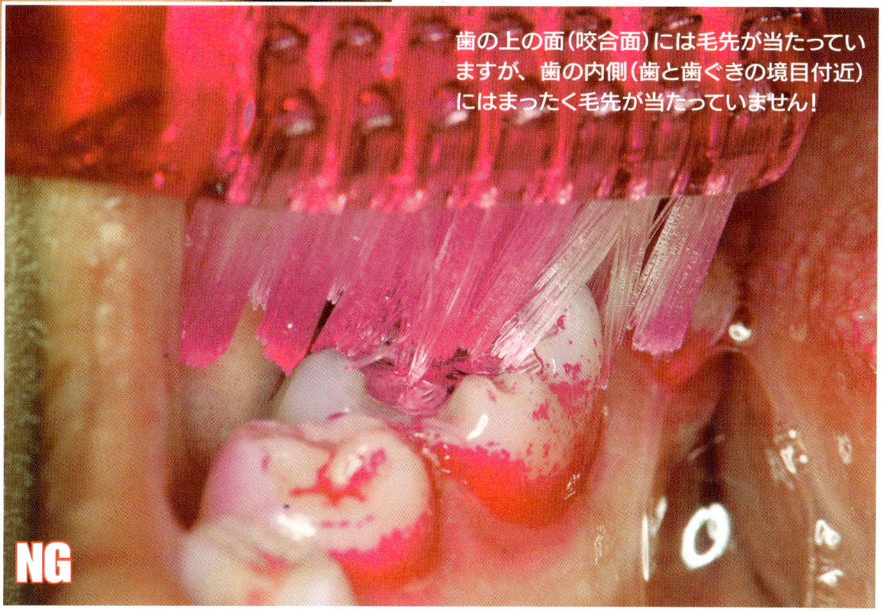
歯の上の面（咬合面）には毛先が当たっていますが、歯の内側（歯と歯ぐきの境目付近）にはまったく毛先が当たっていません！
NG

利き手側の奥歯の内側のブラッシング　向上大作戦！

歯の上の部分（咬合面）には毛先は当たっていても、内側には当たらない……。
どうすれば改善できるのか、一緒に考えてみましょう！

Try! やってみよう　改善ポイントは歯ブラシの挿入角度にあり

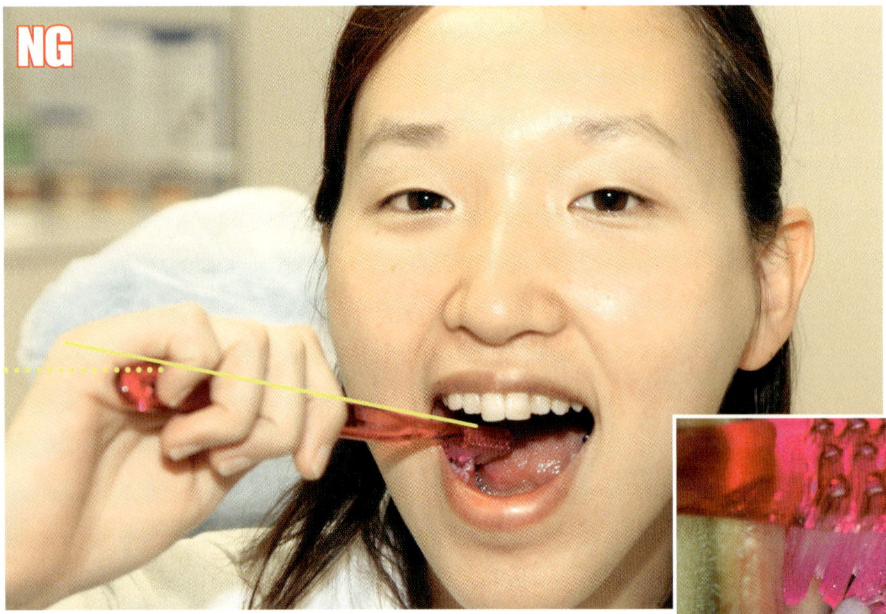
NG

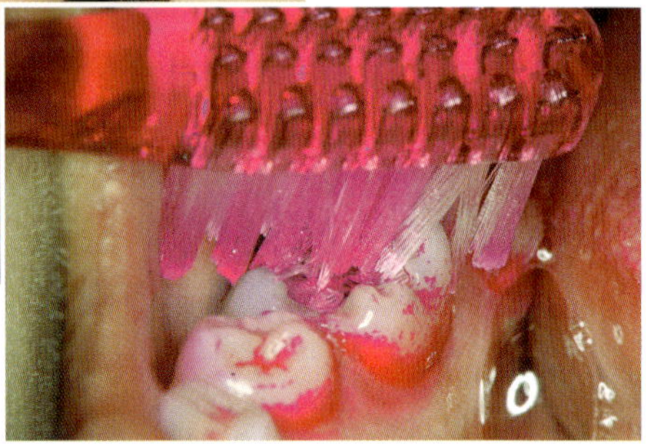

毛先の多くは歯の上だけに当たっています。

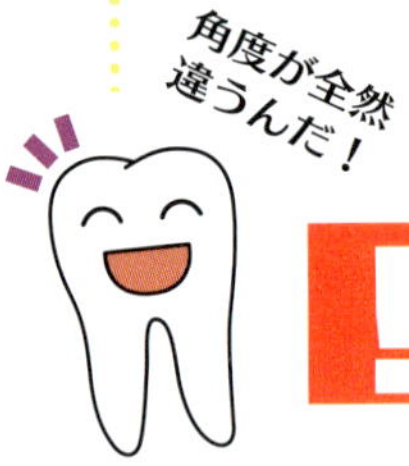
角度が全然違うんだ！

！ 毛先をしっかり当てるポイントは以下の2つです！
- 歯面と平行になるように歯ブラシをお口に挿入する
- 慣れるまでは鏡でじっくり見ながらブラッシングしてみる

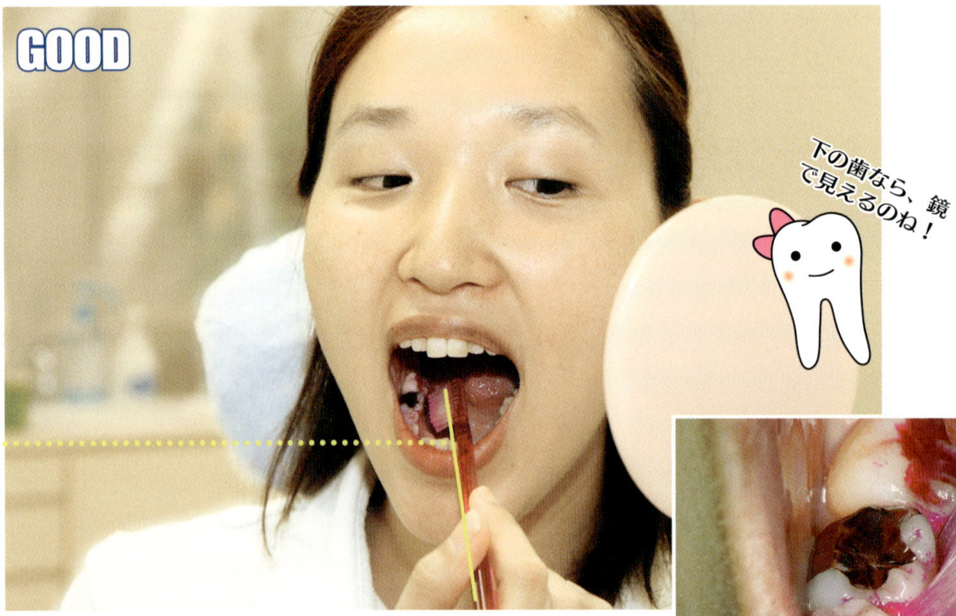
GOOD
下の歯なら、鏡で見えるのね！

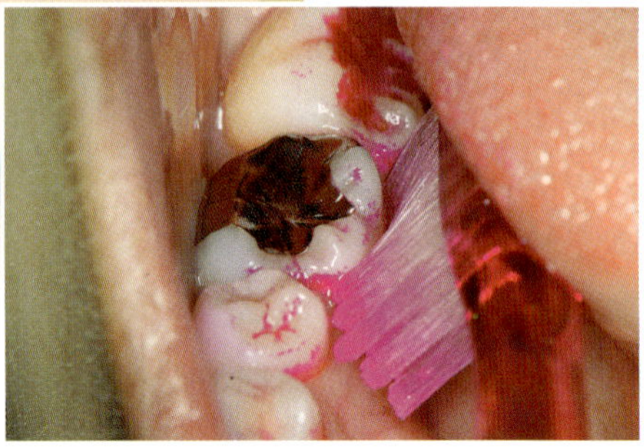

毛先の多くが歯の内側の面にあたり、毛先は歯と歯ぐきの境目に向かっています。

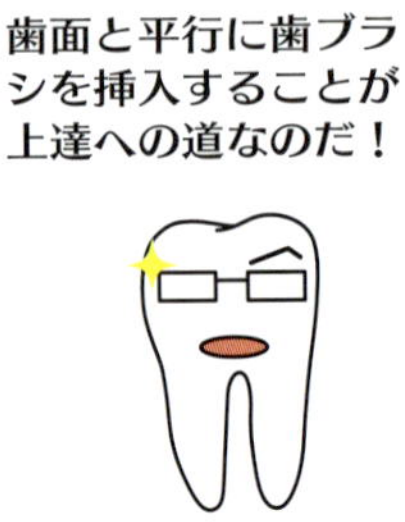
歯面と平行に歯ブラシを挿入することが上達への道なのだ！

Good! ピカピカ！

こんなにきれいになりました！

それでは比較検討してみましょう。ブラッシングの改善で、本当に利き手側の奥歯の内側が磨けるようになるのでしょうか！

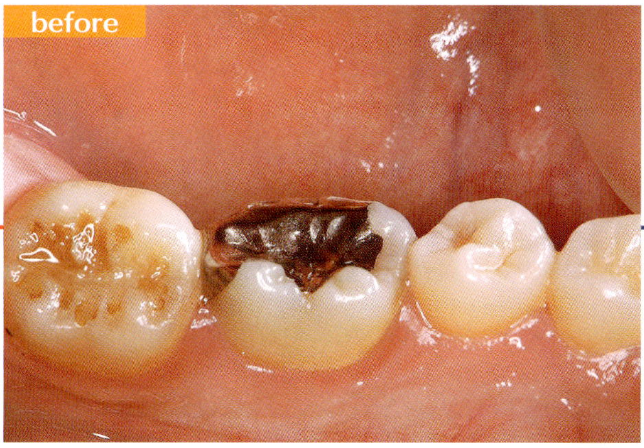
before

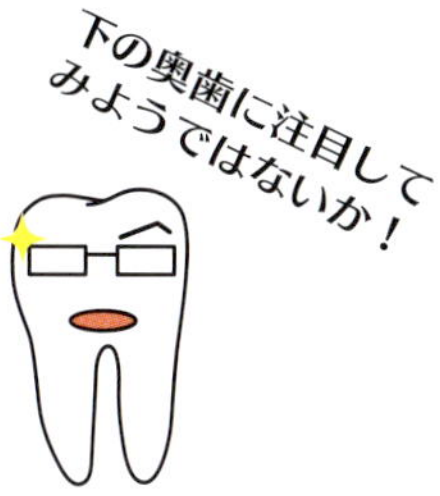
下の奥歯に注目してみようではないか！

改善前

改善後

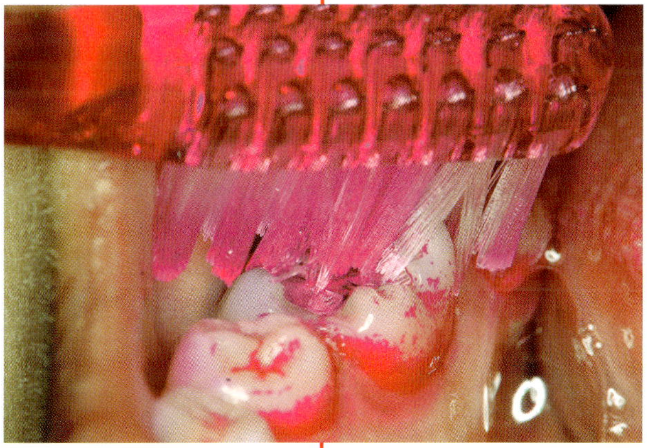

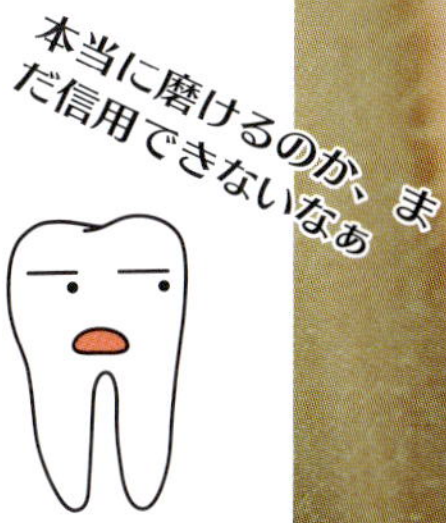
本当に磨けるのか、まだ信用できないなぁ

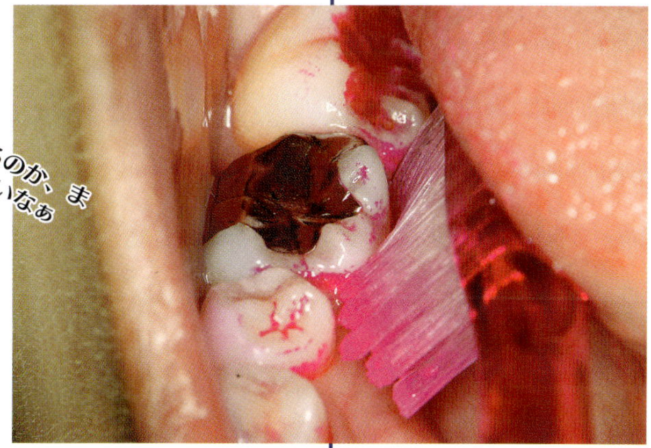

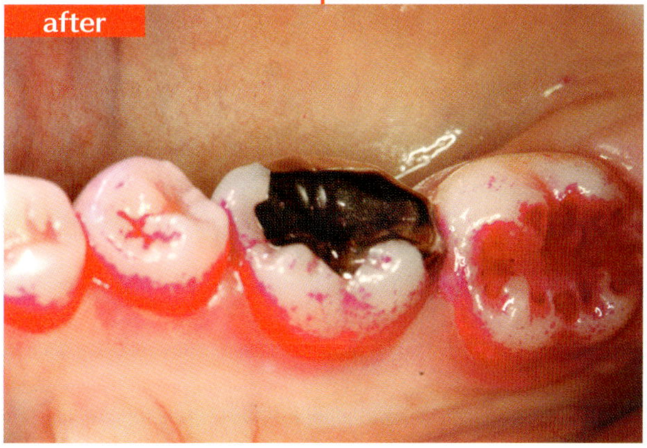
after

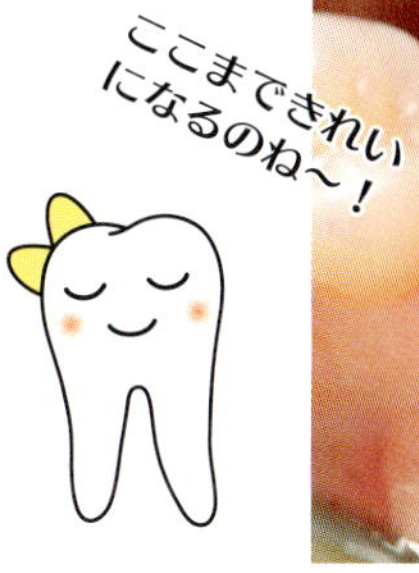
ここまできれいになるのね～！

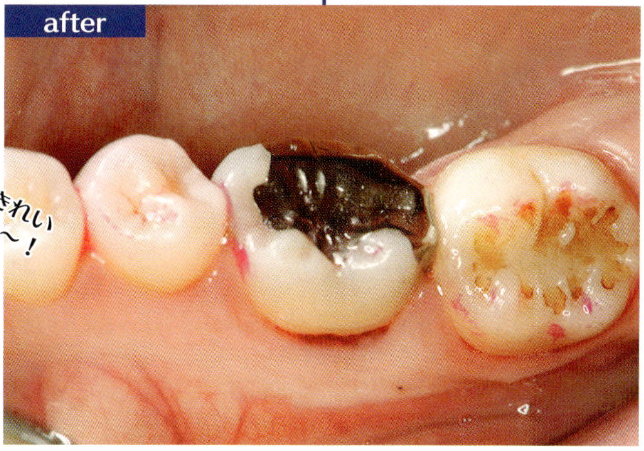
after

毛先の当たっている歯の上のプラークは落ちていますが、内側の面や歯ぐきとの境目にはベッタリ残っています。

ブラッシングの効果は一目瞭然。しっかりプラークが落ちています。歯ぐきからちょっと出血がありますが、これは磨き残しがしばらく続いたため、すこし炎症があった証拠。上手なブラッシングを続ければ炎症も出血もなくなります。

ブラッシング苦手部位を克服しよう

「歯面に平行に歯ブラシを入れる」 よく考えてみると、実に簡単なことのように思えませんか？
ブラッシングの向上は、毛先がどのように歯に当たっているかをイメージできるかどうかがポイントになるのです。

Try! やってみよう

上の歯も同様にやってみよう！

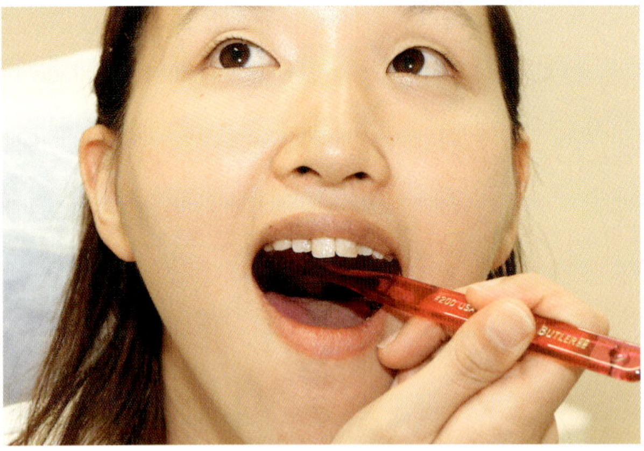

下の歯と同様に、利き手側の上の奥歯の内側をブラッシングしてみます。歯の面と平行になるように歯ブラシを挿入してみました。

基本を押さえれば
OK なのね

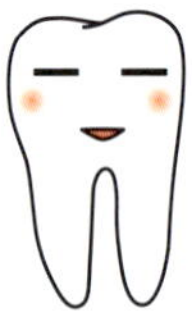

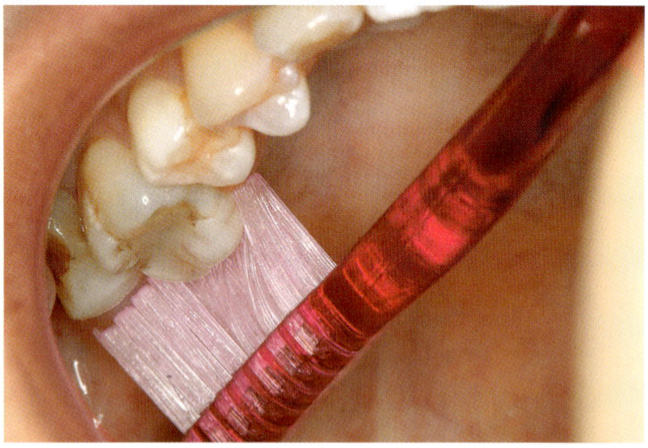

歯ブラシと歯の面がどのように当たっているかをイメージしてみましょう。それが上達のポイントです。

Wonderful 最適な道具選び

傾いている歯があるところなどでは…

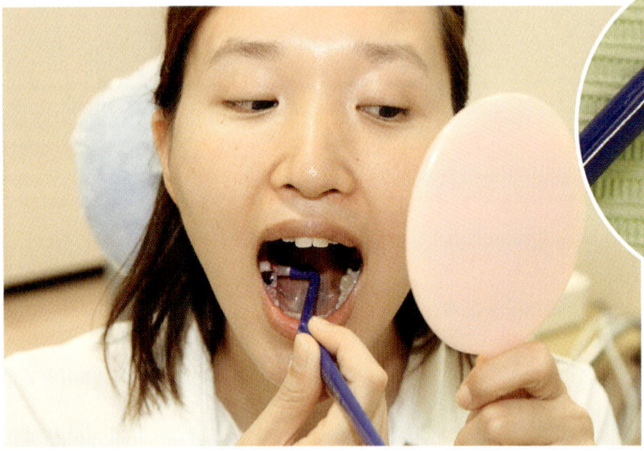

内側に傾いている歯がある場合などでは、その下にまで歯ブラシの毛先を当てるのが難しい場合もあります。そんなときはタフトブラシを担当歯科衛生士に選んでもらい、使用してみましょう。

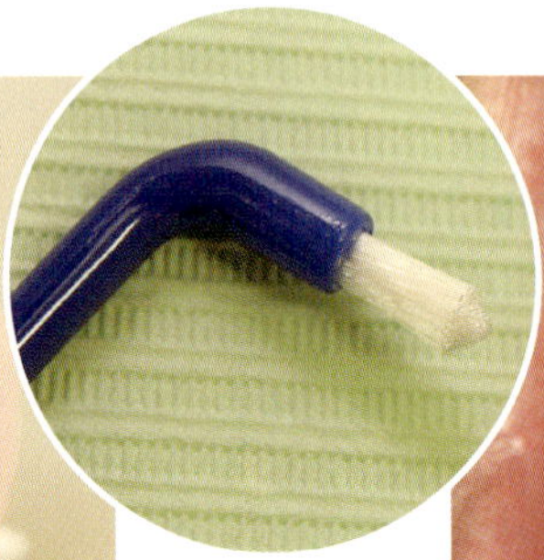

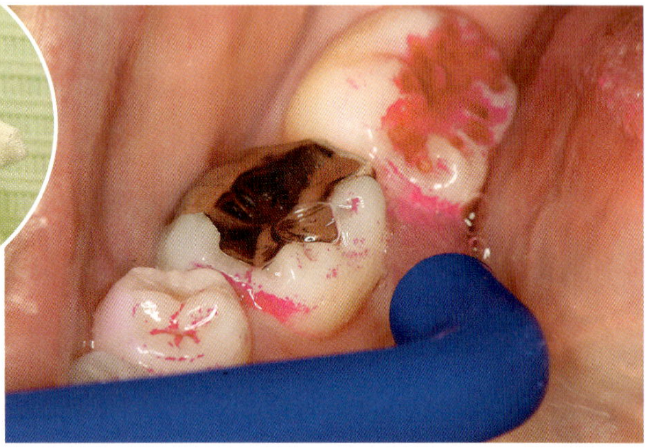

タフトブラシはピンポイントでブラッシングすることができる便利な歯ブラシです。歯と歯ぐきの境目や内側に倒れている歯の下など、なでるようにブラッシングするといいでしょう。

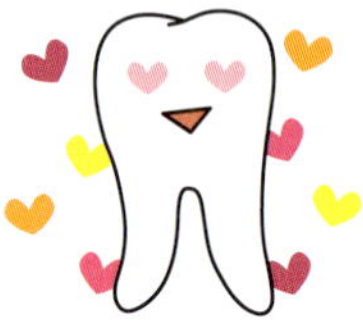

タフトブラシって、いい
仕事してくれるでしょ～

プラークや歯石のたまりやすいところ

歯並びがデコボコしたところを上手にブラッシングするテクニック

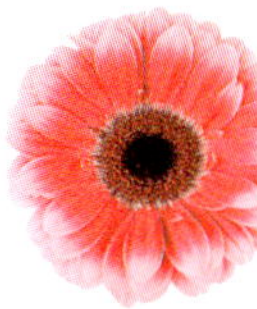

実は多くの人が歯列不正であり、どこかしらに歯と歯が重なっているところがあります。そこはむし歯や歯周病のリスク部位。ブラッシングが難しいところなので、上手な毛先の当てかたを考えてみましょう。

皆さんの歯並びは、どのようなラインを描いていますか？ なめらかな曲線や曲面を描いている人もいれば、歯と歯が重なり合ってデコボコしている人もいらっしゃるでしょう。

最近では矯正治療を受けられて歯並びをきれいにされている人が増えてきましたが、実は多くの人が、どこかしら歯と歯が重なり合っているところがあります。

歯並びがなめらかなお口は、比較的簡単に日々の歯磨きでプラークを落とすことができます。一方、デコボコしたところがあると、歯と歯の重なり合ったところには毛先が当たらず、プラークを取り残してしまうばかりか、そこにプラークがたまり、歯石ができてしまうことが多々あります。そういったところは、むし歯や歯周病のリスクが高くなり、注意が必要になります。また、重なり合って奥に引っ込んでいる歯は着色しやすく、見た目にも心地よいものではありません。

そこでここでは、よく見かけるデコボコした歯並びのところに、どのようにして歯ブラシの毛先を当てるか、歯ブラシの当てかたをご紹介します。また、清掃補助用具を使う方法もご紹介し、どうすればきれいにブラッシングができるか、皆さんにご提案します。

お口の状態、歯並びの状態は、まさに十人十色。歯ブラシの当てかたも、そのお口の状態によって変わります。歯ブラシの毛先などを、どのようにして当てたらいいのか、考えてみることが大切です。ぜひ、あなたの担当歯科衛生士から、最適な毛先の当てかたを教えてもらいましょう。普段のブラッシングにちょっとつけ足すだけで、お口の健康はぐっと向上します。

上達に向けての着眼ポイント

- □ 自分のお口のなかで、デコボコがあるところはどこか、まずじっくり観察してみよう。
- □ デコボコなところは、歯ブラシを立て、毛先を歯面に90度で当てて、縦磨きしてみよう。
- □ 清掃補助用具も積極的に活用してみよう。

アドバイザー

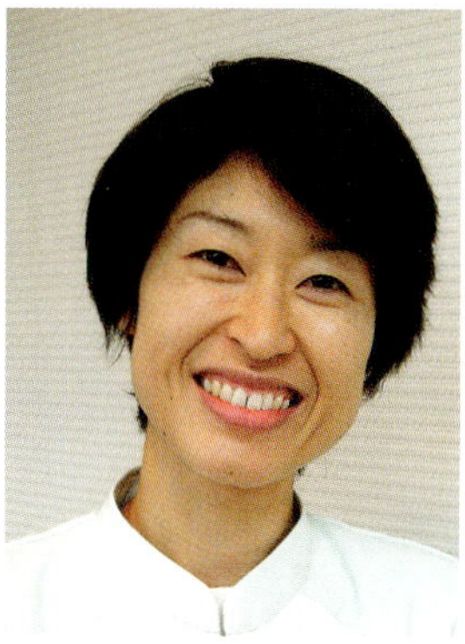

田村　恵。東京都小平市の河野歯科医院に勤務。日本ヘルスケア歯科研究会、日本歯周病学会ほか会員。

歯並びがデコボコしている人のお口を見てみよう

毎日患者さんのお口を拝見していると、歯と歯が重なり合っている患者さんにたくさん出会います。
大きく重なり合って、矯正治療をおすすめしたい人もいれば、ほんの少しの重なり具合の人などなど……。
では、歯並びがデコボコしたお口はどんな状態なのか、見てみましょう。

歯と歯の重なりが多数あるお口

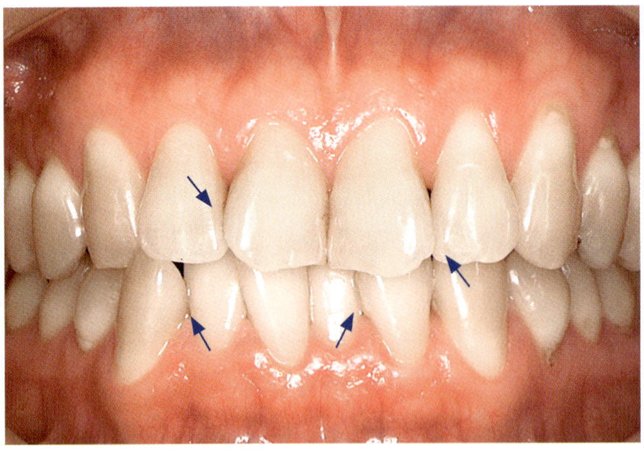

この患者さんのお口は、全体的に少しずつ歯と歯が重なり合っていて、「きれいに磨くのはたいへん」だそうです。

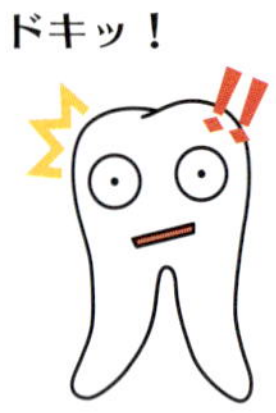

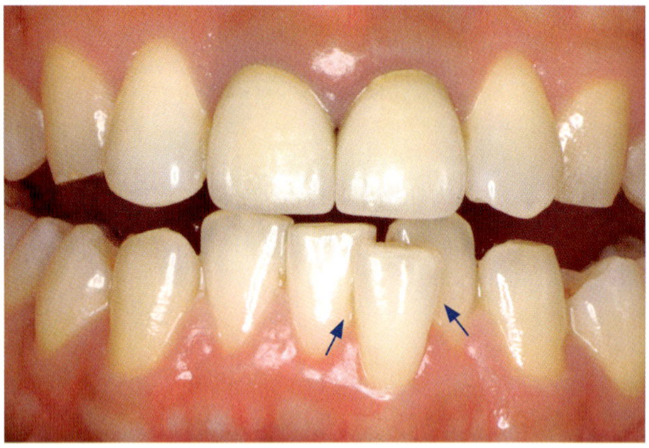

この患者さんでは、下の前歯が前後に交錯しています。歯の重なりは、ブラッシングが難しく、むし歯や歯周病のリスク部位となります。

1本の歯が大きく前後に飛び出しているお口

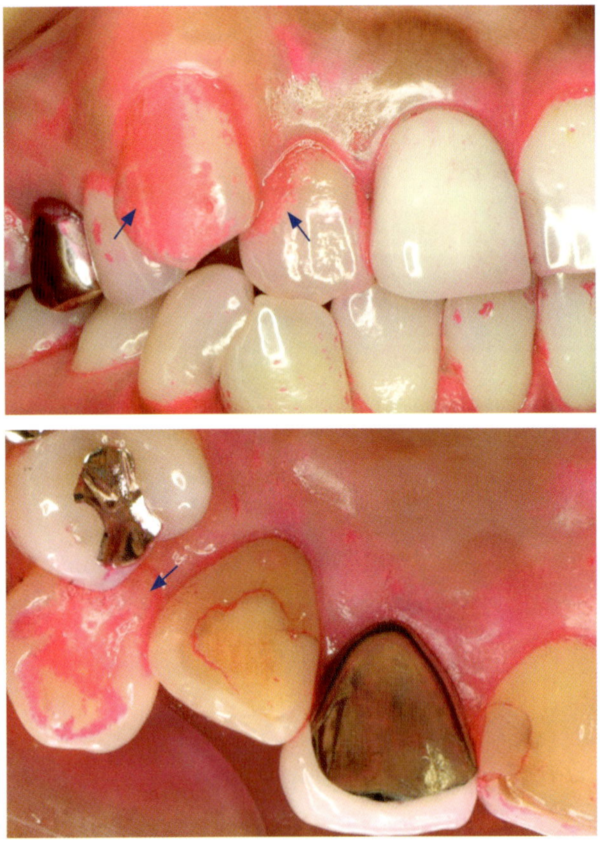

この患者さんでは、歯が1本大きく前に飛び出しています。赤く色が染まっているのはプラークが落とせないところ。重なっているところや、飛び出している歯の内側は、なかなか毛先が当たらないようです。

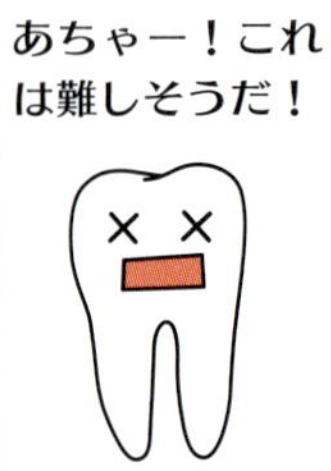

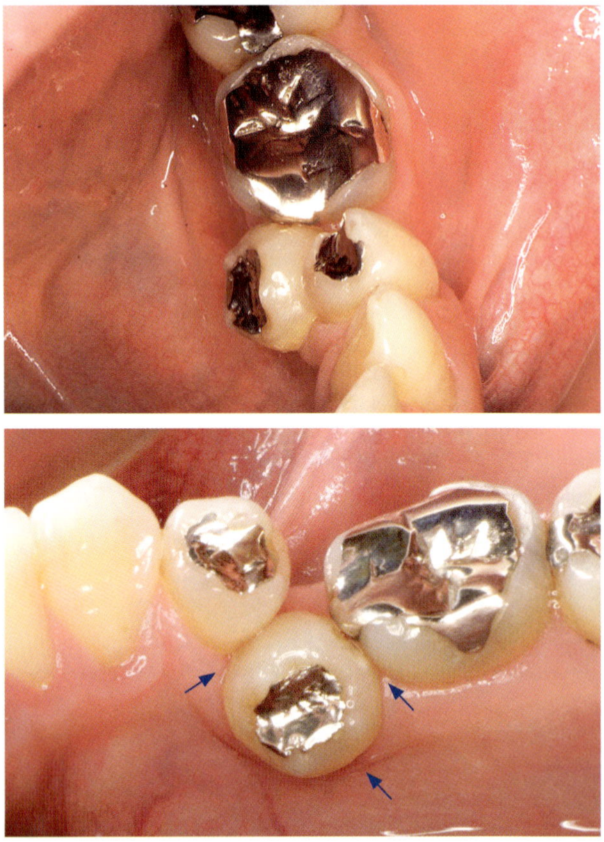

奥歯の手前の歯が内側に倒れこんでいる患者さんのお口です。矢印のところは、ブラッシングが難しそうですね。

磨きにくいところには、やっぱりプラークがついている！

歯並びがデコボコしているところには、プラークがたくさんついています。
なぜなら、毎日しっかりブラッシングしているつもりでも、そこまで毛先が当たらないから。
そこで、「磨いているつもりでも磨けていない」現状を、一緒に確認してみましょう。

Why? なぜ　どうして歯ブラシの毛先が当たらない？

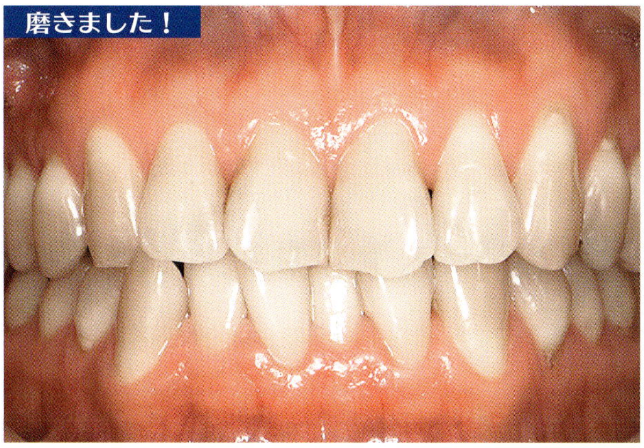

磨きました！

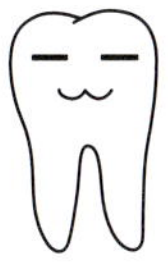

けっこう
イケテルでしょ

右ページの患者さんに、いつものようにブラッシングをしてもらいました。「人並み以上には、磨けていると思いますよ！」と自信満々です。

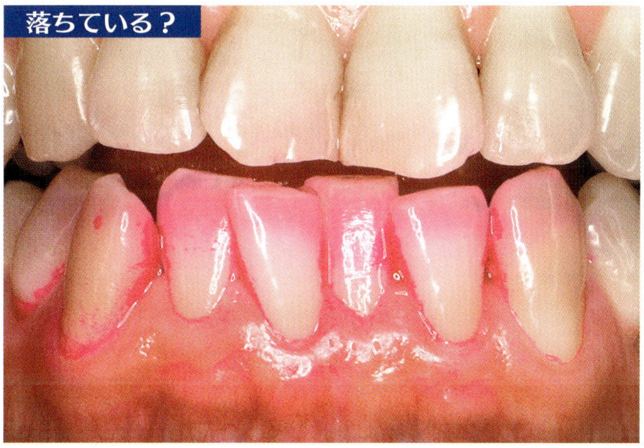

落ちている？

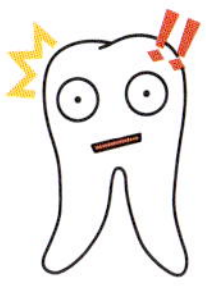

ナヌ！
磨けていないとな！

下の歯だけプラークを染めてみました。平らな面のプラークは落ちていますが、歯と歯の重なったところにはプラークの取り残しが見られますね。

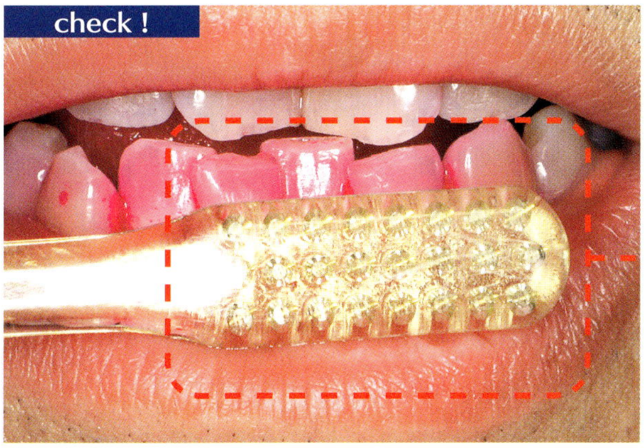

check！

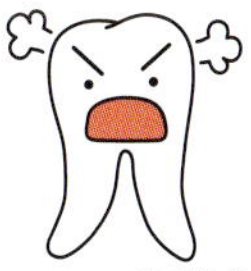

「ちゃんと歯ブラシを歯面に直角に当てて、小刻みに動かしていますよ」とおっしゃる患者さん。でも別角度から見てみると……。

この磨きかたのどこがいけないというんじゃ！

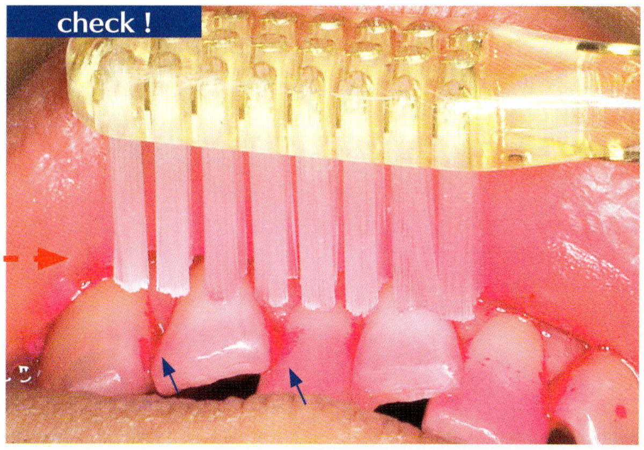

check！

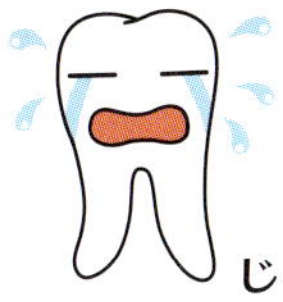

上から見てみると、歯の平らなところには毛先は当たっていますが、やっぱりデコボコしたところには当たっていませんでした。

じゃぁ、どうすればいいのよぅ！

デコボコしたところに毛先を当ててみよう!

それでは歯並びのデコボコしたところに歯ブラシの毛先を当てるテクニックをマスターしましょう。
ブラッシングのポイントは、歯ブラシを立てて、歯面に90度(直角)になるように毛先を当てることです。
歯ブラシは横に持つだけではなく、縦に持ってもよいのです!

Try! やってみよう　歯ブラシを立てて90度に当ててみよう!

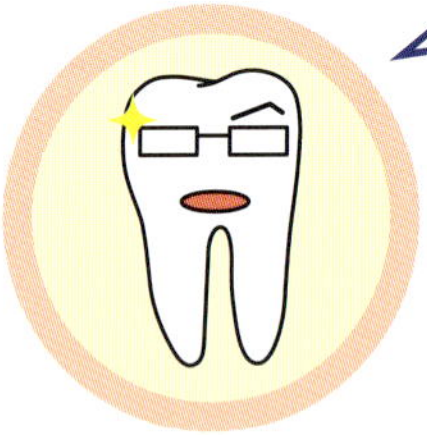

もっとも磨き残しが多いところは、デコボコした歯の側面です。側面のプラークを落とすポイントは、次の2つ!
①歯ブラシを立てる
②磨きたい面に直角に当てる
これを意識して、ブラッシングしてみよう!

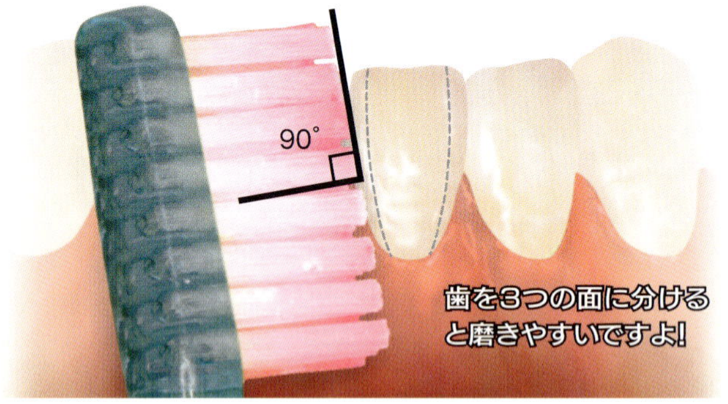
90°
歯を3つの面に分けると磨きやすいですよ!

歯ブラシ縦磨き& 90 度（直角）　実践例①　小さいデコボコ

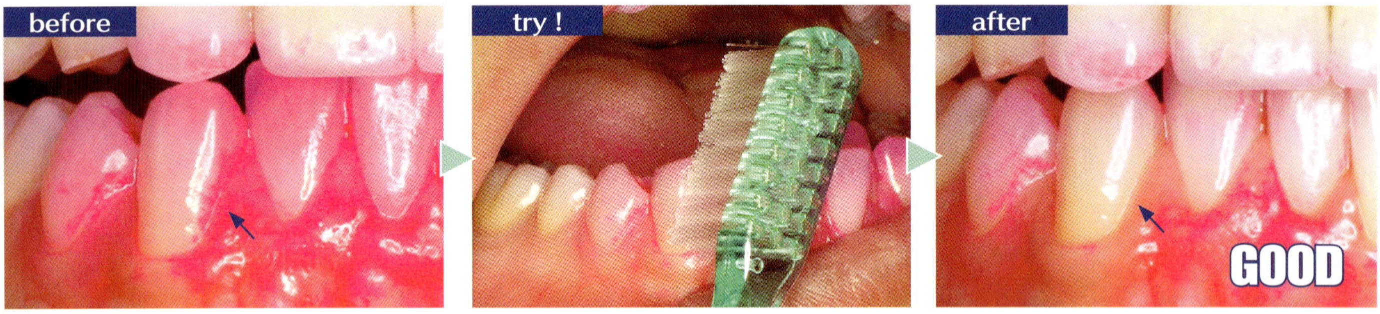
before
try !
after
GOOD

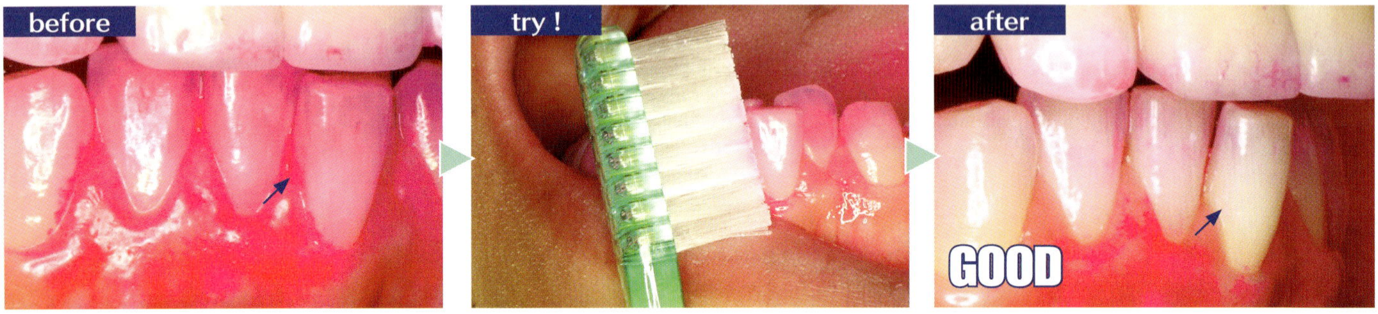
before
try !
after
GOOD

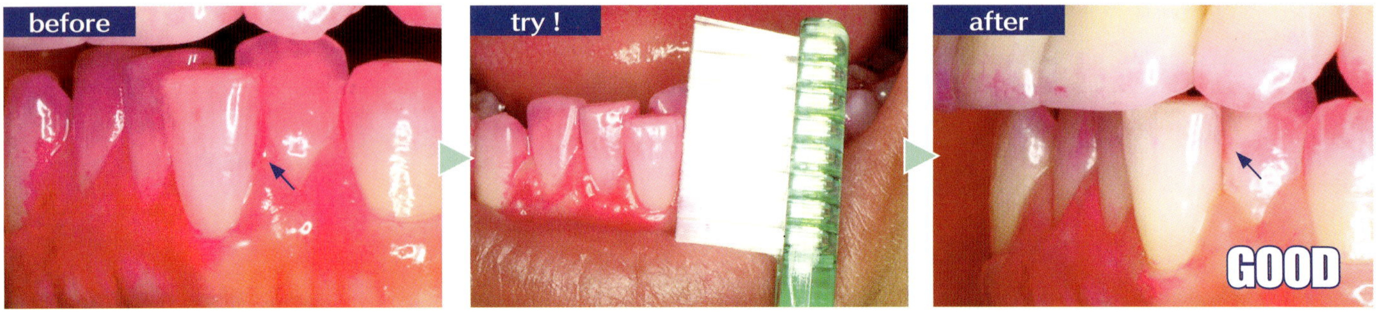
before
try !
after
GOOD

歯並びがデコボコしたところに、歯ブラシを縦にして、歯面に90度(直角)に当ててみました。すると染まっていた部位がきれいになりました!
下から歯ブラシを当てるだけではなく、上からも当てたりしてみましょう。毛先が90度に当たる位置を探すことがポイントです。

歯ブラシ縦磨き＆ 90 度（直角） 実践例② 大きく飛び出た1本の歯の前後

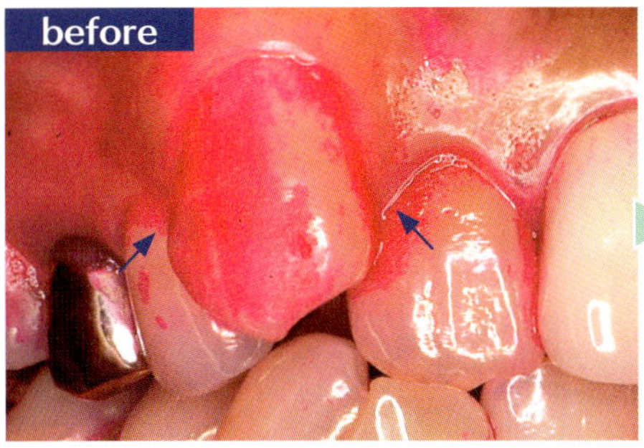

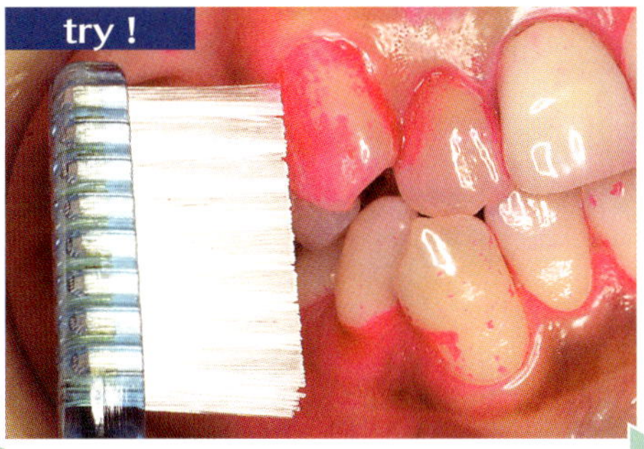

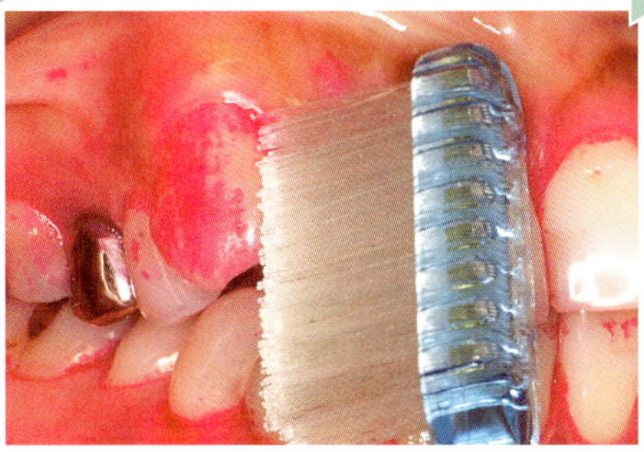

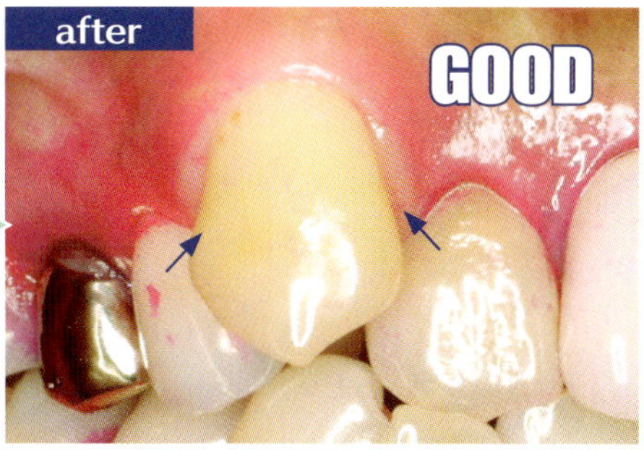

大きく飛び出た1本も、同じように磨いてみましょう。驚くほどきれいにプラークは落ちます。また、内側もきれいにすることができました。

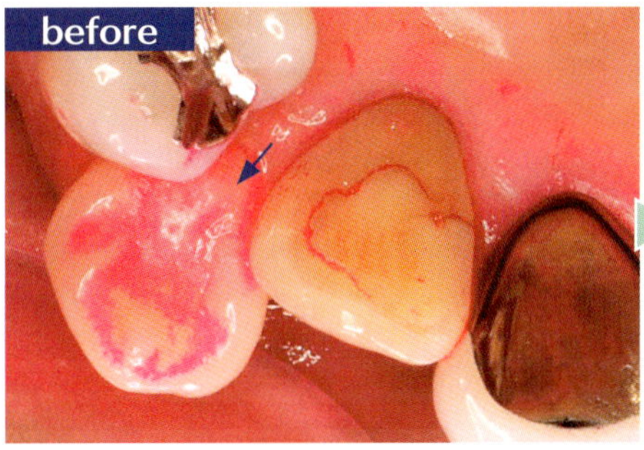

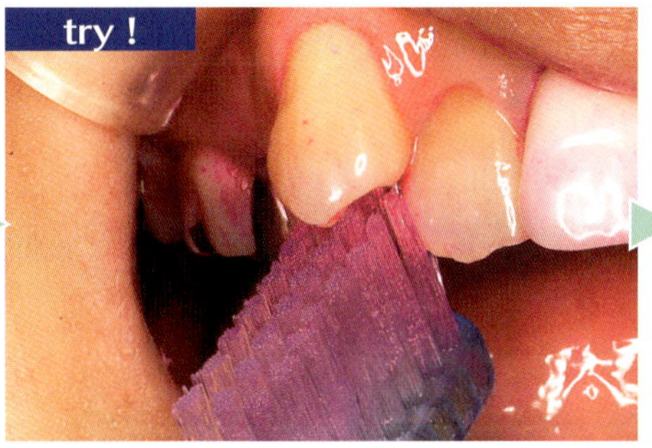

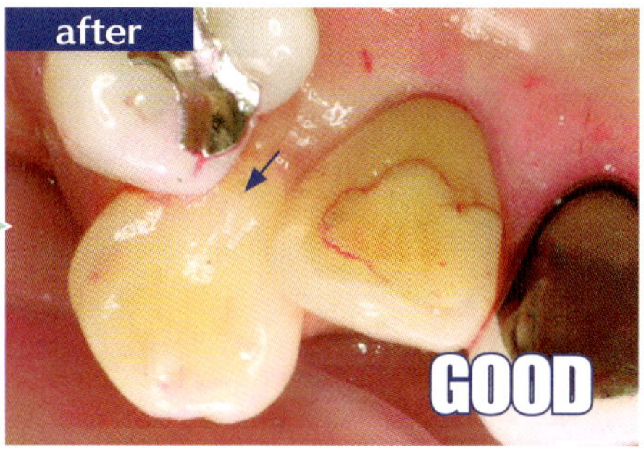

しかし！ 歯ブラシだけでは困難なところもある

縦磨き＆90度（直角）当てでも、どうしても歯ブラシの毛先が当たらないところが出てきます。
そんなところは、ピンポイントで清掃補助用具を使ってみるのが近道です。

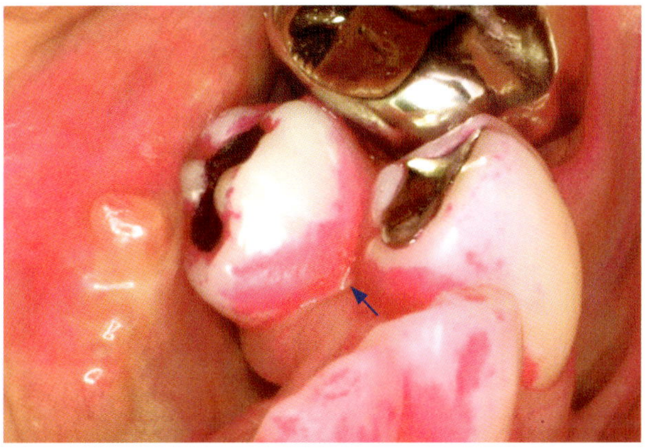

歯が内側に倒れている患者さんのお口のプラークを染色してみました。歯の重なっているところには、びっしりプラークがついていることがわかります。ここは歯ブラシではなかなか磨けないところです。

プラークたまってるなぁ～

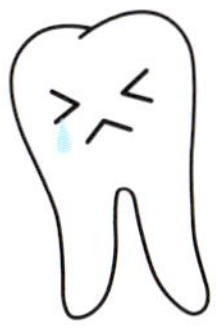

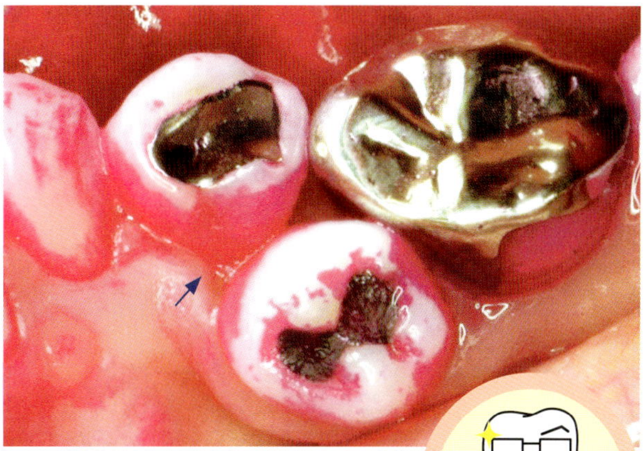

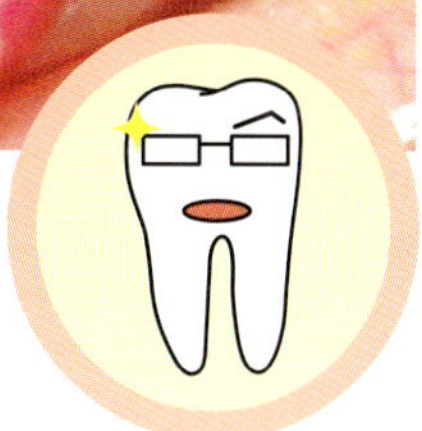

大丈夫！
対策は次のページで！

Wonderful プラスアルファで勝負 ― 磨けないところは清掃補助用具をフル活用！

タフトブラシでピンポイントブラッシング！

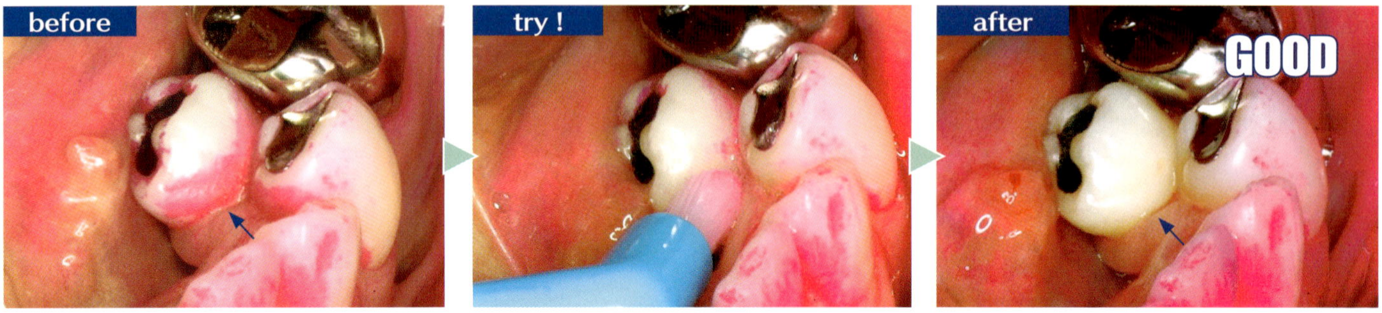

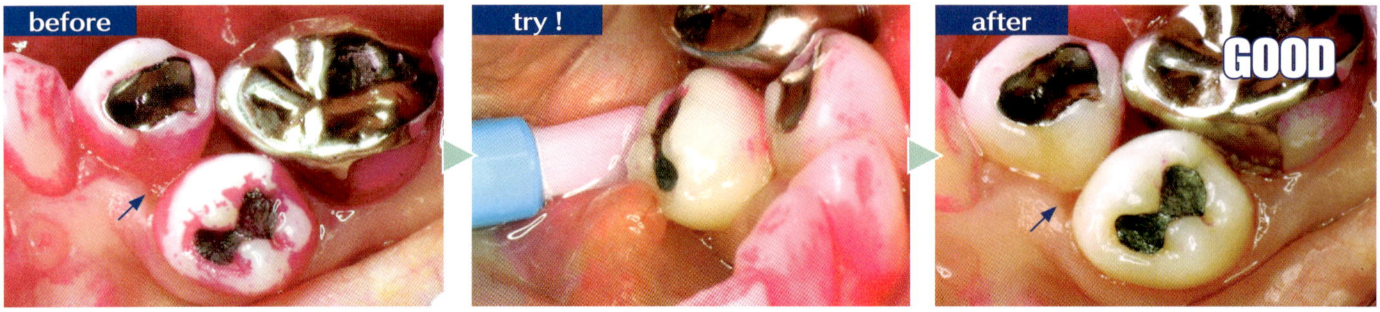

1本ずつていねいにブラッシングできるタフトブラシは、大きく飛び出した歯や、そのまわりのプラークコントロールに最適です。

歯と歯のあいだ（歯間隣接面）にはデンタルフロスを使ってみよう

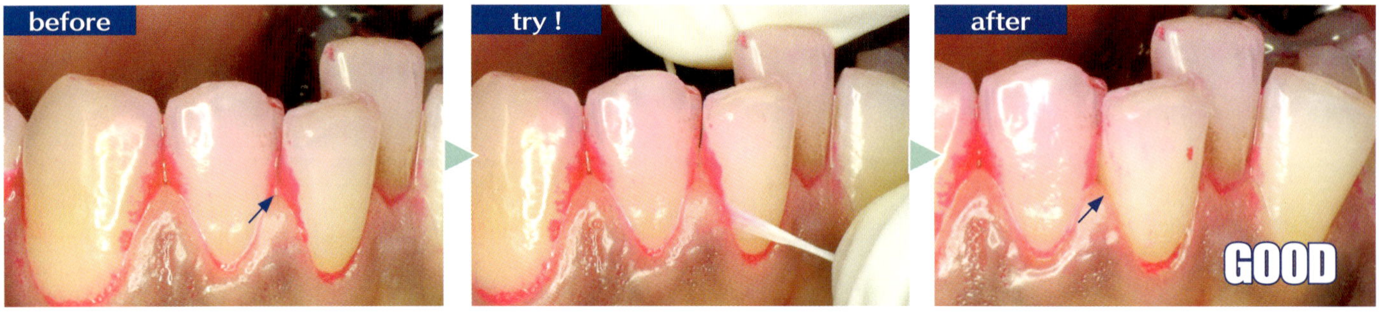

歯と歯のあいだには、デンタルフロスが最適。側面にデンタルフロスを押しつけるように動かして、プラークをこそぎ取ります。

必須

歯並びがデコボコな人は、清掃補助用具は必需品！

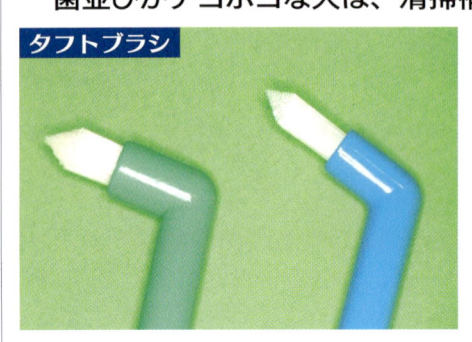

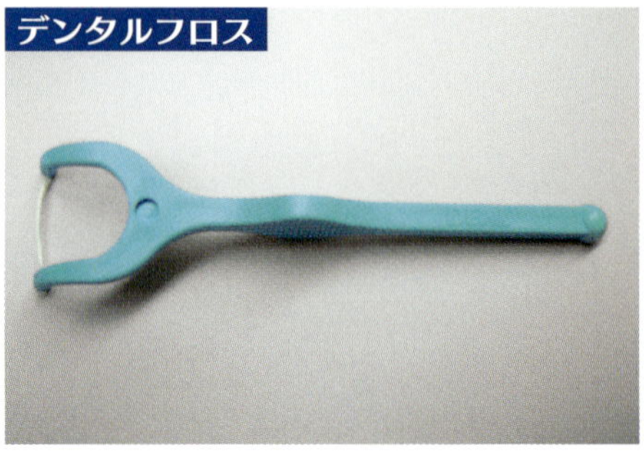

左：上の写真のように、タフトブラシは1本ずつ、ていねいに歯を磨くことができる清掃補助用具です。
右：デンタルフロスも、ヘッドがY字で柄のついた使いやすいものもあります。「何度もトライしたけれど、うまく使えない」という患者さん、ぜひ一度使ってみましょう。

治療した歯を長持ちさせるために

補綴治療を受けた歯のプラークコントロール

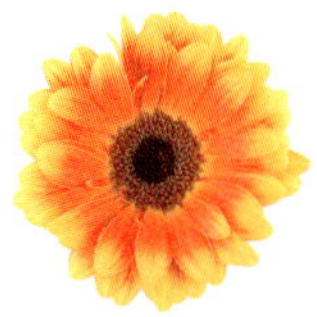

むし歯治療などの後にきれいな歯が入るとうれしいですよね。しっかりお手入れして、長持ちさせたいものです。でも、お手入れは以前の方法では×です。治療後には、治療後のブラッシング方法があるのです。

補綴治療とは、むし歯に侵された歯を削ってかぶせものをして機能を回復する治療や、噛み合わせや審美的問題の回復を目的に行う治療、そして歯周病や歯の破折で失った歯のところに人工の歯を置き、左右のとなりの歯とつなげて固定するブリッジ治療などを総称する歯科治療です。成人のかたなら、多かれ少なかれ、なんらかの補綴治療を受けられた経験があると思います。

さて、補綴治療を受けると、お口の病気が治ったように思われる人が多々いらっしゃいます。しかし、補綴治療は失った歯の組織を人工物で補っているだけで、「病気が治った」わけではありません。えてして治療後も、歯を失った原因となる生活習慣が残っていることが多く、適切なプラークコントロールが求められます。

また最近では、どの歯が治療を受けた歯で、どの歯が補綴物（人工の歯、かぶせもの）かわからないくらい、材料も治療技術も向上しています。そのため、「治療を受けたはずだけど……どこだったかしら？」という患者さんも見受けられます。そういった患者さんはご用心。注意してブラッシングしないと、歯ぐきが退縮して、補綴物と歯ぐきのあいだにすきまができ、審美性が損なわれてしまうこともあります。

ここではまず一般的な補綴治療の種類をご紹介しながら、せっかくの補綴治療を無駄にしないためのプラークコントロールテクニックをご紹介します。

ただし、ひとつ注意点があります。補綴治療内容によって、使用している材料に差があることから、ここで紹介した方法では不適切なこともあります。補綴治療後は、必ず担当歯科衛生士にアドバイスを受けてください。

アドバイザー

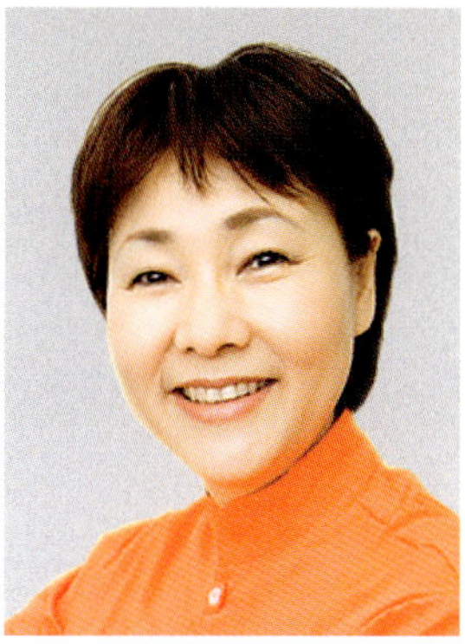

小林明子。東京都調布市の小林歯科医院勤務。日本歯周病学会認定歯科衛生士。歯科技工士でもあり、修復物にも造詣が深い。

上達に向けての着眼ポイント

- □ 治療後のブラッシングのしかたによっては、歯ぐきを傷つけたり、歯と歯ぐきのあいだにすきまができたりします。
- □ 治療内容によってブラッシングのポイントが変わります。最適な歯ブラシの選択や、清掃補助用具の使いかたなど、必ず担当歯科衛生士のアドバイスを受けましょう。

ご存知でした？　補綴治療のバリエーション

歯科医院のスタッフではピンとくることば「補綴治療」ですが、患者さんにとっては「？」ですよね。
実際にあなたが受けた治療も、補綴治療かもしれません。
ここではちょっと専門家の視点で、治療のバリエーションを見てみましょう。

昔に治療した歯の周囲が合わなくなってきたため、再治療した例

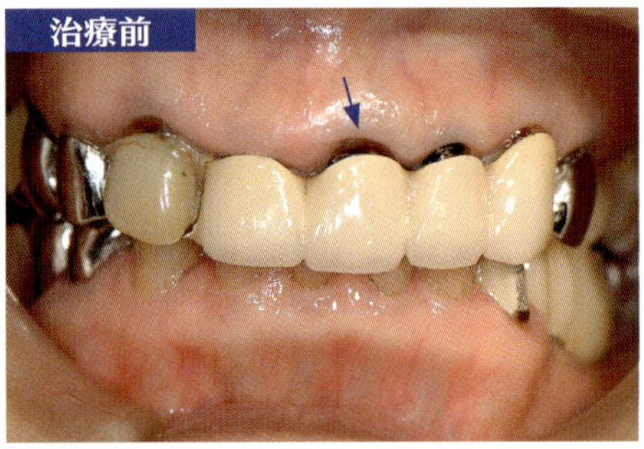

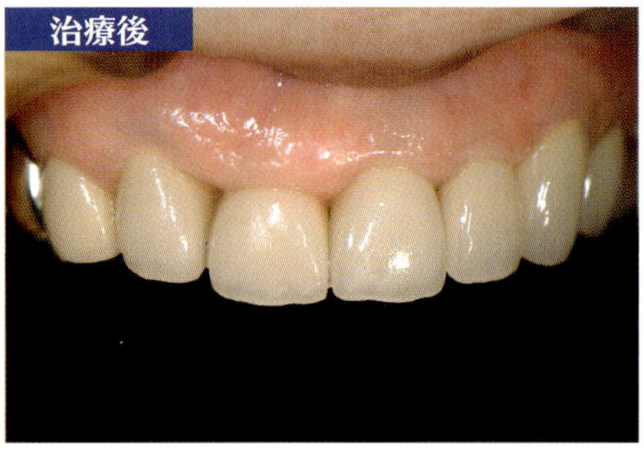

左：20年以上昔の治療です。かぶせもの（補綴物）の周囲の歯ぐきが下がり、なかの歯にむし歯ができてしまいました。
右：合っていなかった補綴物を取り除き、歯と歯ぐきに調和したセラミックス製の補綴物が装着されています。

前歯の審美性の改善を目的に、再治療した例

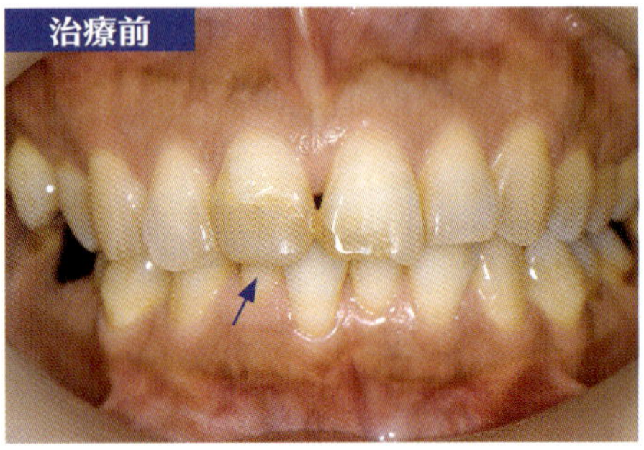

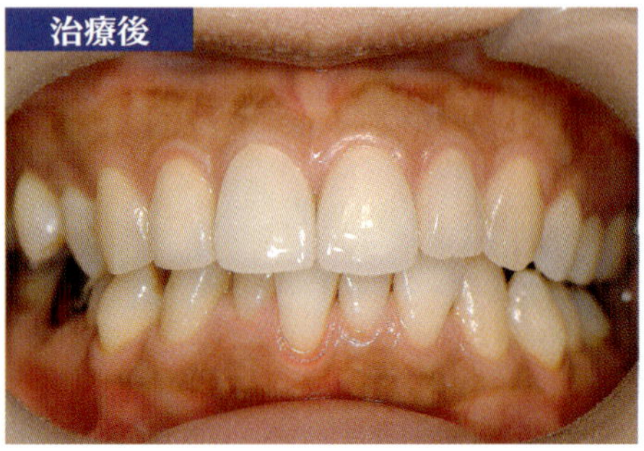

左：歯並びも悪く、むし歯の治療で前歯がつぎはぎのように見えることが悩みだったそうです。
右：セラミックス製補綴物で前歯の大きさやすきまを整え、審美的な悩みを改善しました。

噛み合わせの治療なども含めた、全体的に治療を行った例

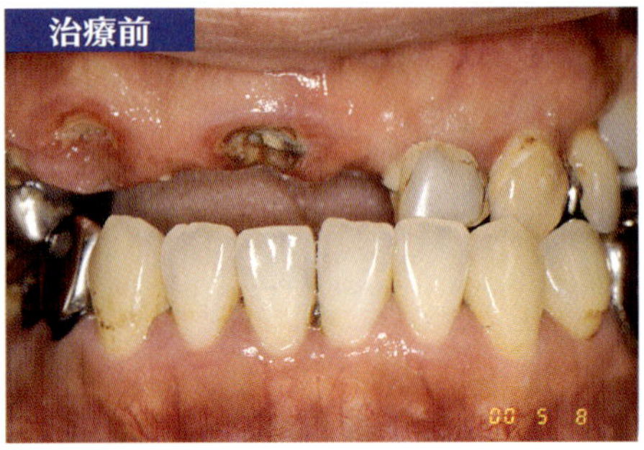

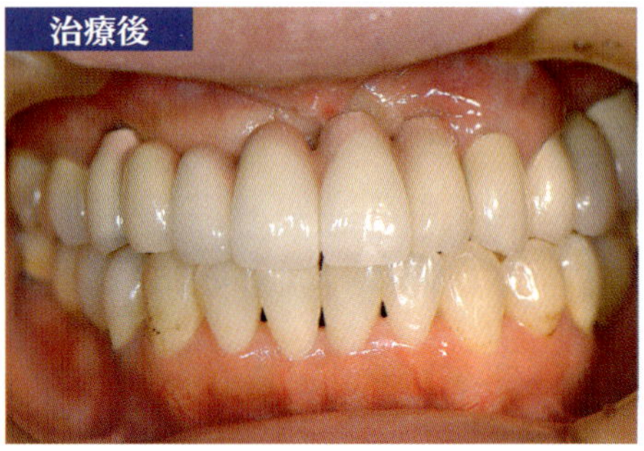

左：むし歯などにより歯が何本も失われ、噛み合わせにも不都合が生じていました。また、金属の補綴物も気になっていたそうです。
右：失われた歯をブリッジにて補い、噛み合わせも改善しました。金属の補綴物もセラミックス製の自然感のある補綴物に変更しました。

歯にかぶせるタイプの入れ歯の治療を行った例

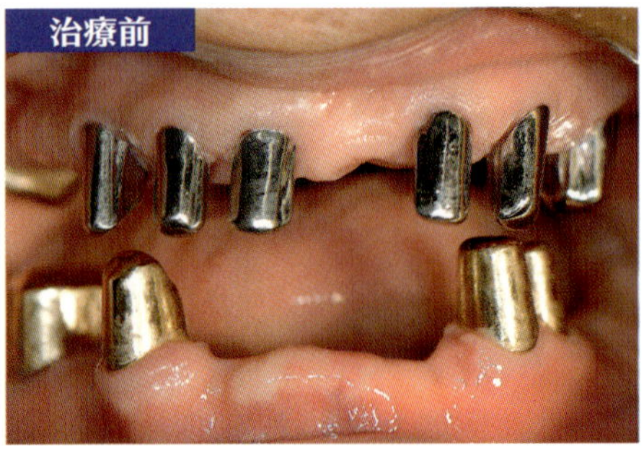

入れ歯を使用しなければならない状態でしたが、「入れ歯とわかるものだけは嫌だ」とのことでした。

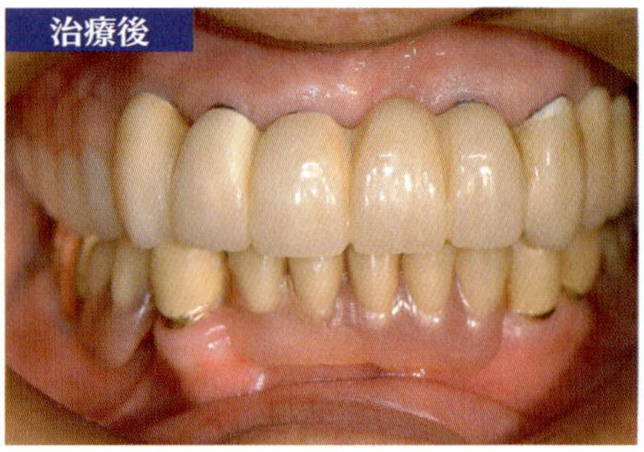

残っている歯全体をすっぽり覆いかぶせて入れ歯を固定する、「コーヌス義歯」を選択されました。入れ歯のようには見えませんね。

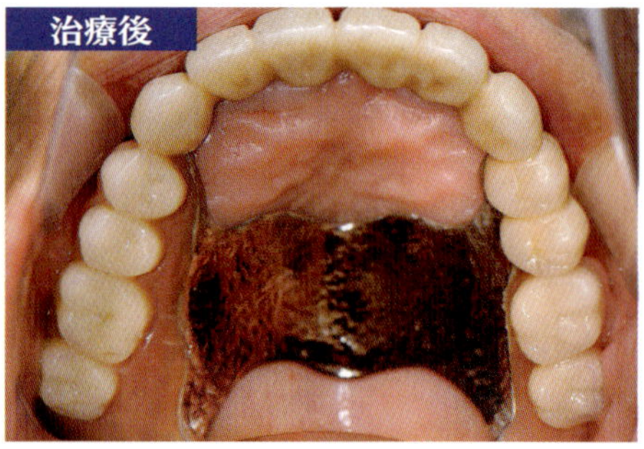

上あごを見てみると、入れ歯であることがわかります。こういった治療も、補綴治療に含まれます。

補綴治療後だからこそ気をつけたいブラッシング

「むし歯や歯周病の治療が終わり、これですべて終了!」と喜んではいけません。
実は治療後だからこそ気をつけたい落とし穴があるんです。
せっかくの補綴治療を長持ちさせるためにも、最適な方法のプラークコントロールを行いましょう。

Why? なぜ ── どうして補綴治療に合わせたブラッシングが大切なの?

補綴治療に合わせたブラッシングが大切な理由を、2つの視点からご紹介しましょう。

ポイント1　不適切なブラッシングが招く、審美障害

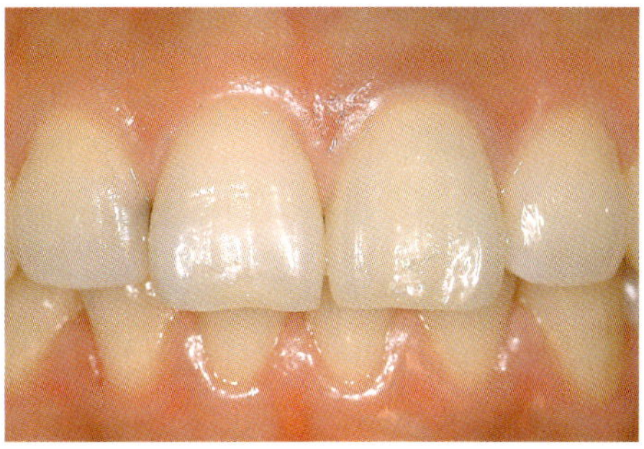

前歯の補綴治療が終わり、歯も歯ぐきもきれいな状態になりました。しかしブラッシング方法を誤ると……

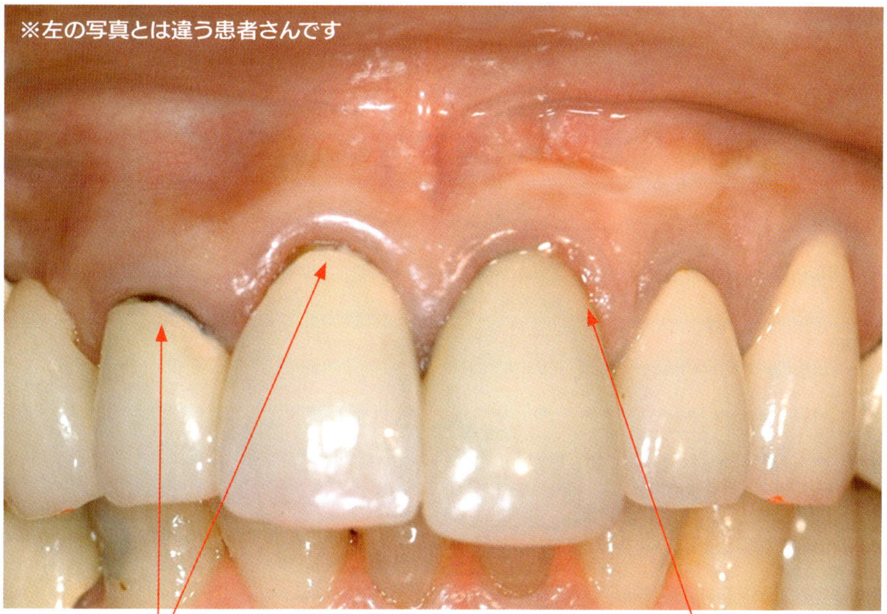
※左の写真とは違う患者さんです

誤ったブラッシング方法のために
歯ぐきを傷つけてしまったんだね

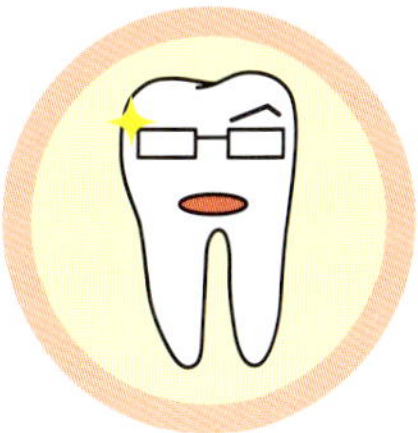

補綴物と歯ぐきのあいだに、黒いラインが見えるようになりました。
↓
歯ぐきの退縮が起きています!

歯ぐきに傷がついています。
↓
歯ぐきの退縮が起きてしまいます!

ポイント2　ブリッジ治療だけに、“橋げた”の歯が大切なのです

失った歯の部分に人工歯を置き、その左右の歯に連結する補綴治療がブリッジ治療。図にするとまさにブリッジ＝橋の構造をしています。
橋で大切なのは橋脚。ブリッジ治療では橋脚＝支台歯(左右の歯)の健康維持が、ブリッジ治療そのものの維持にかかわるのです。なぜなら、支台歯は歯そのものなので、ケアを怠るとむし歯や歯周病になり、ブリッジ自体が揺らいでしまうからです。

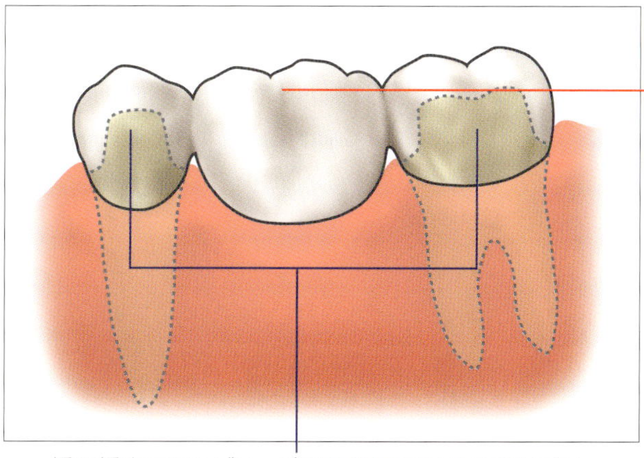

橋の橋脚であるブリッジの**支台歯**です。この歯はブリッジを支える大切な歯なので、ケア最重要ポイントです。

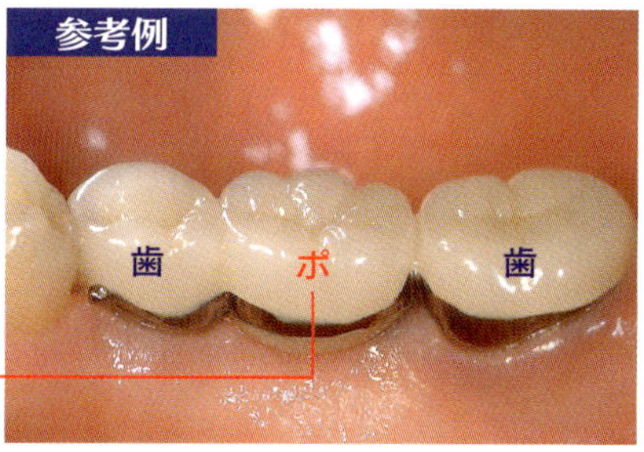
参考例
歯
ポ
歯

橋の部分に該当する**人工歯(ポンティック)**です。写真では歯ぐきにぴったり圧接されていますが、ブリッジの構造によってはポンティックが浮いていて、歯ぐきとポンティックのあいだにすきまが開いていたり、治療後しばらくたって歯ぐきが痩せ、すきまが開いているものもあります。

補綴物が入ったお口のブラッシングテクニック

ブラッシングの基本は、プラークの付着した部分に毛先を当てること。それを第一に考えましょう。
ただし、歯ブラシの選びかた・当てかたをまちがえると、プラークは落とせても歯ぐきに傷をつけてしまうこともあるので、あなたの担当歯科衛生士に最適な歯ブラシ、当てかたを教えてもらいましょう。

Try! やってみよう　補綴治療を行った前歯のブラッシング方法

①毛先を歯ぐきに向けたブラッシング

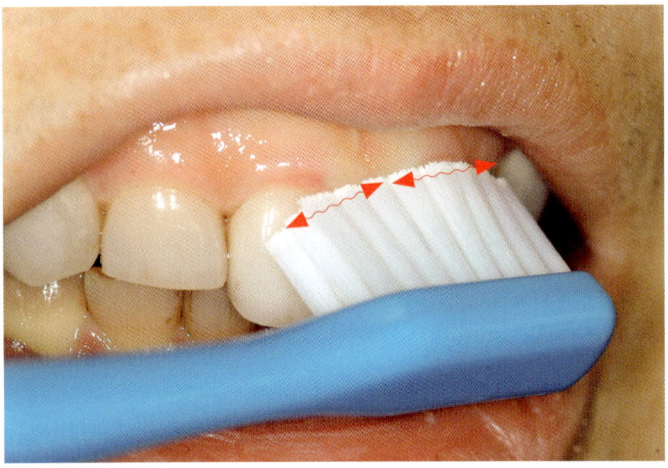

補綴物と歯ぐきの境目に毛先を向けて、押しつけすぎず、こすらずに、軽くあてた歯ブラシの毛をゆするように小さく動かします。

②毛先を直角に当てたブラッシング

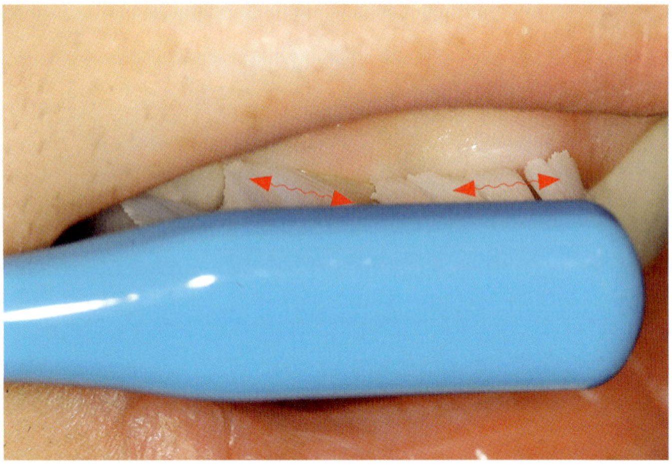

歯ブラシの毛束はごく軟らかいものを使用して、毛の向きは歯に対して直角か、むしろ補綴物側に向けるようにすると、歯ぐきのふちを傷つけることなくブラッシングすることができます。

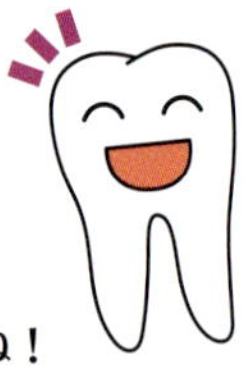

力を入れすぎないようにね！

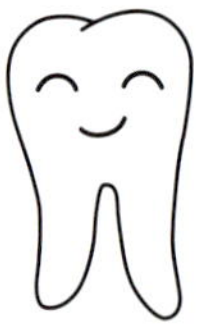

補綴治療をした歯は、セラミックスなどで作られているため、表面は磨かなくても大丈夫ですよ

③歯と歯のあいだは歯ブラシを縦にしてブラッシング

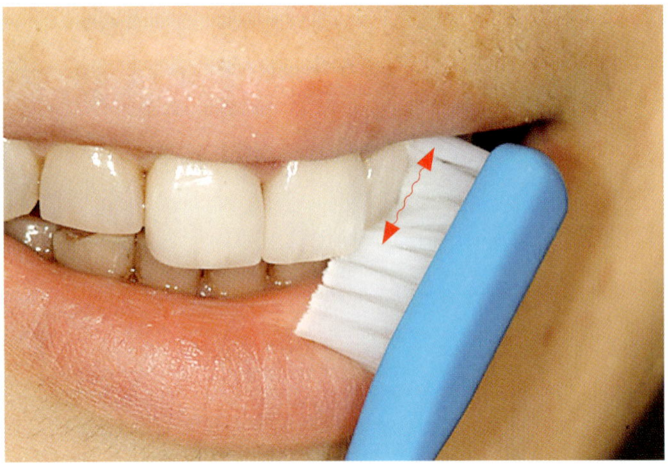

歯ブラシを縦にすることで、ピンポイントでブラッシングすることもできます。歯ブラシのつま先部分を軽く突っ込むように当てるとよいでしょう。このときも押しつけすぎないように注意しましょう。

④清掃補助用具も利用しよう

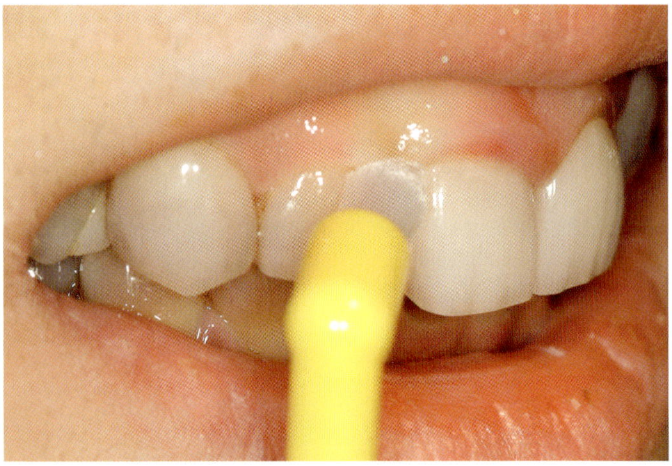

前歯のケアでは、歯間ブラシは使用せず、タフトブラシなどの小さなブラシをピンポイントに当ててブラッシングするのもよいでしょう。

お口の内側は縦磨きを応用してみよう

補綴治療後は、治療前と歯の形などが変わっていることが多くあるため、特に内側のブラッシング感覚が、治療前後で大きく変わることがあります。毛先をねらったところに当てることを考えて、歯ブラシを縦に挿入してブラッシングするなどの応用をしてみましょう。

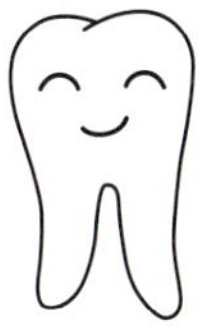

参考例①　歯と歯ぐきの境目にプラークが付着しているときは……

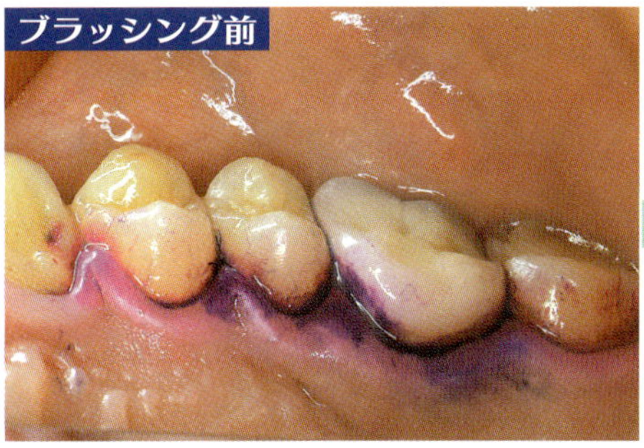

歯と歯ぐきの境目にプラークが付着しています。実はハイブリッドレジンという材料でできた補綴物は、プラークが付着しやすいという弱点があるので、注意が必要です。

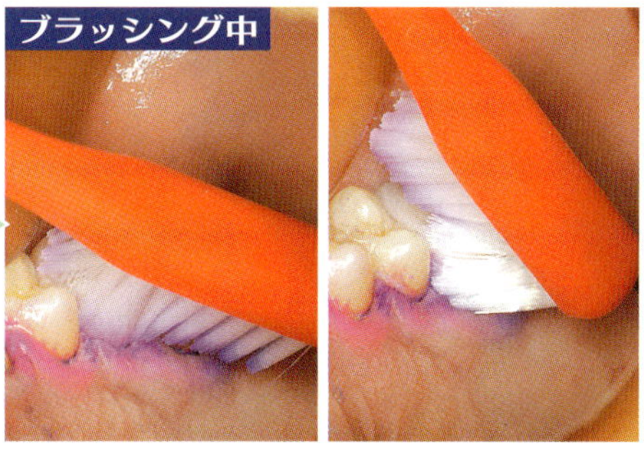

毛先をしっかり当てて、ブラッシングすることが大切です。場所によっては、歯ブラシを縦に入れて、つま先でブラッシングする方法も効果的でしょう。

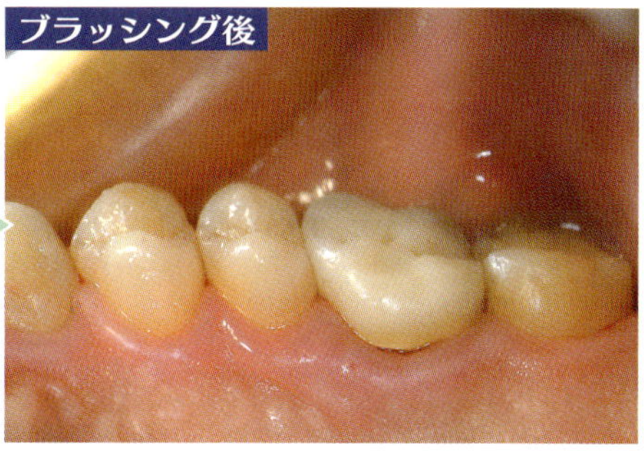

プラークが落ちてすっきりしました。

参考例②　歯と歯のあいだ付近にプラークがたまりやすいときは……

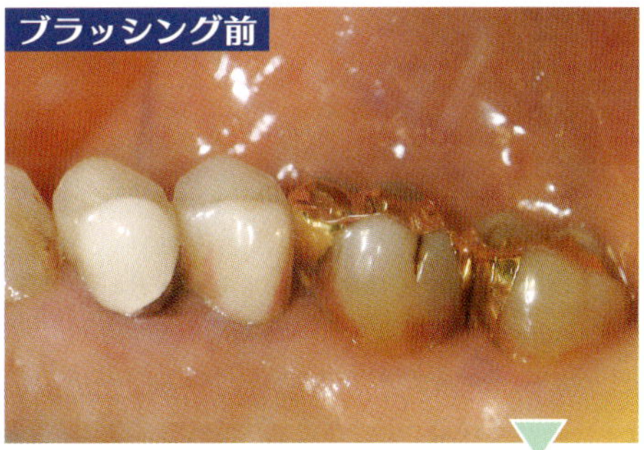

歯と歯のあいだ付近にプラークの取り残しが見られます。

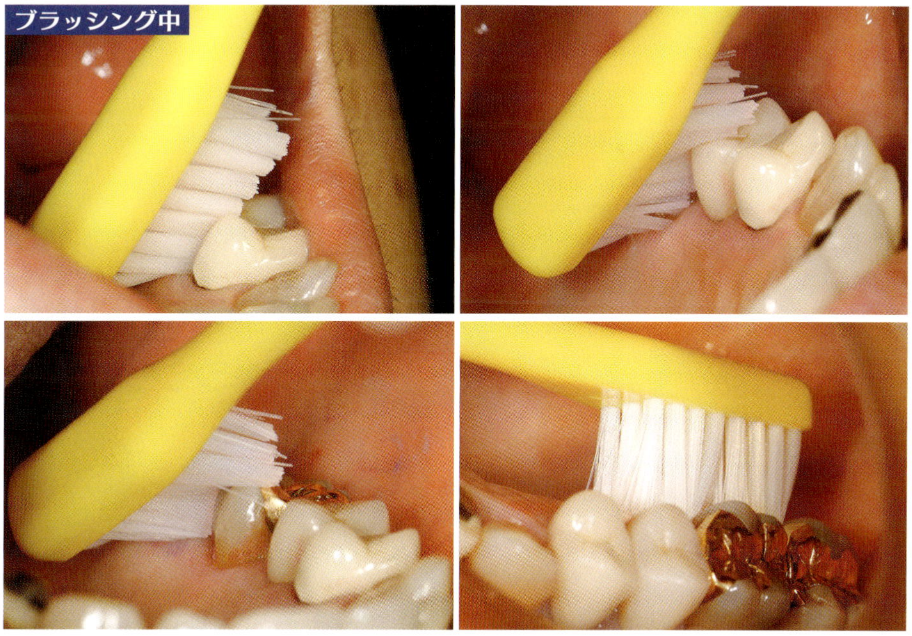

歯と歯のあいだに毛先が入るように歯ブラシを縦に入れて、すきまを1ヵ所ずつブラッシングしてみたり、歯面に毛先を合わせて全体的にブラッシングしてみます。

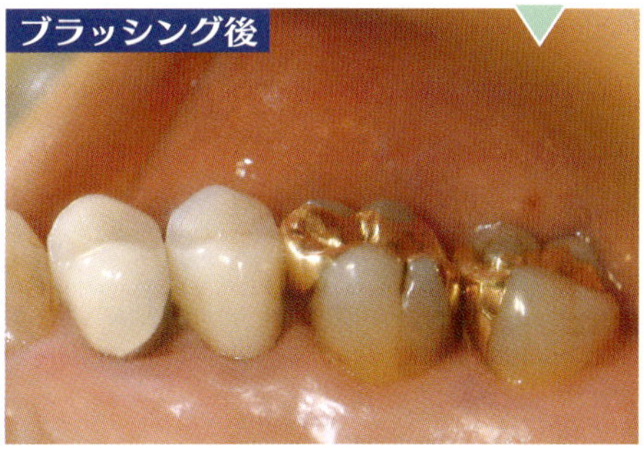

縦磨きを応用することで、プラークがすっきり除去できました。

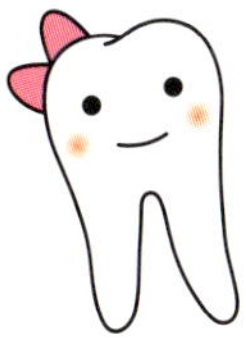

歯と歯のあいだのケアにはデンタルフロスも必需品なので、積極的に使いましょうね！

ブリッジ治療を行ったところは清掃補助用具も応用して！

外側からは、歯ブラシによるブラッシングに加えて清掃補助用具も使ってみよう

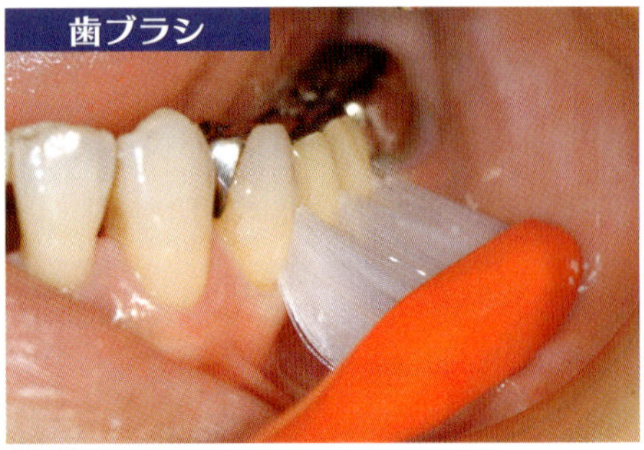

歯ブラシ

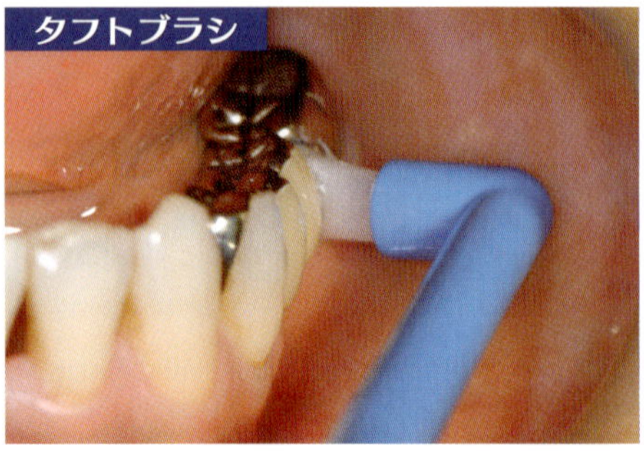

タフトブラシ

人工歯（ポンティック）の下に入るように、歯ブラシの毛先を挿入することがポイントです。毛束が細くまとまったタフトブラシでねらってブラッシングするのもよいでしょう。

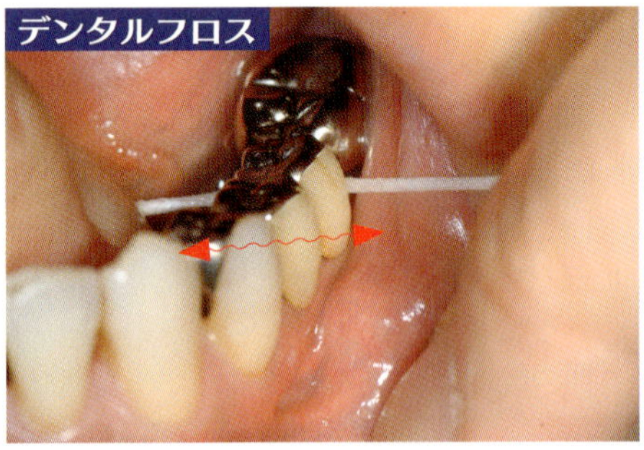

デンタルフロス

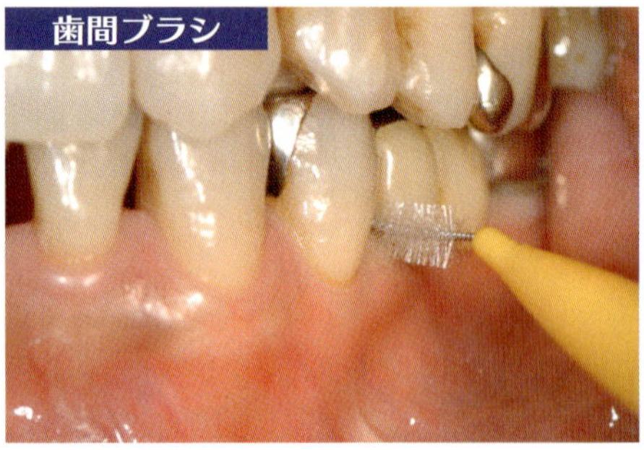

歯間ブラシ

歯の部分（支台歯）のケアには、デンタルフロスと歯間ブラシは必需品。

左：支台歯とポンティックは上部でつながっているので、デンタルフロスは横から入れて、左右にキュッキュッと動かします。

右：歯間ブラシは適切な太さを担当歯科衛生士に選択してもらうことが大切です。

内側からも、清掃補助用具を活用してみよう

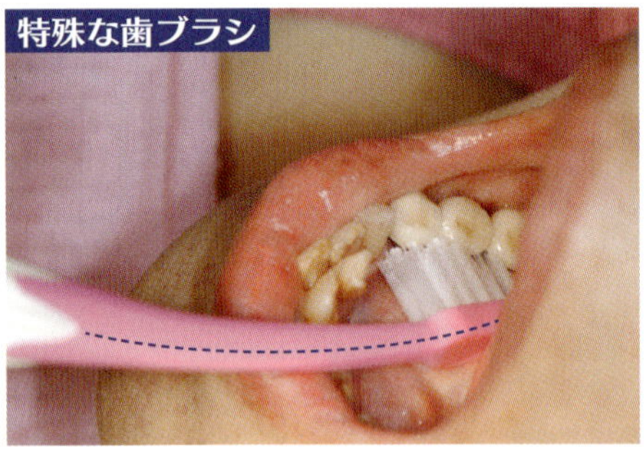

特殊な歯ブラシ

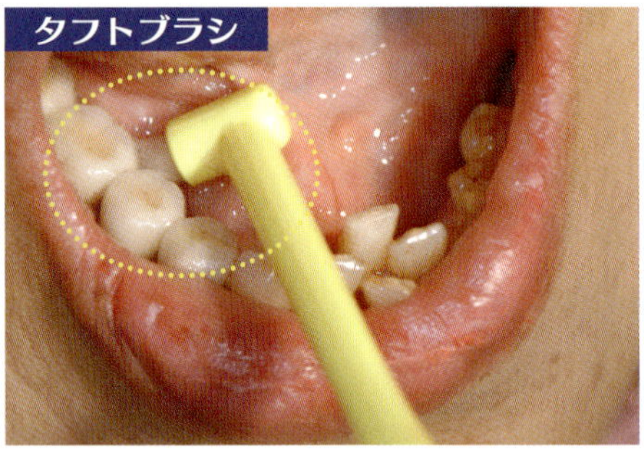

タフトブラシ

頬側と同様に、ポンティックの下に毛先を挿入することがブラッシングのポイントです。

左：柄がカーブしている歯ブラシを使用すると、スッとねらったところに毛先を挿入することができる場合があります。

右：ここでもやはりタフトブラシが効果的です。磨きたいところをしっかり磨けます。

Wonderful —— ブラッシングが上手だとすきまも埋まる !?

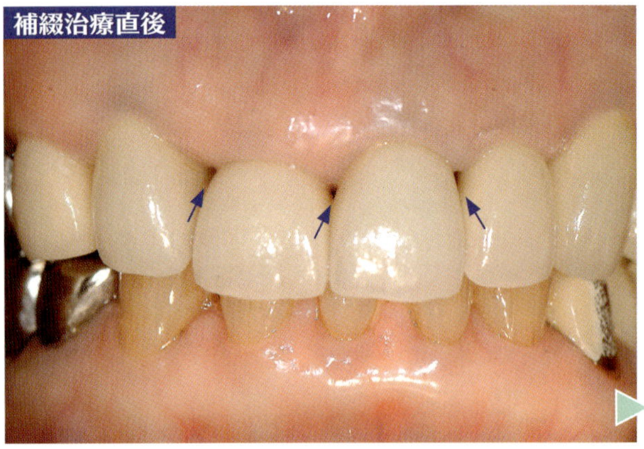

補綴治療直後

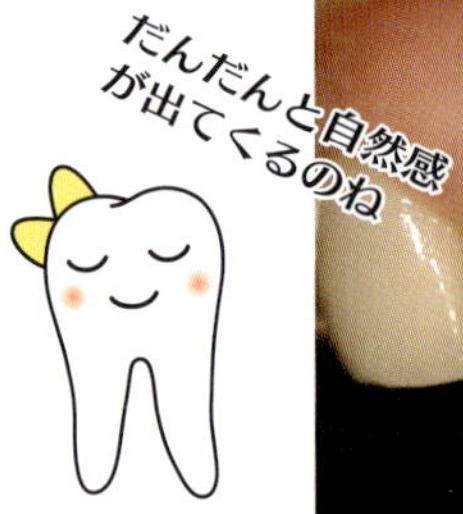
だんだんと自然感
が出てくるのね

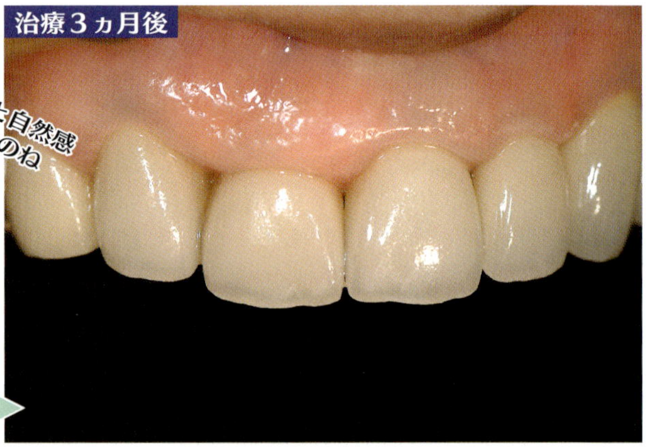

治療３ヵ月後

補綴物と歯ぐきのあいだにすきまが見えます。健康な歯ならば、そこは歯ぐきで埋まっているはずなのに……。実は歯科医師は、治療後の歯ぐきの成長を予想しながら、補綴物の形やサイズを調整します。ブラッシングが上手に行えると、すきまは歯ぐきで埋まり、自然な感じに近づいていくのです。

言い換えると、補綴治療後に適切なブラッシングを行わないと、歯ぐきの成長を妨げたり、よりすきまが開いてしまうことがある、ということなのです。

やさしくていねいにやってみよう

歯周外科手術を受けた患者さんのプラークコントロール

国民の8割もが罹患しているといわれる歯周病。重度の歯周病患者さんには、歯周外科手術が行われますが、大切なのは手術後から再開されるプラークコントロール。健康回復に向けて、がんばりましょう

歯周病の治療は、一般には歯面に付着したプラークや歯石をスケーリング・ルートプレーニング(SRP)で取り除く方法と、歯ぐきをメスで切り開いて、SRPで取れなかった歯の根の表面についたプラークや歯石を除去して、最後に歯ぐきを糸で縫い合わせる歯周外科手術があります。SRPは軽度の歯周病に効果がありますが、重度の歯周病では歯周外科手術を行わなければ健康の回復が期待できません。

歯周外科手術を行った場所は、いわば人為的に傷を作った場所です。そのため手術を行った場所がしっかりと回復するまでは、傷口をお口のなかの細菌などから守る必要があります。

しかし、いつものようにブラッシングしようと思っても、手術後の出血や痛みが生じたりするのではないかと不安があると思います。

「清潔にしたいけれど、どうやってお手入れをすればいいの?」そんな声が聞こえてきそうですね。

歯周外科手術後のお手入れ、プラークコントロールのしかたは、実はひとことで「こうしましょう」とは言えません。なぜなら、歯周外科手術は歯周病の症状に応じてさまざまな術式を使い分けますし、手術をした場所の回復具合に応じたお手入れ方法が必要になるからです。また、歯周外科手術の効果を維持するためには、手術後も継続的にプラークコントロールを行い、さらに定期的に歯科医院でメインテナンスを受けることが大切です。

ここでは、一般的な歯周外科手術直後からのお手入れのしかたについて、ご紹介します。歯科医師や担当歯科衛生士のアドバイスと一緒に読んでくださいね。

上達に向けての着眼ポイント

- □ うがい薬から開始して、回復に合わせて歯ブラシや歯間ブラシを使ってプラークコントロールしましょう。
- □ 手術内容によって、ブラッシングのしかたが異なります。最適な方法を歯科医師・歯科衛生士から習いましょう。
- □ 定期的にメインテナンスに通うことが健康維持の要です。

アドバイザー

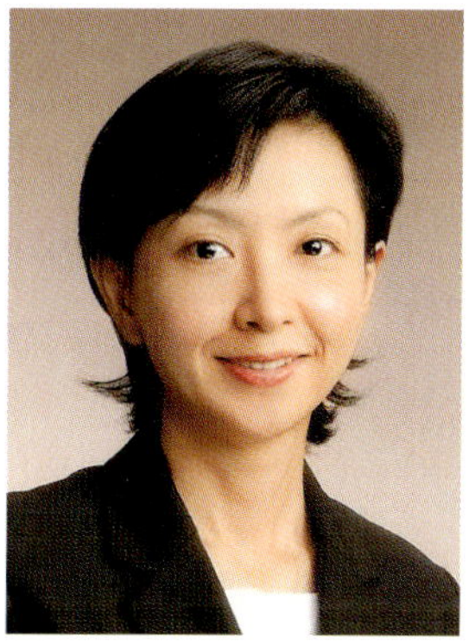

加藤　典。東京都千代田区のスウェーデンデンタルセンター勤務。歯周病ケアのプロフェッショナルとして臨床、執筆、指導にあたる。

歯周外科手術の目的を知ろう!

「歯医者さんで外科手術？」と思われるかたもいらっしゃるかもしれません。
歯を支えている骨が深く大きく溶けているような重度の歯周病患者さんでは、歯周外科手術を行って、感染の除去を行うことが、歯周病からの回復には必要不可欠といえます。

重度の歯周病って、どんな状態なんだろう？

図1

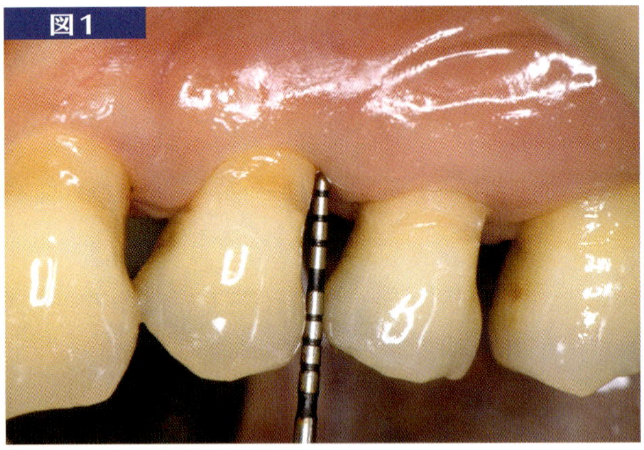

「プロービング」という、ポケットの深さを計測する歯周病の検査を行っているところです。目盛りのついた器具(プローブ)を歯と歯ぐきのあいだに入れています。図1は、実は専門家から見ると、びっくりするほど深く入っています。

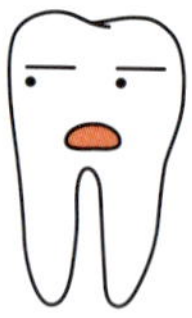

図2

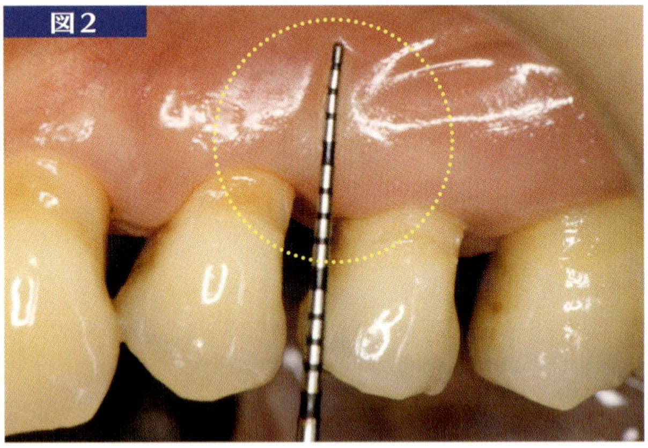

プローブを抜き取り、目盛りの位置を図1と同じにしてみると、なんと6mmも歯と歯ぐきのあいだにポケットがあることがわかりました。かなり重度の歯周病に罹患しています。

図3

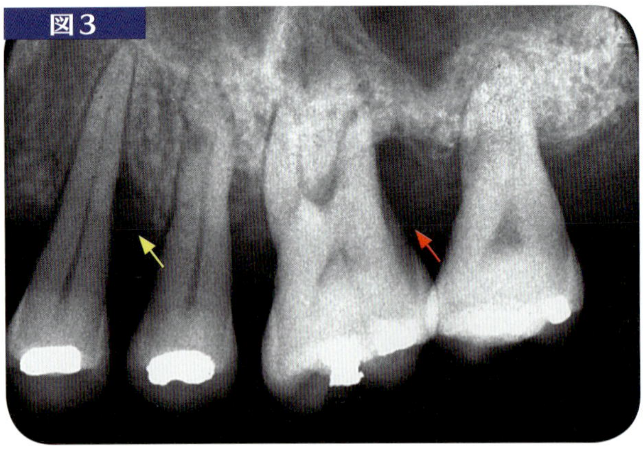

同じ場所をエックス線写真で見てみました。黄矢印のところが、プローブが深く入ったところです。骨が深く溶けるようになくなっています。また奥歯にも深く大きな骨の欠損があります(赤矢印)。重度の歯周病であることがわかります。

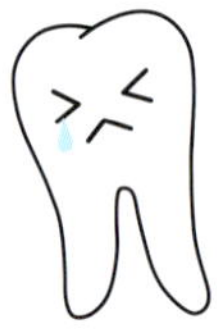

図4

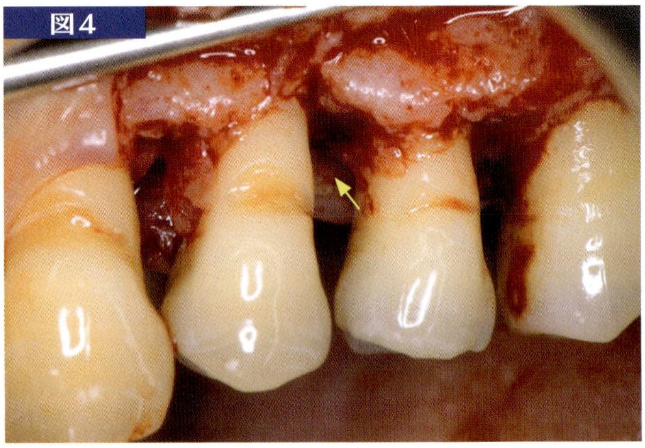

歯ぐきを開いてみたところ、エックス線写真(図3)の黄矢印の部分の骨がないことがわかります。とても重度な歯周病に罹患しています。歯周外科手術で、この深く大きなポケット内の感染の除去が行われます。

歯周外科手術の目的

- □ スケーリング・ルートプレーニングでは治療できない部位の感染の除去をするため。
- □ 手術後、歯科医師、歯科衛生士が適切に清掃できる状態に、組織の状態を整えるため。
- □ 患者さんが、ご自身でプラークコントロールがしやすい歯ぐきのかたちにするため。
- □ 歯周病により、一度失った歯周組織を再生するため。

歯周外科手術　回復までのプラークコントロールのながれ

一般的な外科手術後の、回復までのプラークコントロールのながれを紹介します。
患者さんご自身によるお手入れと、歯科医院で受けていただくプラークコントロールの2つの方法があります。
2つのプラークコントロールを並行して行うことがポイントです。

	患者さんご自身	歯科医院

歯周外科手術 受診

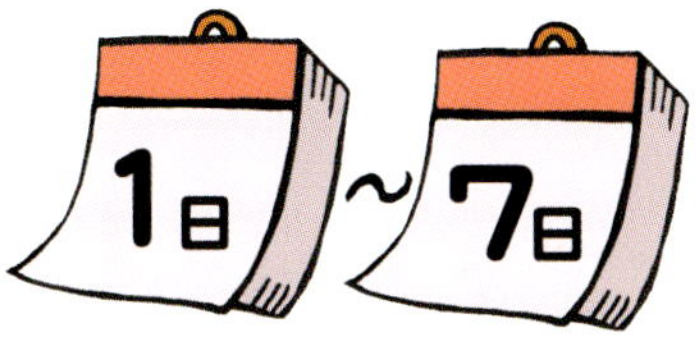

患者さんご自身：うがい薬で洗口

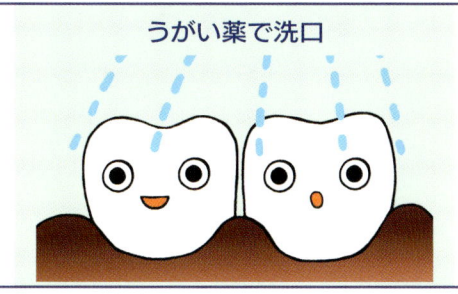

傷口を縫合した糸を取り除きます（抜糸）

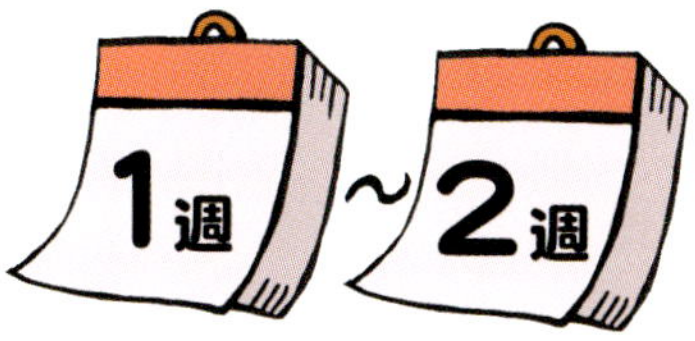

患者さんご自身：うがい薬で洗口

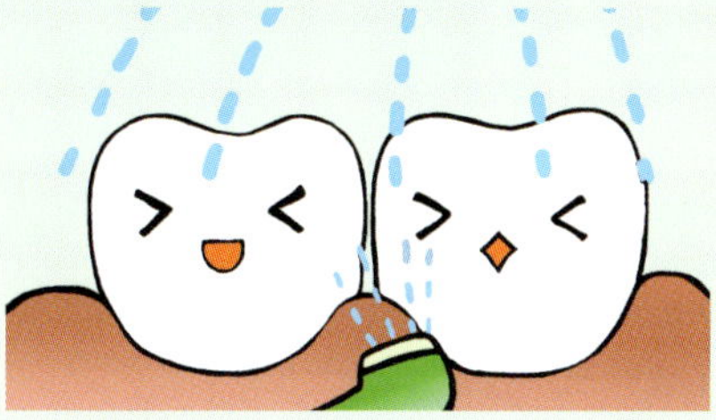

歯と歯のあいだ（歯間隣接面）に
薬液を届けるくふうもしましょう。

歯科医院：歯科医師・歯科衛生士による口腔内清掃

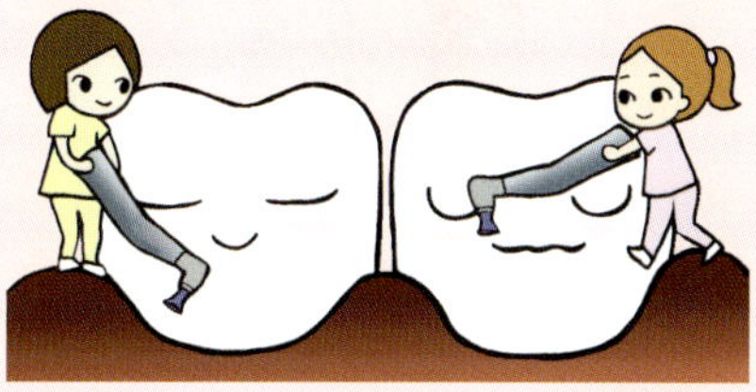

患者さんご自身：やさしくブラッシング開始

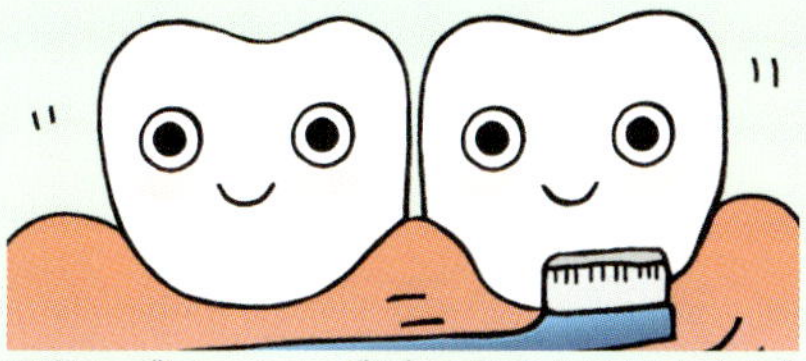

通常のブラッシングができるようになれば、うがい薬は終了。ブラッシングに自信がない患者さんはうがい薬を続けます。

歯科医院：歯科医師・歯科衛生士による口腔内清掃

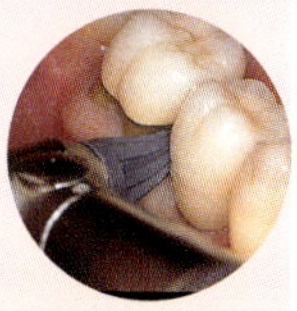

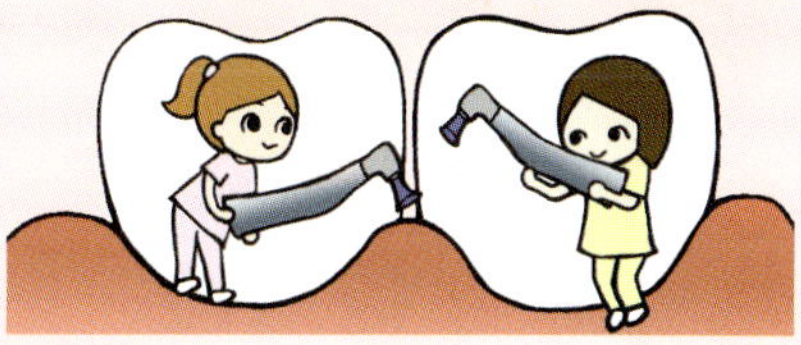

患者さんご自身：歯と歯のあいだ（歯間隣接面）のブラッシング開始

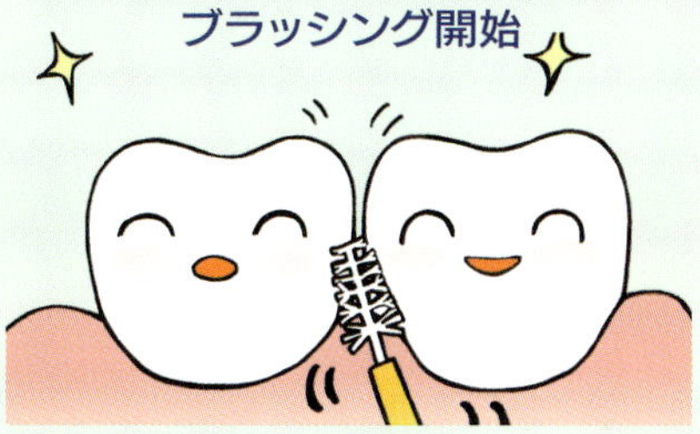

歯科医院：歯科医師・歯科衛生士による口腔内清掃

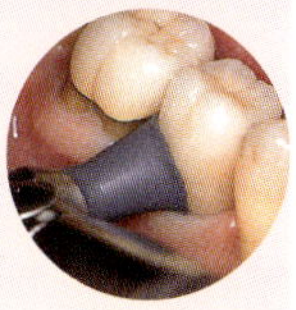

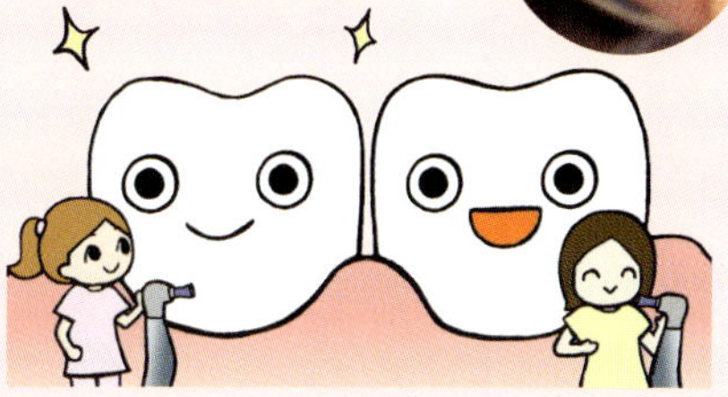

無事、回復しました！

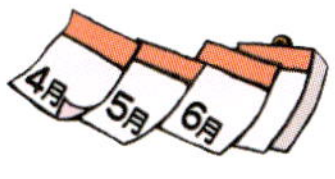

4～6ヵ月間（治癒期間）は、月に一度の来院

患者さんご自身：いつものブラッシングで大丈夫ですよ！

歯科医院：これからも定期的に歯医者さんでメインテナンスを受けましょう！

歯周外科手術後のプラークコントロールをやってみよう！

71ページでご紹介したように、歯周外科手術後のプラークコントロールは、
患者さんご自身が行うことと、歯科医院で受けていただくことの、2つを組み合わせて行います。
ここでは、患者さんご自身の毎日のプラークコントロールにフォーカスを当ててみましょう。

Try! やってみよう　手術直後〜抜糸まではうがい薬でプラークコントロール

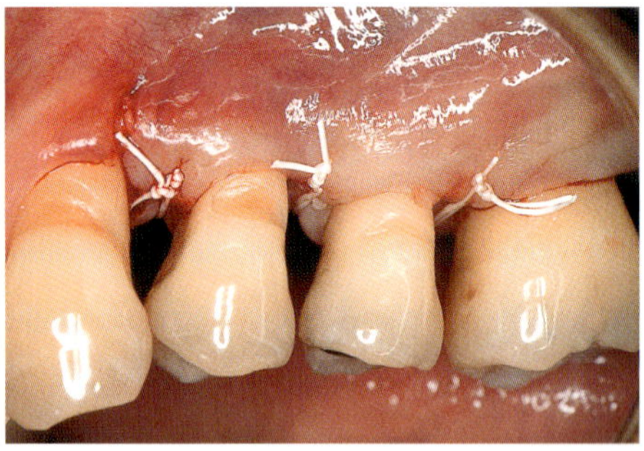

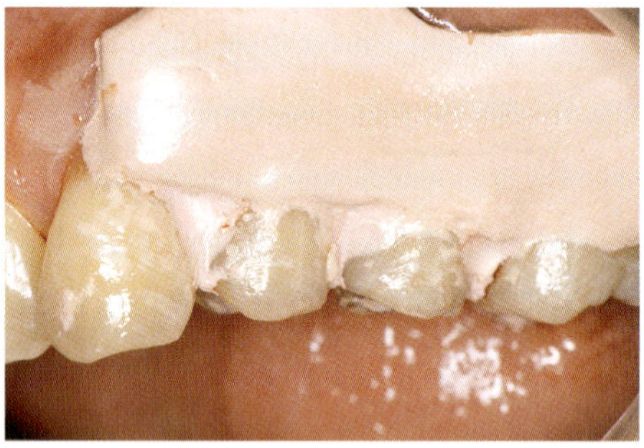

歯周外科手術直後の状態です。左は糸で縫合されたままの状態ですが、場合によっては右のようにパックをすることもあります。

あなたのお口の状態にあったうがい薬を処方してもらって、上手なうがいのしかたをマスターしましょう。

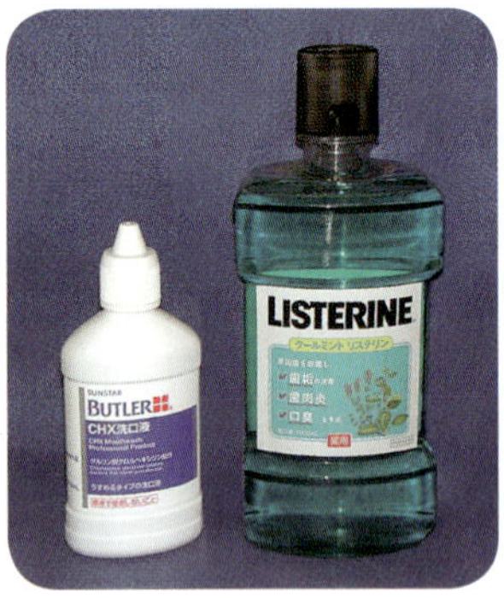
BUTLER
LISTERINE

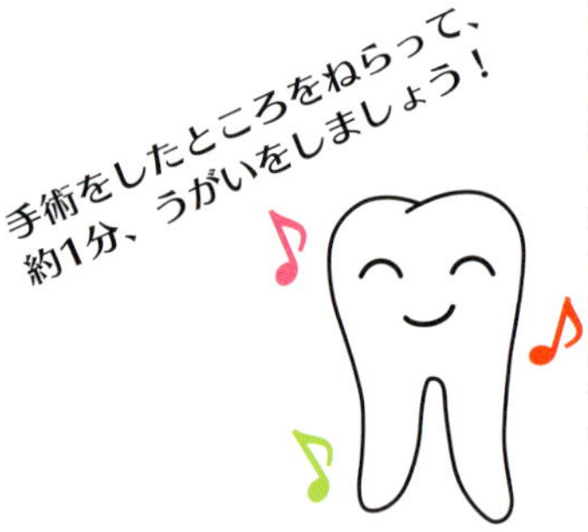
手術をしたところをねらって、
約1分、うがいをしましょう！

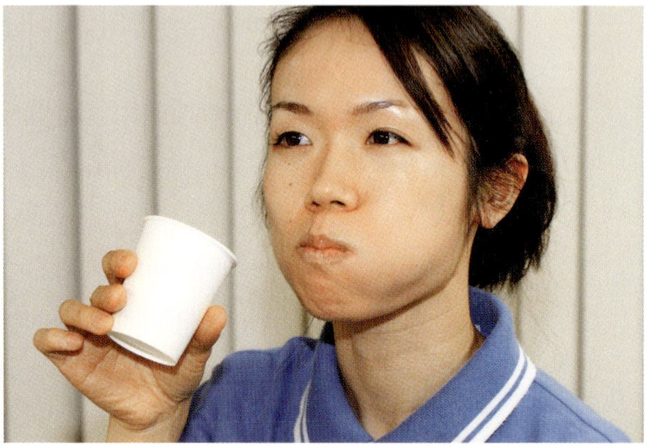

抜糸までは、処方してもらったうがい薬でブクブクうがいをします。うがい薬をお口に含むだけではなく、手術した場所にうがい薬が届くように、しっかりとブクブクしましょう。

抜糸後、落ち着くまではうがい＋αでプラークコントロール

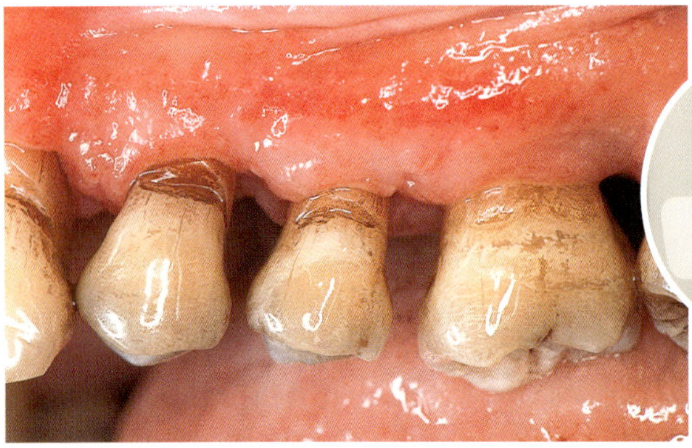

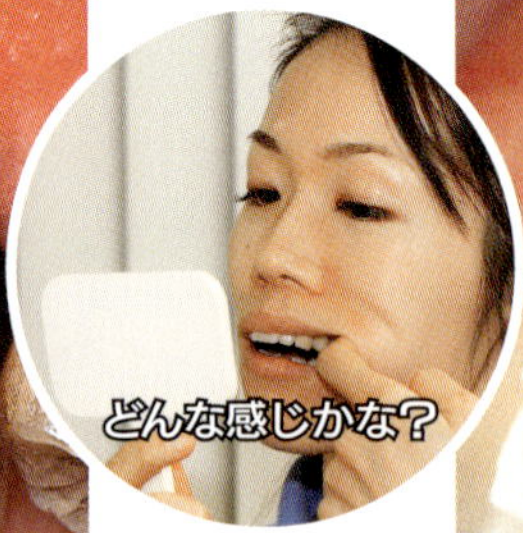
どんな感じかな？

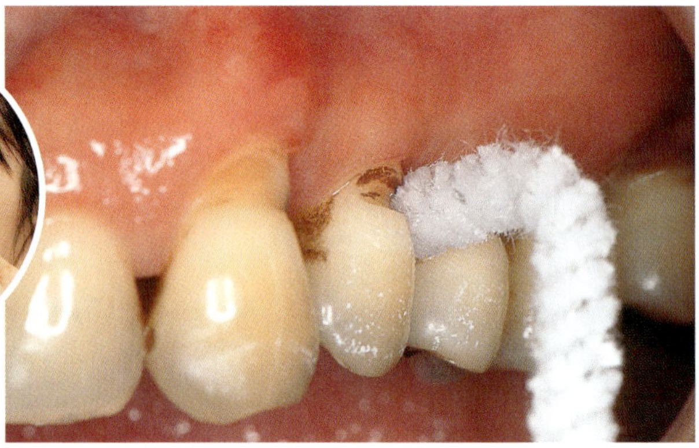

抜糸したあとも、歯ぐきはしばらくナイーブです。歯ぐきが落ちつくまでうがいでプラークコントロールします。なお、うがい薬の種類によっては歯に着色することがありますが、心配はありません。

うがい薬が届きにくい歯と歯のあいだ（歯間隣接面）には、薬液を届けるくふうをするとよりベターです。上の写真では、軟らかい繊維でできたパイプクリーナーにうがい薬をしみこませて、歯間隣接面に薬液を届けると同時にプラークを除去しています。

歯ぐきが落ち着いたら、歯ブラシや歯間ブラシを使用しよう

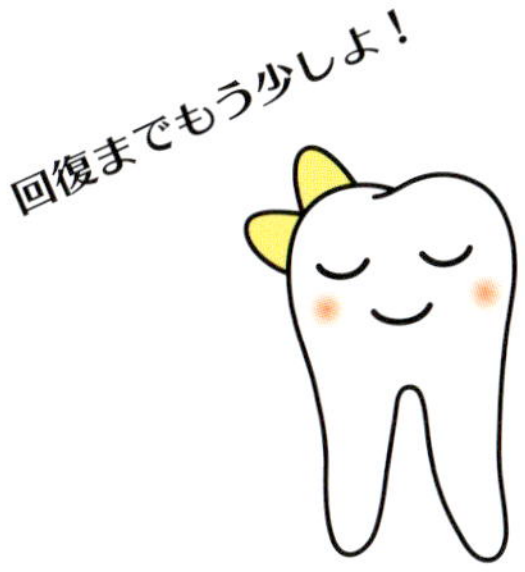
回復までもう少しよ！

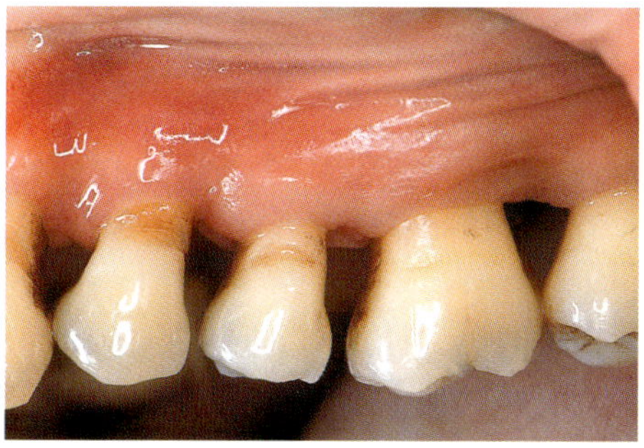

抜糸後2～3週間で、歯ぐきが落ちついてきたら、歯ブラシや歯間ブラシを使ってプラークコントロールスタートです。

ペンを持つように軽く歯ブラシを持ちます。特に、歯と歯ぐきの境目が重要です。内側、外側の両方をやさしくブラッシングしましょう。

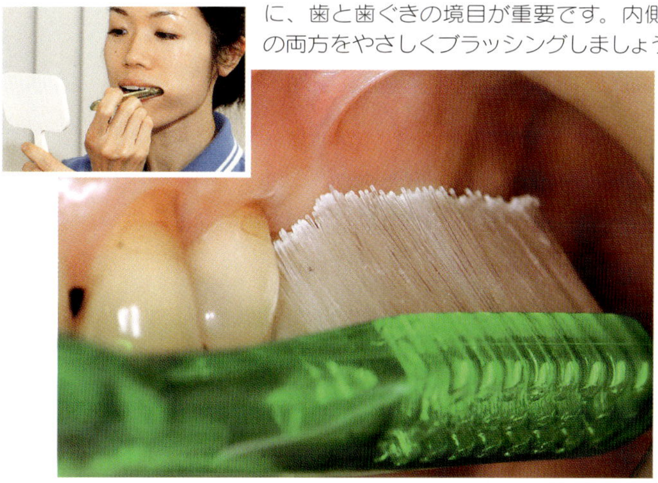

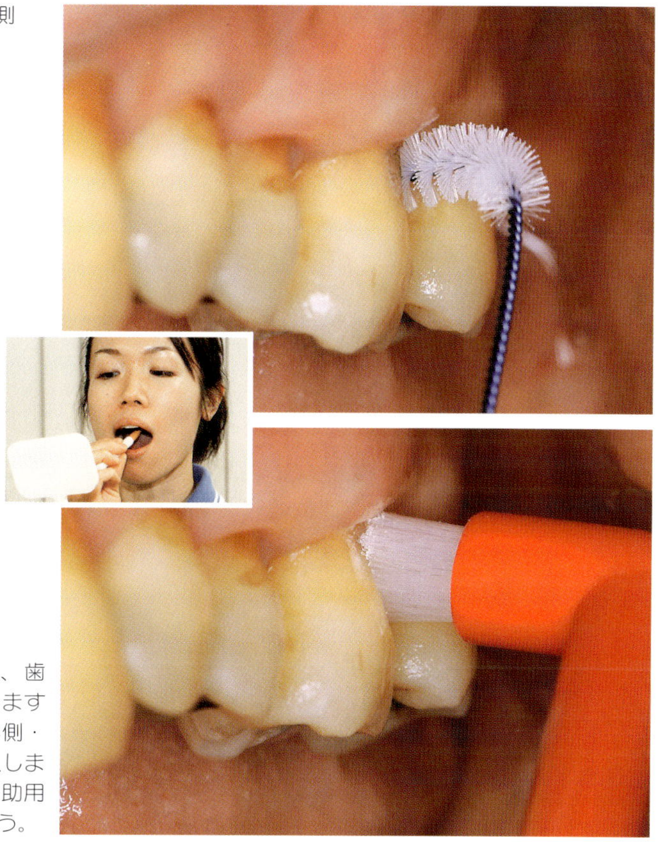

歯と歯のあいだ（歯間隣接面）には、歯間ブラシでプラークコントロールします（写真上）。鏡で場所を確認して、外側・内側のどちらかから、やさしく挿入しましょう。また、必要があれば清掃補助用具（写真下）も使用するといいでしょう。

Good! ピカピカ！

目指せ！　プラークフリー！

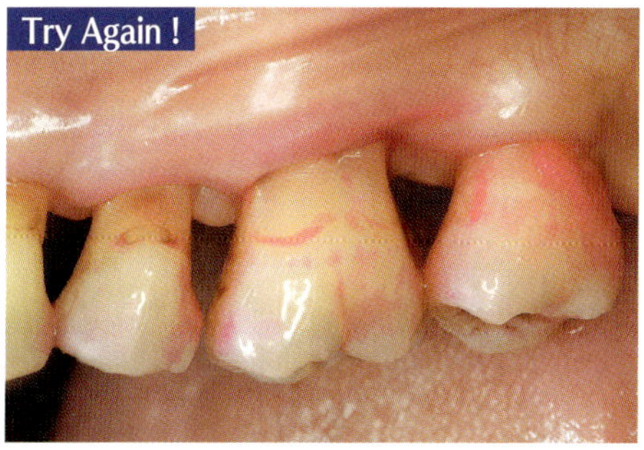
Try Again !

プラークコントロールは上手ですが、歯と歯ぐきの境目にまだプラークが付着しています。もう少しがんばって！

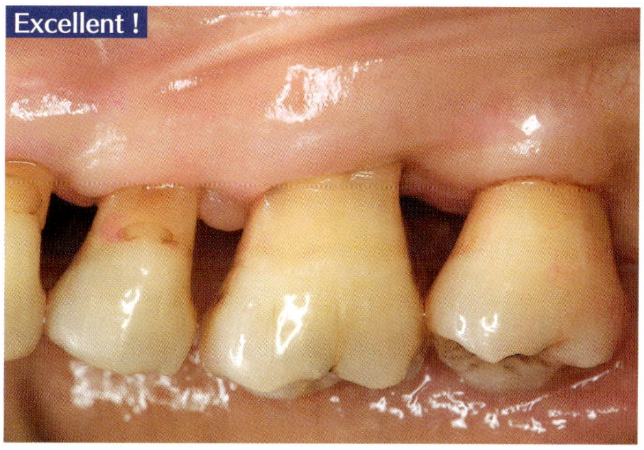
Excellent !

歯周外科手術後は、プラークを染めだしてみても、染まらない程度までプラークコントロールできれば理想的。プラークフリーを目標に、がんばってみましょう！

Wonderful

定期健診＆セルフケア

メインテナンスでチェックを受けよう

歯周外科手術から回復しても、それで終わりではありません。定期的に歯医者さんに通って、プラークコントロール方法に問題がないかのチェックや、あなたの担当歯科衛生士によるプロフェッショナルケアで、再発予防することが大切です。

定期的なメインテナンスで、長期間健康を維持しよう！

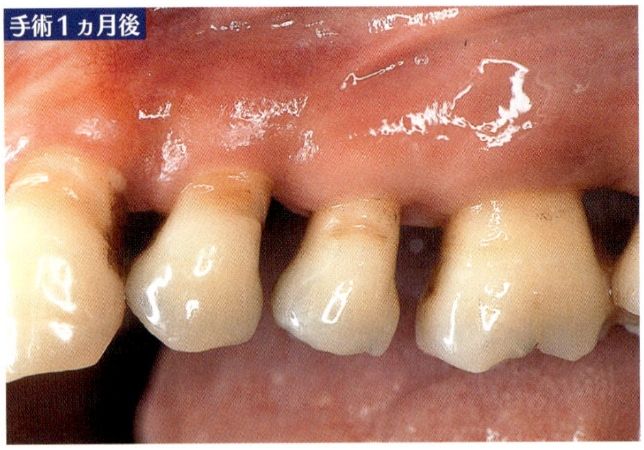
手術1ヵ月後

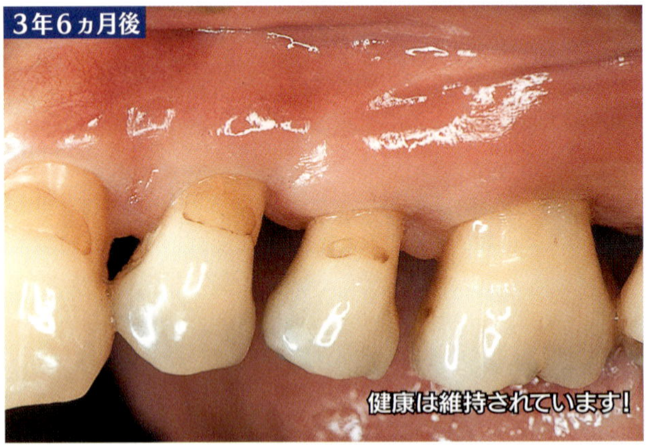
3年6ヵ月後
健康は維持されています！

歯周外科手術直後からのていねいなプラークコントロールも大切ですが、もっとも大切なことは定期的に歯医者さんに通って、歯科医師や歯科衛生士のプロフェッショナルケア（メインテナンス）を受けることです。ご自身でのセルフケアでは不十分なところも、プロフェッショナルケアでサポートしてもらいましょう。上の写真は、歯周外科手術後（左）から、セルフケアと定期的なメインテナンスでのチェックを受け、3年6ヵ月間、問題なく健康を維持している例（写真右）です。健康維持には、メインテナンスが欠かせないのです。

プラークコントロール方法のチェックも大切！

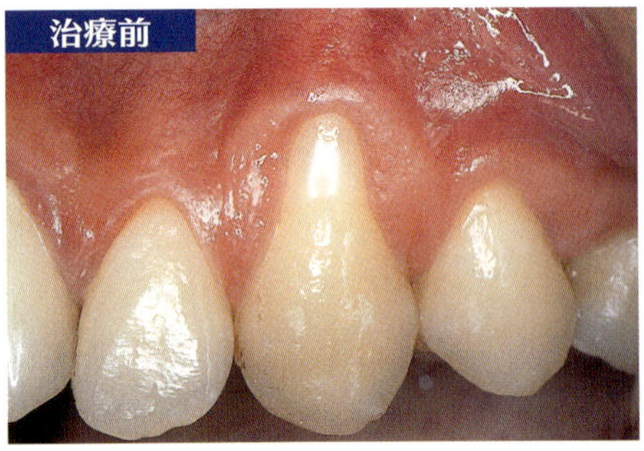
治療前

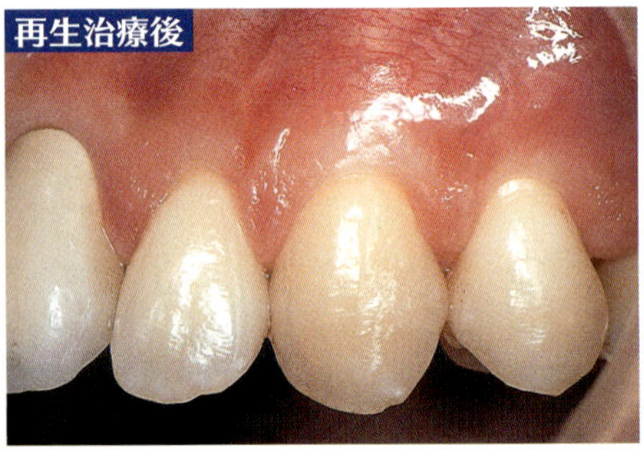
再生治療後

失った歯ぐきを再生させる手術を行った例です。再生した歯ぐきはとてもナイーブなので、日々のブラッシングのしかたによっては、再生した歯ぐきを削り取ってしまう可能性があります。メインテナンスのなかで、ブラッシング方法に誤りがないか担当歯科衛生士にチェックしてもらい、適切な方法を定期的に教えてもらいましょう。

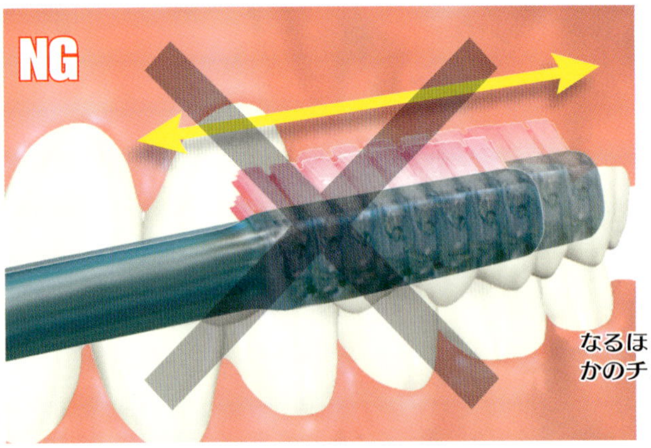
NG

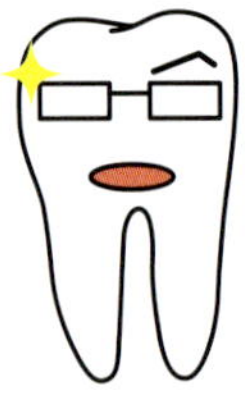
なるほど、正しく行えている
かのチェックは大切だな……

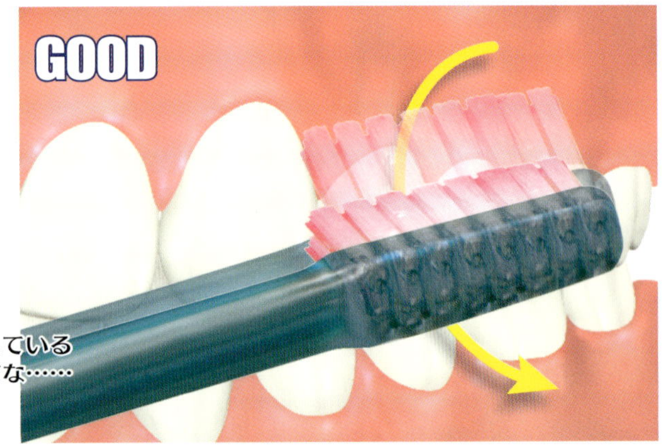
GOOD

上記のような歯ぐきを再生させる手術を行った場合では、強く横磨きを行うと、再生した歯ぐきを削り取ってしまうことがあります。この手術を行った患者さんではしてはいけないブラッシング方法です。

歯ぐきを再生させる手術を行った患者さんでは、歯ブラシを歯ぐきから歯のほうに回転させる方法（ロール法）が理想的なブラッシング方法です。

しっかりケアして、ずっと長持ち！

インプラント治療を良好に保つ手術前後のプラークコントロール

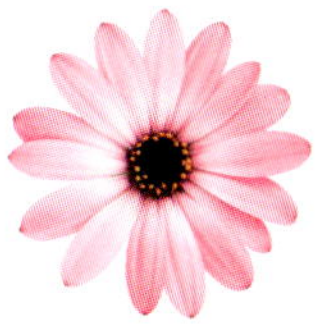

失った歯を、まるで歯が再生されたかのように補うことができるインプラント治療。画期的な治療法でも、やはりプラークコントロールが欠かせません。最新の歯科治療を支えるのは、日々のブラッシングなのです。

インプラント治療のことは、読者の皆さんも何度となく耳にされたことがあると思います。歯を失った場所に、生体に安全な金属(チタン)を入れることで、見た目も機能も、まるで本物の歯のように再建することができる、画期的な治療法です。

　インプラントと末永くお付き合いしていくためには、天然歯と同じく、毎日のプラークコントロールが必須です。人工の歯ですから、天然歯のようにむし歯になることはありません。しかし、インプラント特有のインプラント周囲炎に罹患してしまうと、大切なインプラントが抜け落ちてしまう可能性があります。そのため、歯ブラシやデンタルフロスなど清掃補助用具を使ったプラークコントロールをしっかりと行う必要があるのです。

　とはいえ、インプラント治療でのプラークコントロールは、天然歯のプラークコントロールと若干異なります。そこでここでは、インプラント手術前のプラークコントロールのポイント、治療中のポイント、治療後のポイントについて解説します。また、インプラント治療のプラークコントロールは、患者さんが受けた治療内容によって、その方法も異なります。ここでは、部分的にインプラント治療を行った場合と、全体的(全顎的)にインプラント治療を行った場合のプラークコントロールのしかたを解説します。

　インプラント治療を良好に保つためには、患者さんご自身のセルフケアと歯科医院でのメインテナンスが欠かせません。日々のセルフケアと、歯科医師・歯科衛生士のプロフェッショナルケアの2本立てで、インプラントを長持ちさせましょう！

アドバイザー

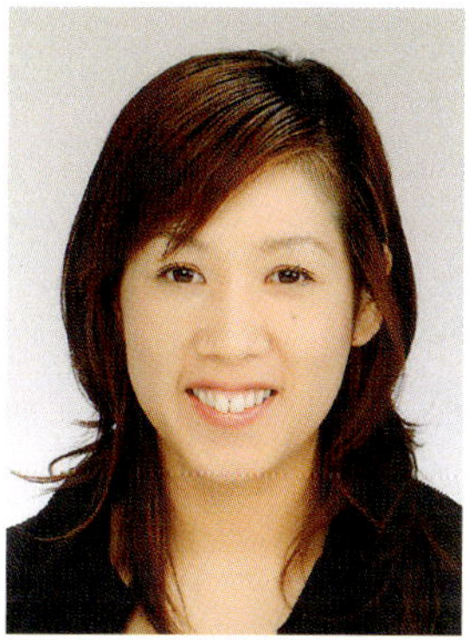

本田貴子。熊本市のインプラントセンター・九州勤務。各地での指導・講演のほか、地元の歯科衛生士学校でも教鞭をとる。

上達に向けての着眼ポイント

- □ 手術後はうがい薬とソフトブラシでていねいに。
- □ 治療後は、補綴物(人工歯)と粘膜のあいだにやさしく毛先を当てるようにブラッシング。
- □ 歯ブラシのほかに、タフトブラシや歯間ブラシなど清掃補助用具も上手に活用しましょう。

インプラント治療って、どんな治療？

最近よく耳にすることが多くなったインプラント治療。でもどんな治療か、まだまだご存知でないかたもいらっしゃいます。
インプラント治療がどんな治療か、これまでの治療とどこが違うのか、簡単にご紹介しましょう。

インプラント治療は、人工の歯根（チタン製）をあごの骨に埋め込み、歯の再建を行う治療です

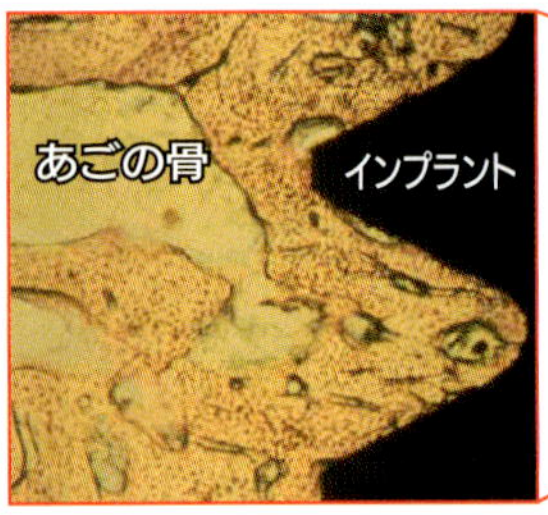

インプラントとあごの骨の結合しているようす（光学顕微鏡像）。インプラントと骨は、炎症症状もなくしっかり結合します（これをオッセオインテグレーションといいます）。

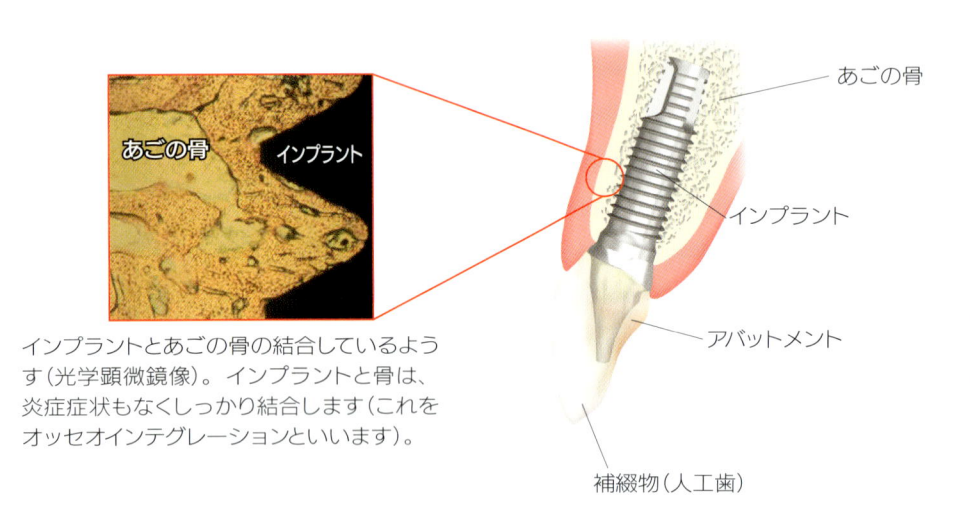

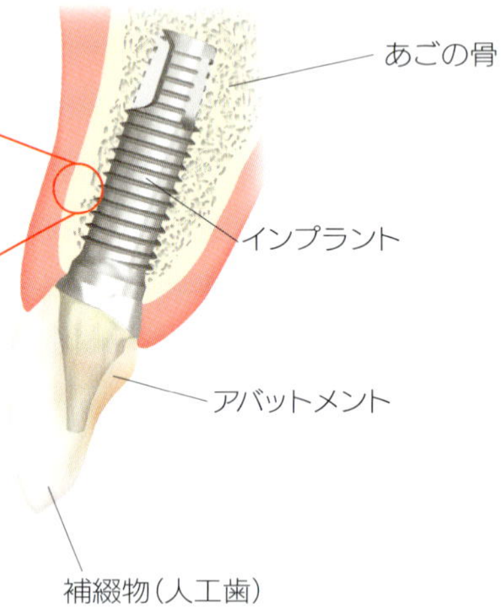

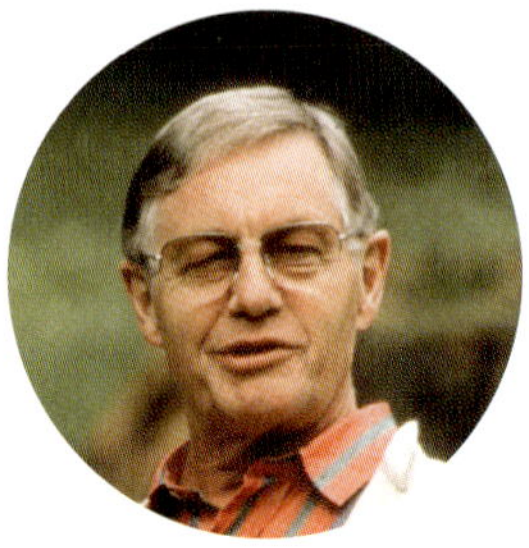

現代インプラントの父・ブローネマルク博士（スウェーデン）。1965年より臨床応用を開始した最初のインプラントは、患者さんが他界されるまでの42年間、患者さんのお口のなかでしっかり機能しました。日本では1983年より使用されています。

インプラント治療は、一般的に、
- あごの骨に埋め込まれ、歯の根の役目をする**インプラント**
- インプラントに補綴物（人工歯）を固定する**アバットメント**
- 失った歯を補う人工の歯の**補綴物（人工歯）**

の3つから構成されています。

インプラント治療でプラークコントロールが必要な理由

画期的なインプラント治療ですが、やっぱりプラークコントロールが大切。
なぜなら、インプラント周囲の粘膜に炎症が生じると、最悪な場合ではインプラントを取り除かなければならないからです。
粘膜の炎症の主な原因は、これまたプラークなのです。

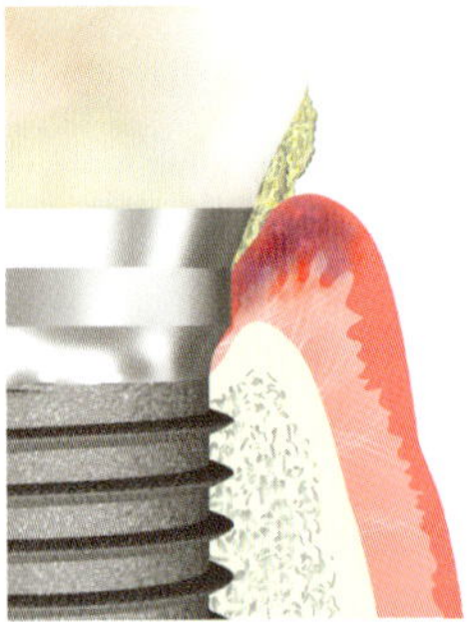

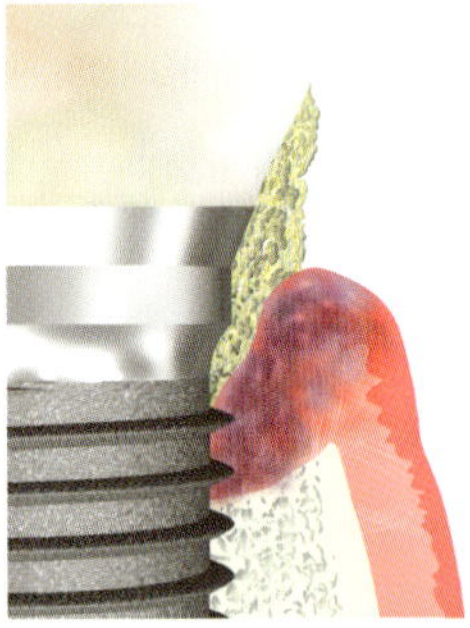

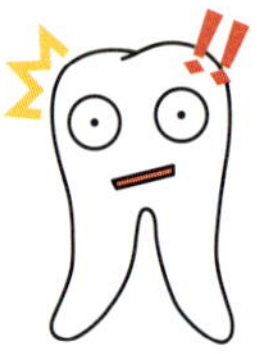

左：インプラント周囲にプラークがたまり、粘膜に炎症が生じると、「インプラント周囲粘膜炎」になります。原因のプラークを取り除けば回復します。
右：インプラント周囲粘膜炎が進行して骨まで影響が及ぶと、「インプラント周囲炎」という深刻な状態になります。最悪の場合、インプラントを取り除かなければなりません。

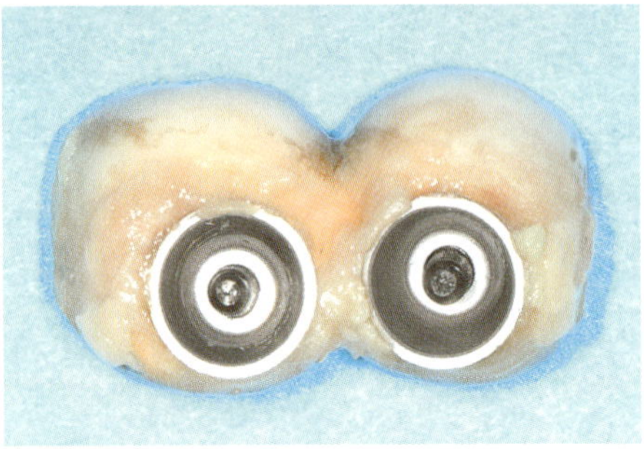

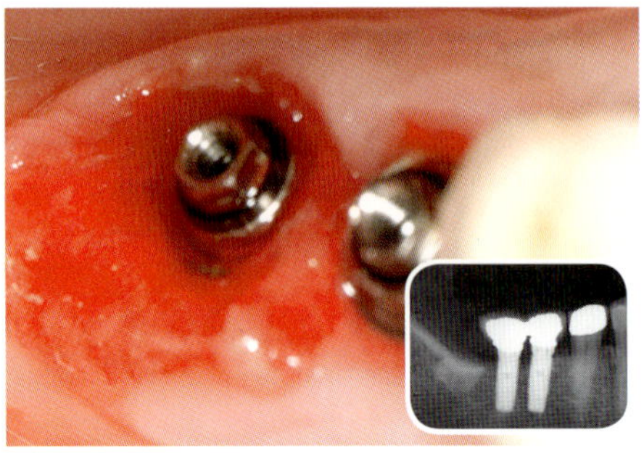

左：インプラントの補綴物（人工歯）にたくさんのプラークが付着しています。
右：インプラント周囲の粘膜に炎症が生じています。エックス線写真では、骨への影響は認められませんでした。プラークコントロールの改善が、解決への第一歩です。

インプラント治療のながれとプラークコントロール

患者さんの状況によって異なりますが、一般的なインプラント治療の流れとプラークコントロールをご紹介します。
インプラント治療の成功には、患者さんご自身のセルフケアと歯医者さんでのプロフェッショナルケアの両立が大切です。

	患者さんご自身	歯科医院

手術前の環境整備

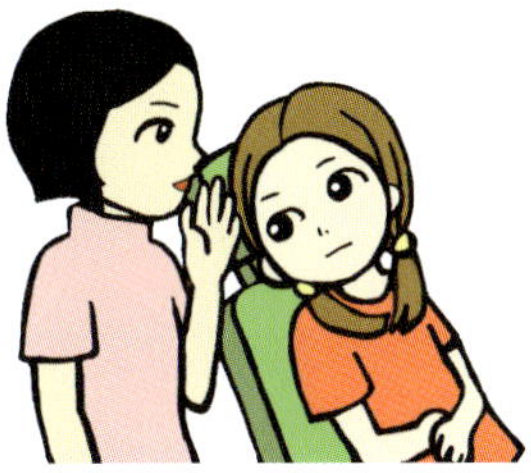

ブラッシング

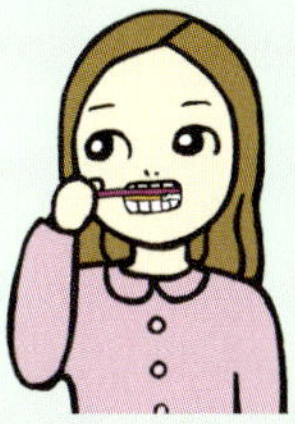

ブラッシング技術の向上にむけてがんばりましょう!

歯科医師・歯科衛生士による口腔内清掃

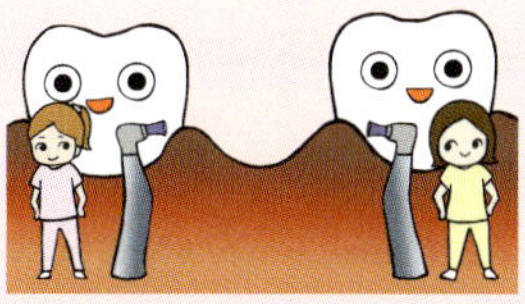

細菌や歯石など感染源の徹底的な除去

インプラント埋入手術

1日
～
10日

うがい薬で洗口

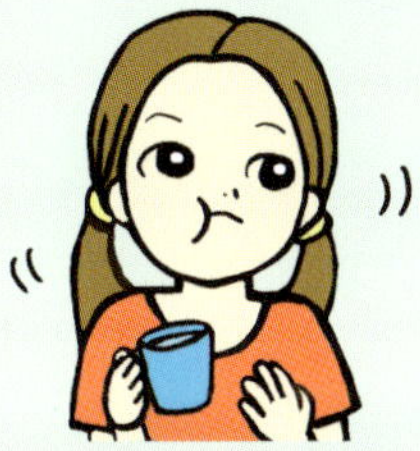

手術した場所以外は、歯磨剤をつけずにブラッシング

歯科医師・歯科衛生士による口腔内清掃

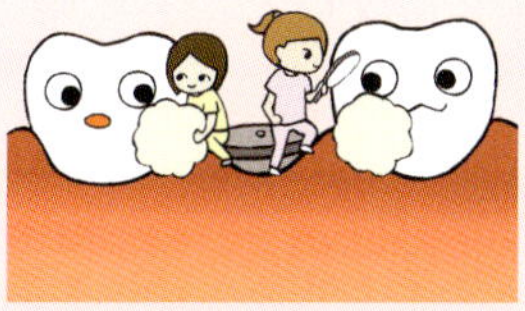

手術したところのチェックと消毒、クリーニング

抜糸 (手術内容によって異なりますが、手術後7～10日後)

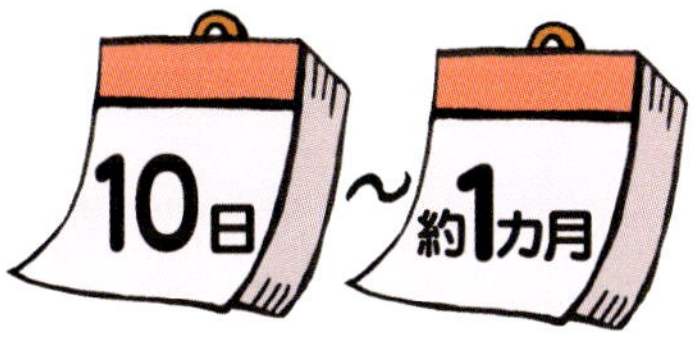
10日
～
約1カ月

やさしくブラッシング開始

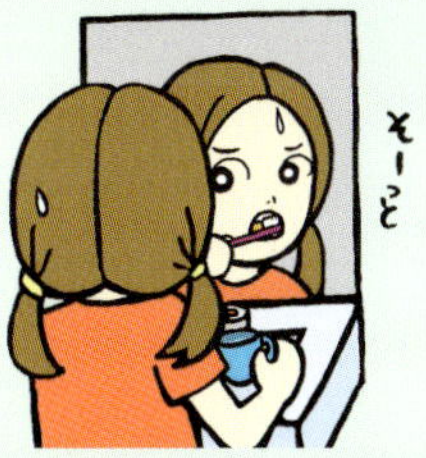
そーっと

うがい薬の使用と、回復具合に応じてソフトブラシでブラッシング

歯科医師・歯科衛生士による口腔内清掃

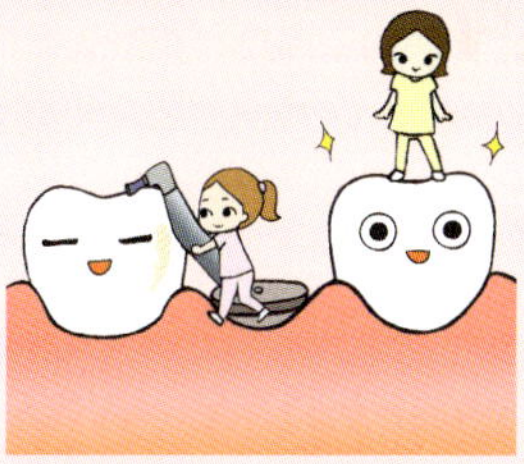

手術したところのチェックと消毒、クリーニング

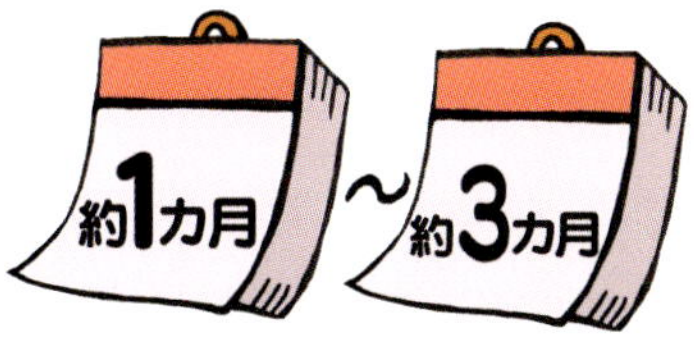
約1カ月
～
約3カ月

通常のブラッシングへ移行

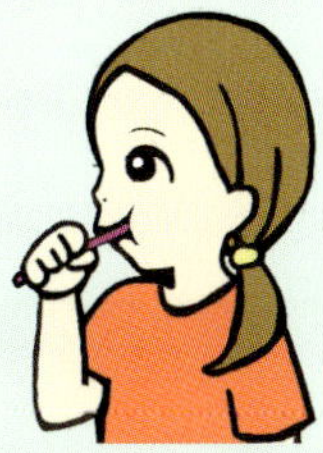

歯科医師・歯科衛生士の判断により、通常の歯ブラシによるブラッシングに変更

歯科医師・歯科衛生士による口腔内清掃

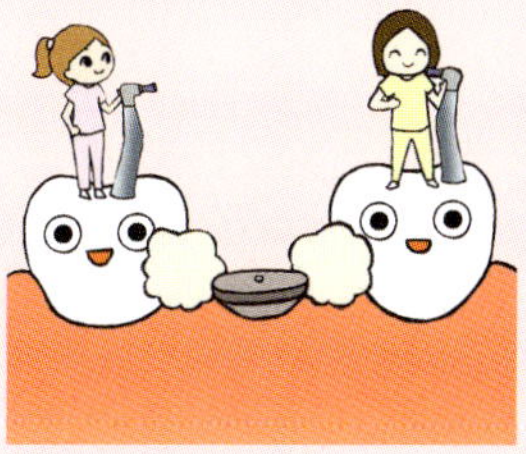

手術したところのチェックと消毒、クリーニング

補綴物(人工歯)の調整、装着

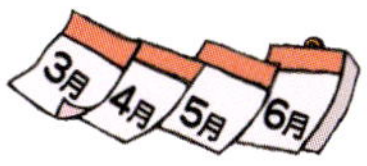
3月
4月
5月
6月

3～6ヵ月毎のメインテナンス

いつものブラッシングで大丈夫ですよ!

これからも定期的に歯科医院でメインテナンスを受けましょう!

実践！　インプラント治療のプラークコントロール

インプラント治療を成功に導くためには、手術前からプラークコントロール技術の向上が不可欠です。
ここでは、手術直前から治療後までのプラークコントロールのポイントを見ていきましょう。

やってみよう　手術前～補綴物装着までのプラークコントロール

インプラント手術前～手術直後のプラークコントロール

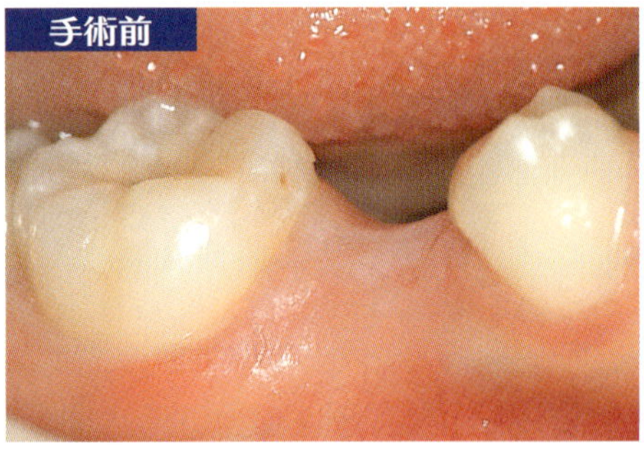
手術前

インプラント手術直前の状態です。炎症のない健康的な状態になるよう、プラークコントロールをがんばりましょう。

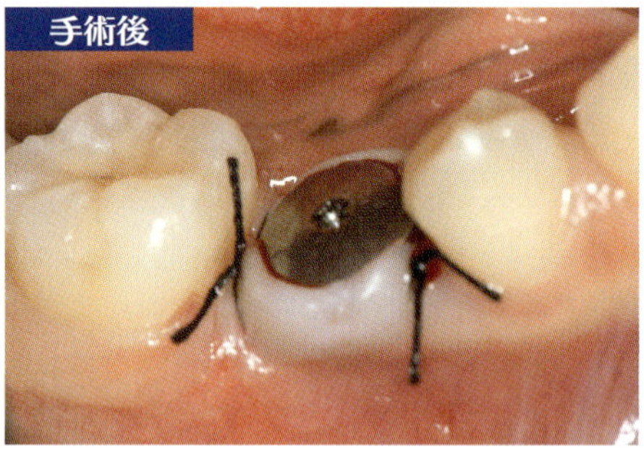
手術後

インプラント手術は無事に成功。デリケートなところなので、歯ブラシはしばらく中止して、うがい薬で洗口します。
※手術部位以外は、通常のブラッシングをします。

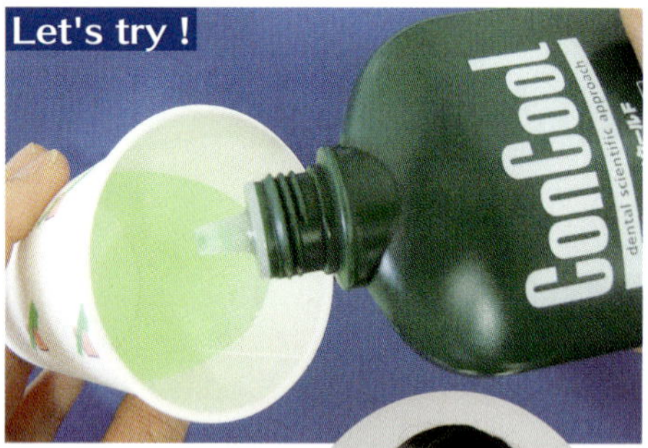
Let's try !
ConCool

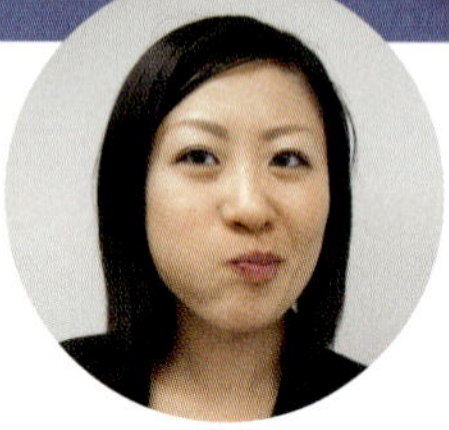

抜糸後はソフトブラシでやさしくブラッシング開始

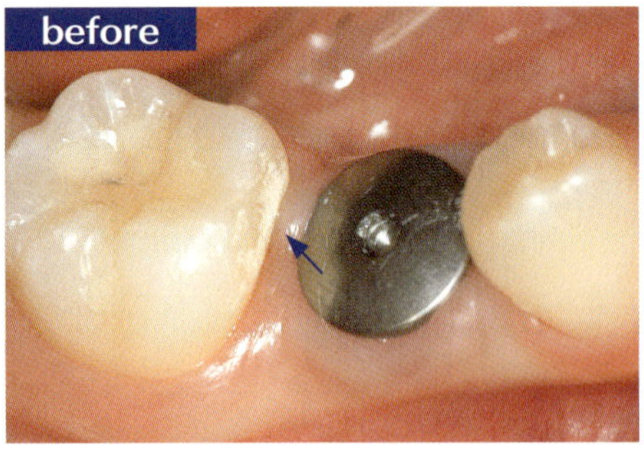
before

矢印の部分にプラーク（白いもの）がついています。抜糸後は、両隣の歯も含めて、ソフトブラシでやさしくブラッシングしましょう。

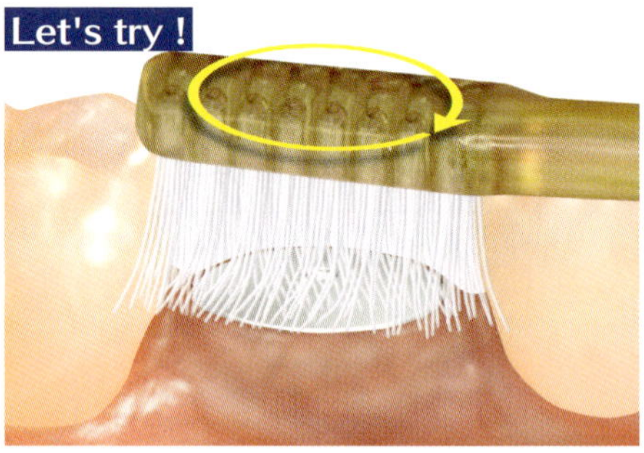
Let's try !

インプラントの周りは、歯肉を傷つけないように、軽い圧で回転させるようにブラッシングします。

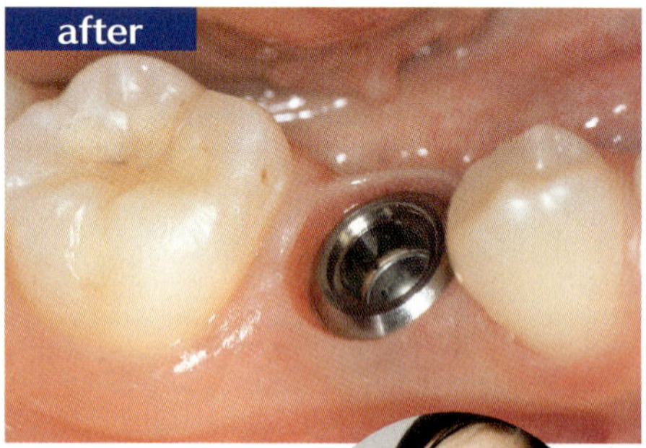
after

インプラント周囲が健康的な状態を目指しましょう。

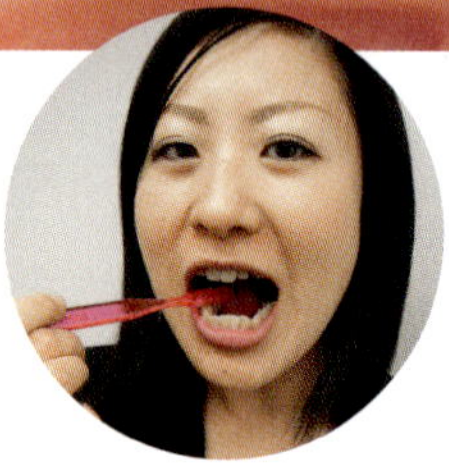

補綴物（人工歯）が完成！　お疲れ様でした！

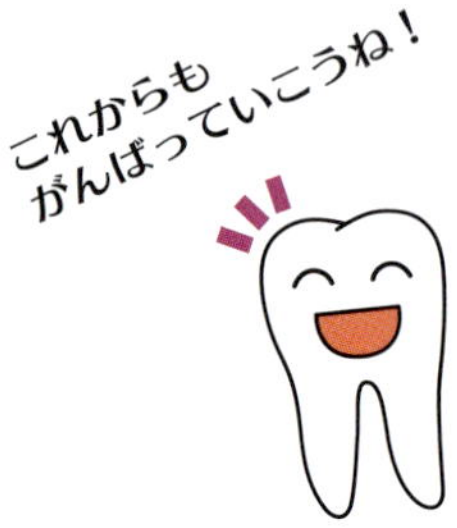
これからも
がんばっていこうね！

インプラント手術終了から、しっかりとお手入れをしてきたので、まるで本物の歯のようにきれいな状態になりました。これからも、インプラントと末永くお付き合いしていくためのお手入れが必要となります。

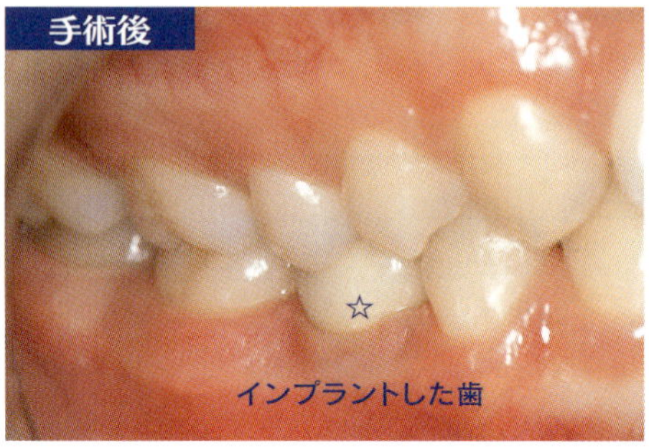
手術後
☆
インプラントした歯

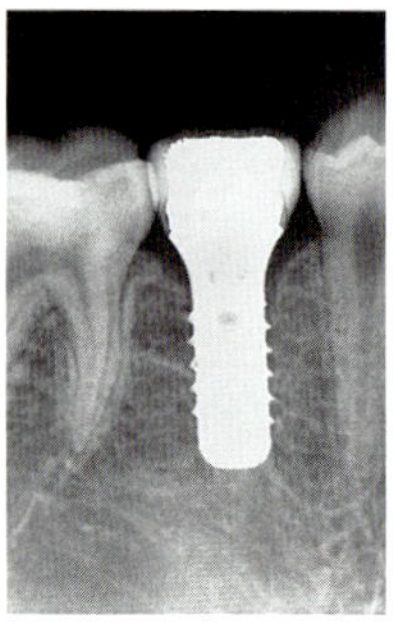

Try! やってみよう ― インプラント治療を受けた前歯のプラークコントロール

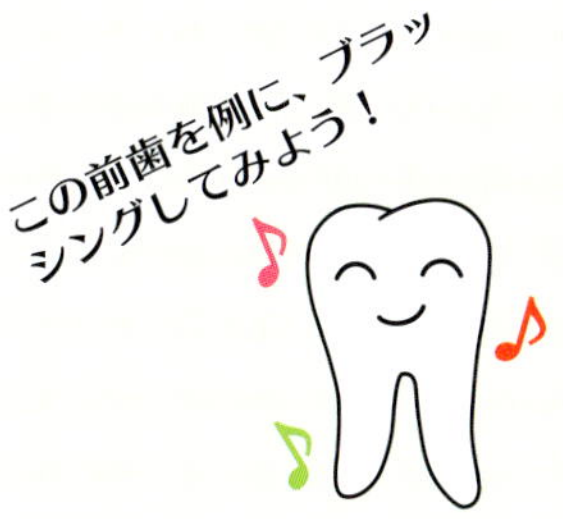
この前歯を例に、ブラッシングしてみよう！

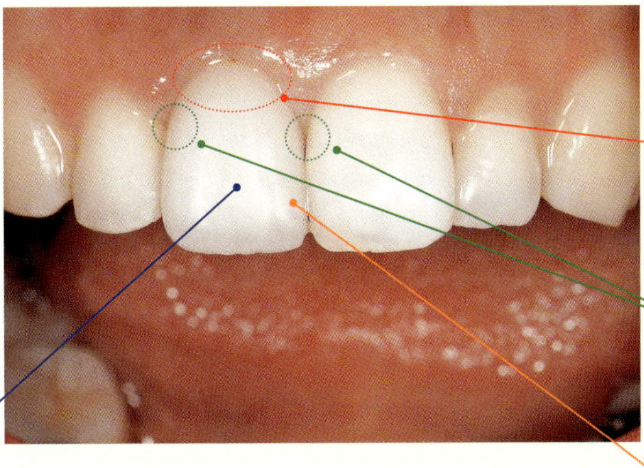

この前歯が、インプラント治療を行ったところです。天然歯そっくりですね！

歯と粘膜の境目は薄くてナイーブ。歯ブラシでていねいにブラッシングします。

歯と歯のあいだは、デンタルフロスでお手入れします。強く押しつけないように、注意しながらていねいに！

歯の内側は、特殊なブラシ（タフトブラシ）でていねいにブラッシングしましょう。

歯と粘膜の境目

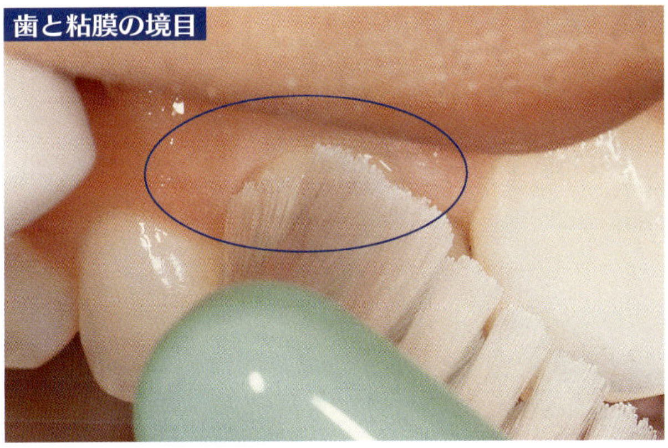

人工歯と粘膜の境目に歯ブラシを軽く当てて、横に小さく動かしてブラッシングします。

歯の内側

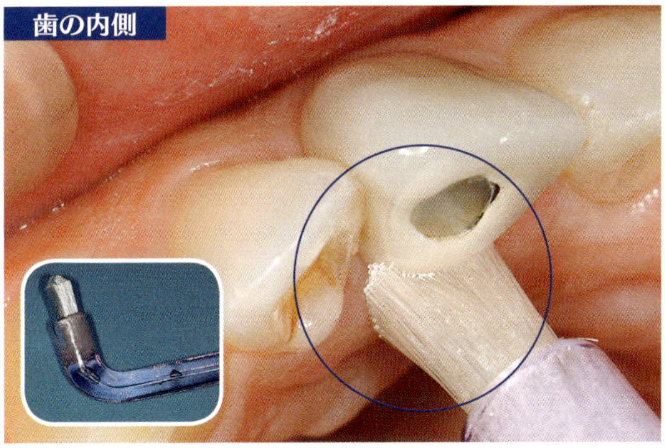

インプラント治療した歯の内側は、すこし膨らんだ形をしている場合があります。そこはタフトブラシで、ラインに沿わせるように軽く小刻みにブラッシングします。**タフトブラシの毛は普通の歯ブラシよりも硬いので、やさしく磨きましょう。**

歯と歯のあいだ

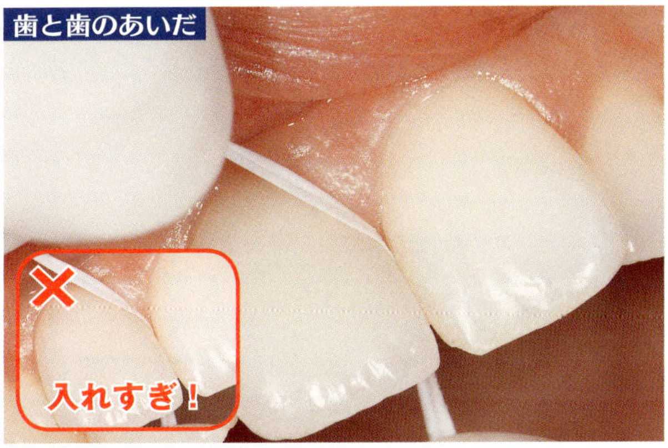
入れすぎ！

歯と歯のあいだは、無理なく通すことのできるWAXつきのデンタルフロスを使用して、のこぎりのように前後に動かしながらゆっくりと入れていきます。**インプラント治療をした歯の周囲のデンタルフロスは、粘膜のふちまでで十分。入れすぎに注意しましょう！**

治療6年後

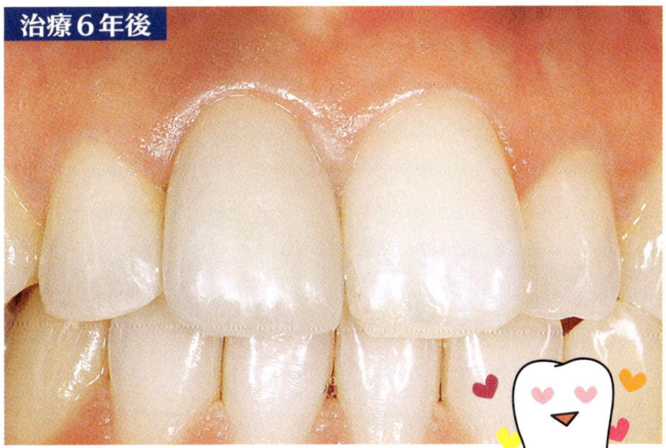

ていねいなプラークコントロールと定期的なメインテナンスに通って、天然歯と見分けのつかない良好な状態を保っています。

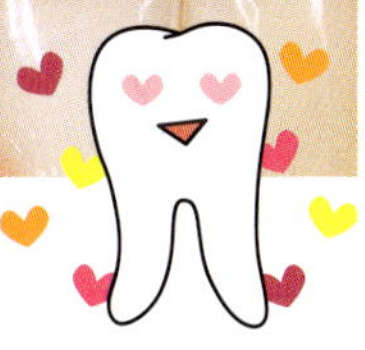
私もがんばりま～す！

Try! やってみよう

下の歯が1本もなかった患者さんに行われたインプラント治療のプラークコントロール

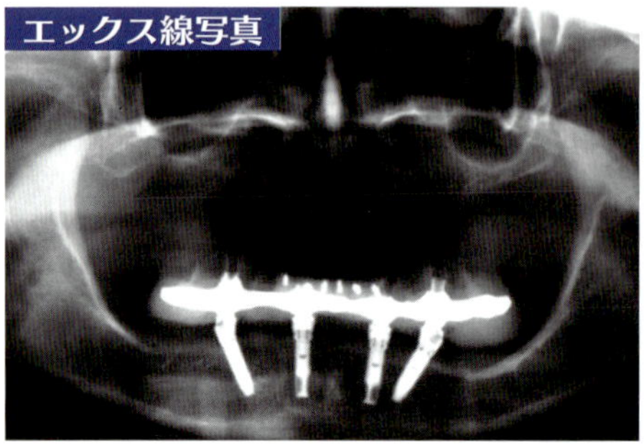
エックス線写真

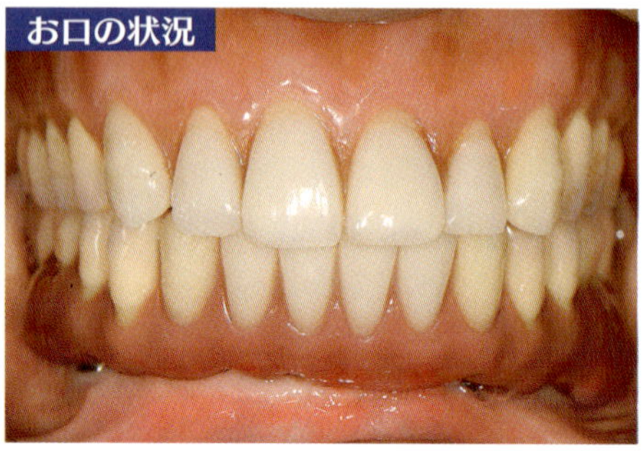
お口の状況

上下とも1本も歯のない患者さんでしたが、下あごに4本のインプラントを入れ、ブリッジで下の歯を再建しました。上あごには総入れ歯をいれています。

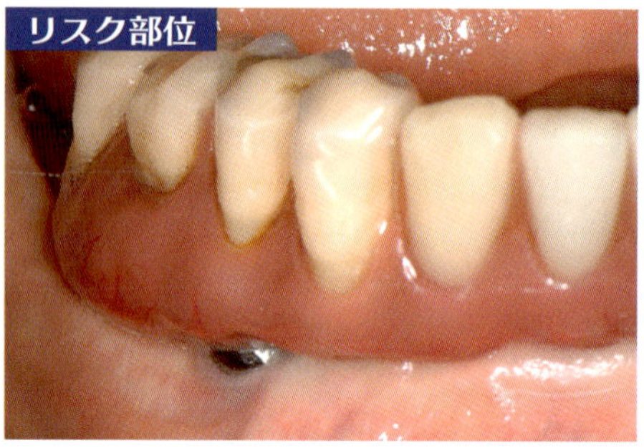
リスク部位

こういった治療では、インプラント周囲とブリッジの内側にプラークが付着しやすいです。しかし普通の歯ブラシでは、なかなかブリッジの内側まできれいにすることはできません。

大きなブリッジでプラークコントロールが難しい場合は、音波歯ブラシ＆歯間ブラシを活用しよう

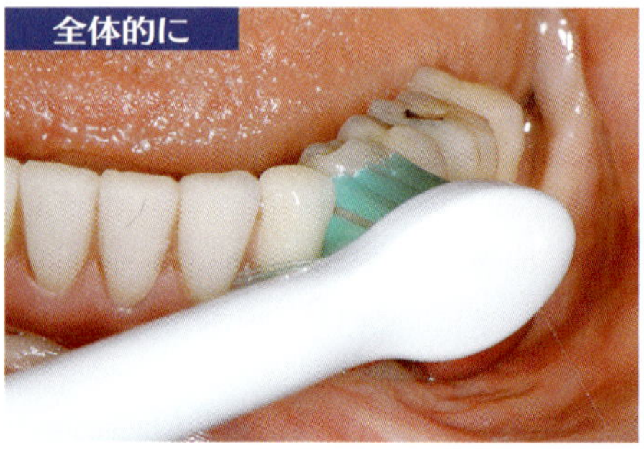
全体的に

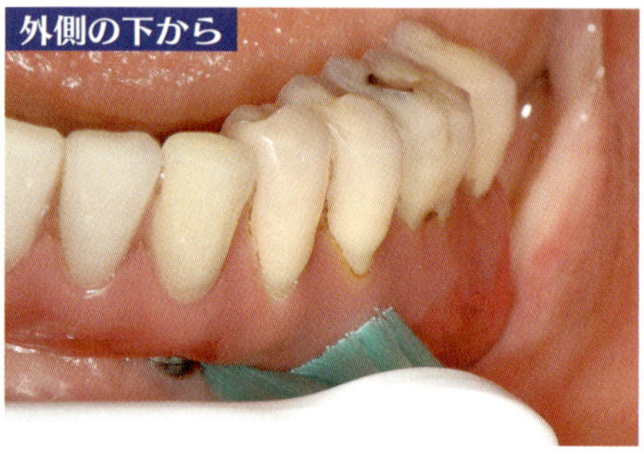
外側の下から

右：まず全体的に音波歯ブラシでブラッシングします。音波歯ブラシは、歯に軽く当てるだけでOK。普通の歯ブラシのように動かす必要はありません。
左：音波歯ブラシは、毛先の当たらないところのプラークも除去できるといわれています。外側の下から毛先を軽く圧接し、長く当てたままにしてプラークを取り除きます。

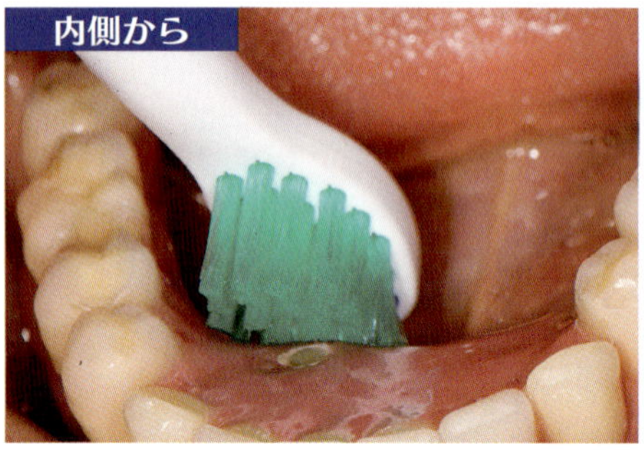
内側から

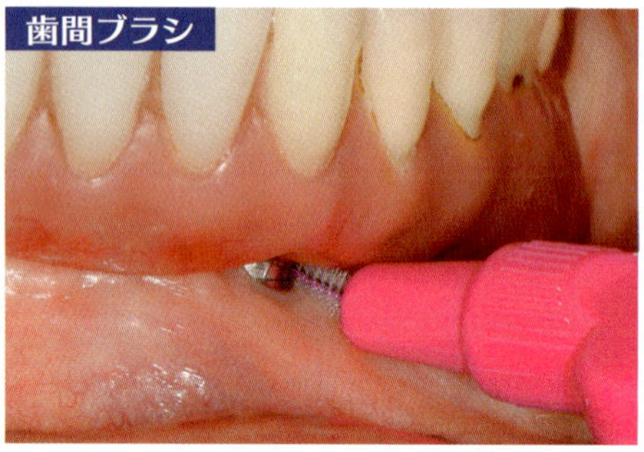
歯間ブラシ

右：ブリッジの内側は幅広のことが多いため、歯石がたまりやすいところです。音波歯ブラシを縦に深く入れ、毛先をインプラントと粘膜の境目に当てることでプラークを除去します。
左：歯間ブラシは入るところだけ使用します。インプラントに沿ってまっすぐに入れ、出し入れするように動かします。粘膜を傷つけないように注意しましょう。
※あなたの担当歯科衛生士の指示にならって使用しましょう。

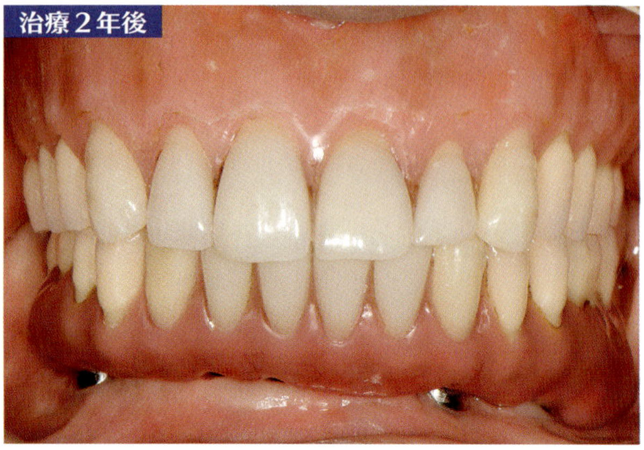
治療２年後

音波歯ブラシと歯間ブラシを上手に使って、インプラントや磨きにくいブリッジの後ろもきれいになっています。メインテナンスにもしっかり通っていますので、良好な状態です。

あなたの歯肉の状態や、補綴物（人工歯）の形によって、歯ブラシの選びかたや磨きかたは異なります。歯科医師や歯科衛生士から、あなたにぴったりのお手入れ方法を教えてもらいましょう。

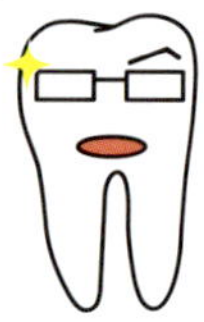

矯正装置があってもピカピカな歯!

矯正治療中のプラークコントロール

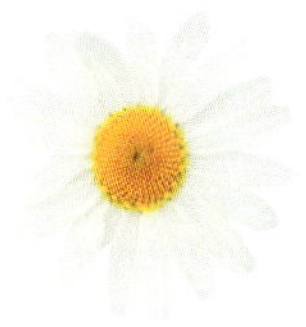

歯並びをきれいに整える矯正治療。ブラケットやワイヤーなどの器具を長く装着するため、プラークコントロールが難しくなります。矯正治療中にむし歯を作らない、ブラッシングのノウハウをぜひ学んで実践しましょう。

いま、矯正治療に興味をお持ちの患者さんがたくさんいらっしゃいます。矯正治療は、歯並びをきれいにすることで美しい口元を得ることができるほか、歯並びが悪いために生じる噛み合わせの不調を改善したり、むし歯や歯周病のリスクを低減させるといったメリットがあります。

さて、矯正治療というと「きれいで健康的な歯並びを得ることができる」というメリットに目が行きがちですが、長い治療期間を必要とする矯正治療中は、むし歯になりやすい時期でもあります。なぜなら、矯正治療に必需品のワイヤーやブラケットという歯につける装置のまわりに、むし歯の原因となるプラークがたまりやすいからです。

いつも同じところにプラークが残っていると、そのプラークに接している歯はプラークが産生する酸に侵され、むし歯になりやすくなります。歯ブラシでしっかり磨いているつもりでも、ワイヤーやブラケットで作られる複雑な装置のすきまには、思いのほかプラークが残っているものです。

ワイヤーや器具の調整に通院していただくたびに、歯科衛生士によるクリーニングでプラークを徹底的に除去しますが、むし歯予防には、やはり患者さん自身による日々のプラークコントロールが欠かせません。

矯正治療が終わった後は、むし歯のないきれいな歯並びで、心から笑いたいですよね? 期待が膨らむ将来のために、プラークコントロールは必要不可欠な日々のセルフケアです。歯ブラシや歯間ブラシを使ったプラークコントロールテクニックをご紹介しますので、ぜひ実践してみましょう。はじめは面倒でも、すぐに習慣になりますよ。

上達に向けての着眼ポイント

- □ ワイヤーやブラケットなど矯正装置のまわりは、むし歯や歯周病の原因となるプラークが付着しやすいところ。
- □ 歯ブラシの毛先がすみずみまで当たるように、歯ブラシの向きの工夫や清掃補助用具も活用してみましょう。
- □ 矯正治療後もプラークコントロールが大切です。

アドバイザー

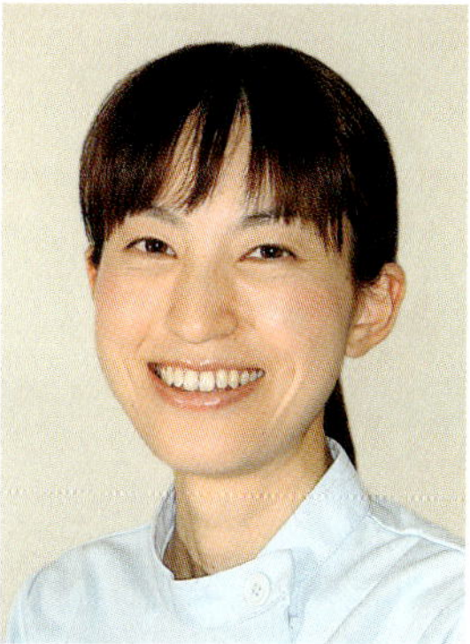

千野ひとみ。新潟県見附市の関崎歯科医院に勤務。モットーは「患者さんの立場に立ったケア」。

お口の健康に貢献する矯正治療のメリット

歯並びが乱れていると、見た目のコンプレックスになるほか、噛み合わせの不調などが生じることがあります。
また、デコボコした部位はブラッシングが難しく、着色やむし歯、歯周病のリスクが高まります。
矯正治療は、コンプレックスやリスクを改善する治療です。

矯正治療で健康的で機能的な歯並びを獲得！

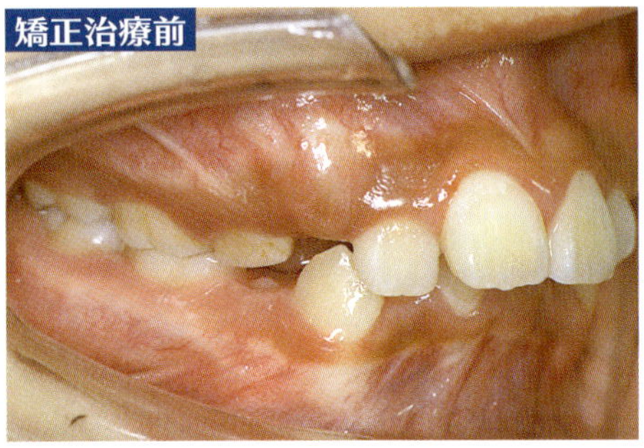

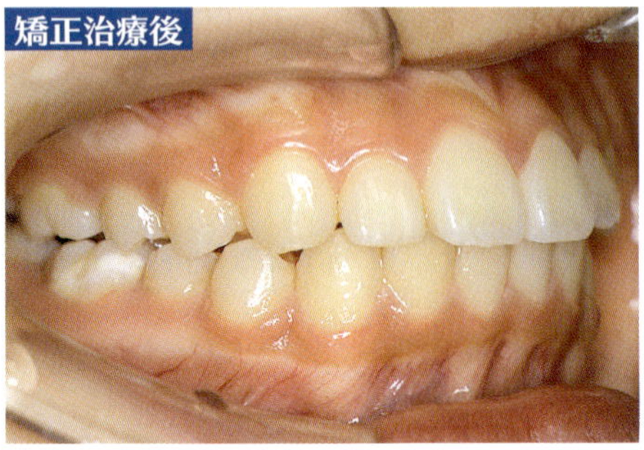

矯正治療によって、きれいで健康的な歯並びにすることができました。

ブラッシングが難しい部位も、矯正治療で改善！

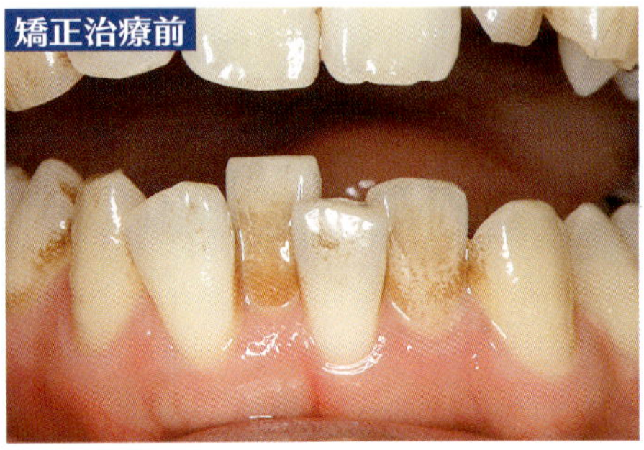

下の前歯が重なり合っているため、歯ブラシがバランスよく当たりにくくなっています。前に飛び出している歯はきれいに磨けていますが、奥の歯は歯ブラシの毛先が当たらず、着色していました。

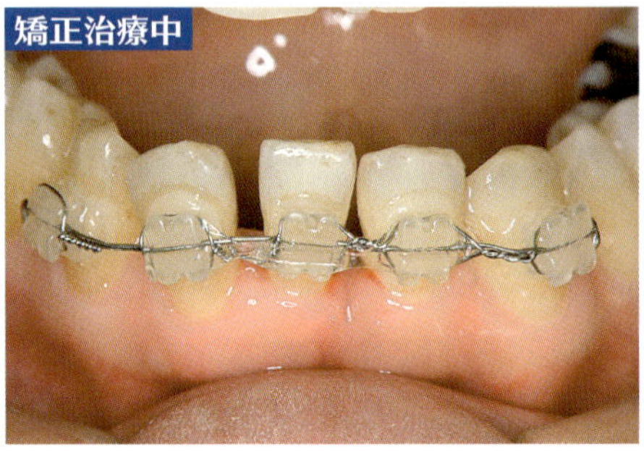

矯正治療を開始しました。

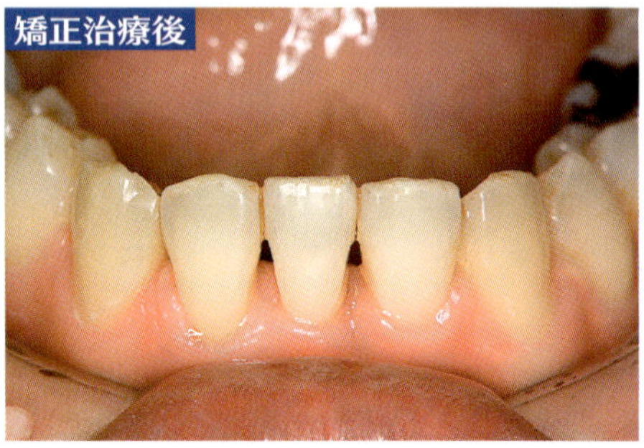

矯正治療終了後です。歯並びがよくなることで、歯ブラシも均一に当たっており、着色もなくなりました。

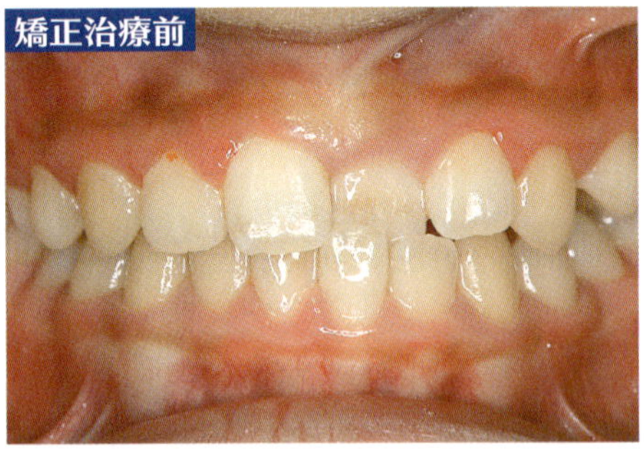

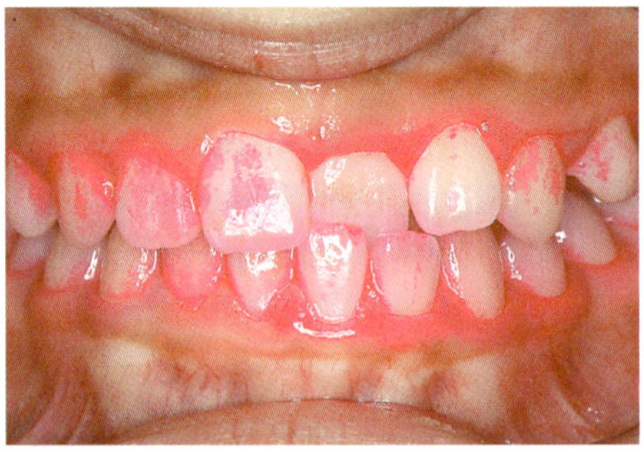

上の歯が下の歯に隠れており、着色しています。ていねいな歯磨きを行っていますが、凹んだ歯に気を取られ、そのほかの歯のプラークはあまり落ちていません(右の写真で赤く染まっている歯にプラークがついています)。

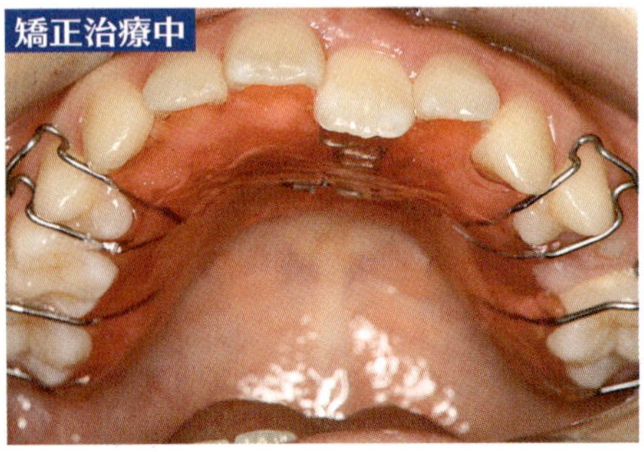

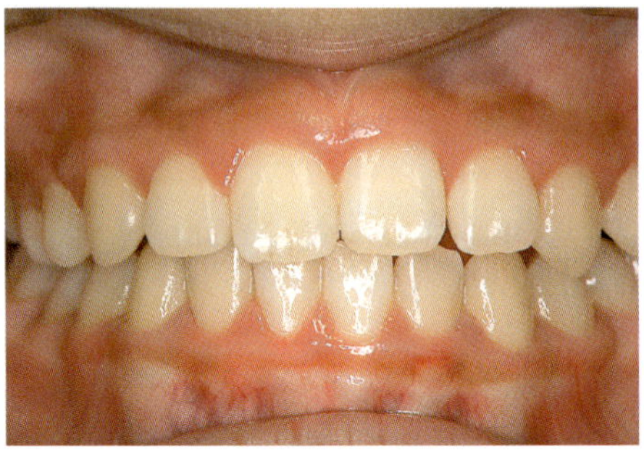

凹んでいた上の前歯を押し出す矯正治療を始めたところ(左)、歯の位置がだんだん理想的な位置に近づいてきました(右)。歯磨きもしやすくなりました。

びっくり！　矯正治療中はむし歯のリスクでいっぱい

むし歯の原因は、プラークから産生される酸。歯が酸に長いあいだ侵されると、歯のエナメル質が溶けだしてむし歯になります。
矯正装置のまわりには、実はそのプラークがたくさん残りやすいのです。

Why? なぜ

プラークを染めだしてチェックしてみました

ブラッシング後に、プラークが赤く染まる薬で清掃状況をチェックしてみると、矯正装置のまわりにはプラークがたくさん残っていることがわかりました。

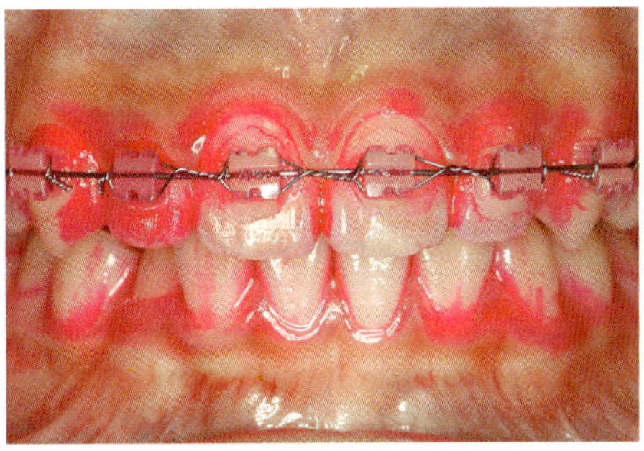

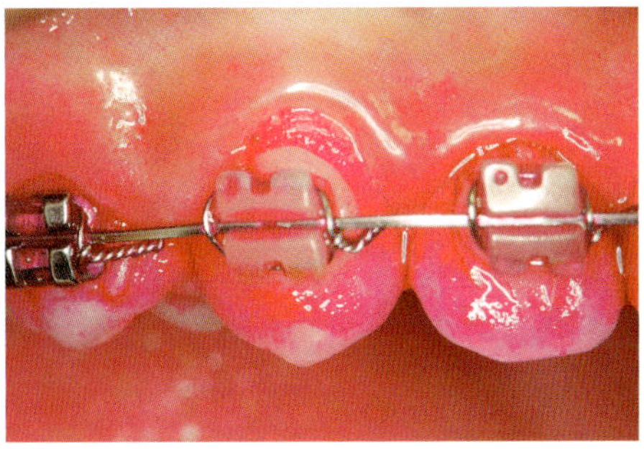

左：ある患者さんの例。矯正装置のついていない広い面のところには歯ブラシが当たっていますが、矯正装置周辺には当たっておらず、プラークがたくさん残っています。
右：ある患者さんでは、奥歯に行くにしたがって歯ブラシが当たっておらず、歯の表面のプラークもとれていませんでした。矯正装置は光っていますので、矯正装置の上をブラッシングしていたのかもしれません。

実録　むし歯ができてしまった患者さんの例

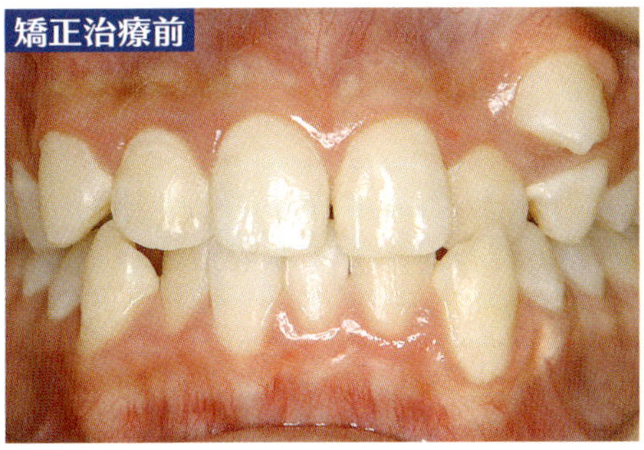
矯正治療前

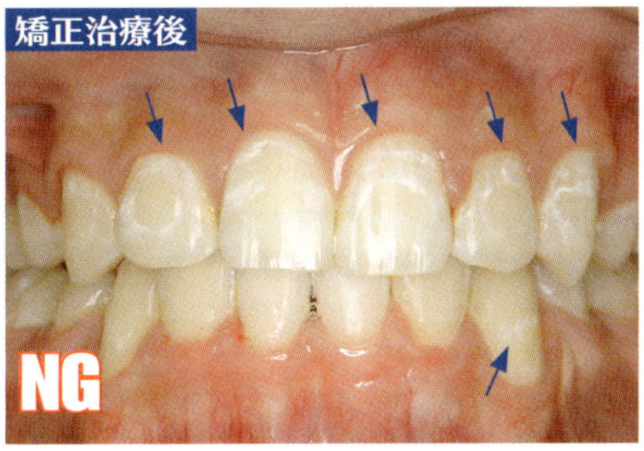
矯正治療後
NG

左：矯正治療前はプラークコントロール良好な患者さんでした。
右：矯正装置を外した状態です。装置がついていた歯のまわりに、白いものが見えますね。これは白斑という初期のむし歯です。歯を削る必要はありませんが、かなり危険な状態です。

！ 歯並びがきれいになっても、むし歯ができてしまっては残念ですよね。でも大丈夫！　上手なプラークコントロールをマスターすれば、むし歯のリスクをグッと下げることができます。

プラークコントロールをマスターしてむし歯知らずに！

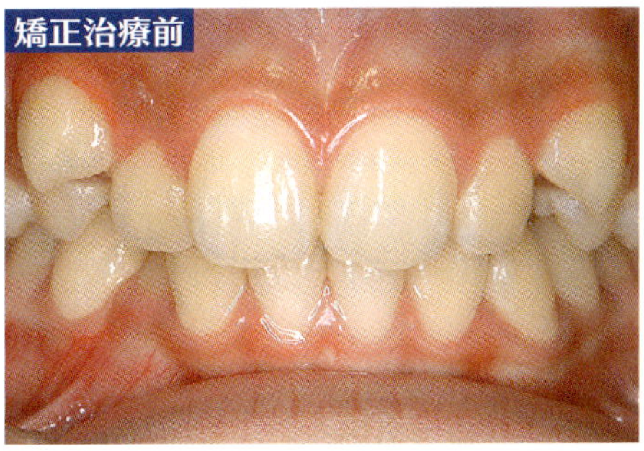
矯正治療前

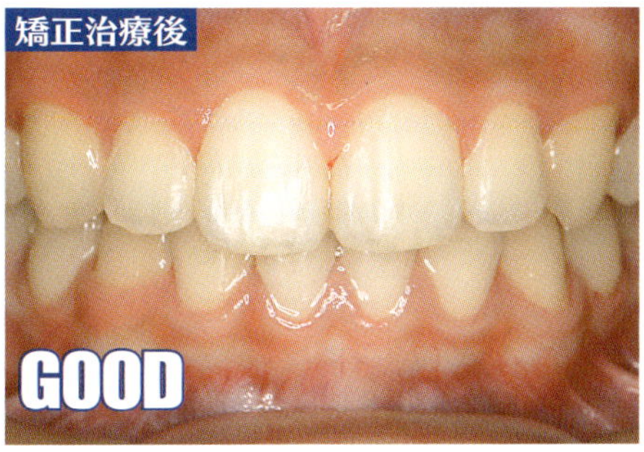
矯正治療後
GOOD

左：矯正治療前は、犬歯が上から生えていたり下の歯が重なっていたりして、ブラッシングが難しい状態でした。
右：矯正治療中に一生懸命ブラッシングをした結果、むし歯はできず、理想的な状態で矯正治療が終了しました。

矯正治療中のプラークコントロール向上大作戦！

プラ　クコントロールの基本はやっぱり歯ブラシによるブラッシング。
矯正治療中のブラッシングは、矯正装置が邪魔して磨けないところに、いかに歯ブラシの毛先を当てるかがポイントです。
下の写真のように歯ブラシの毛先をコントロールしてみましょう。

Try! やってみよう

矯正装置を中心に歯を上下に分けて磨いてみよう

矯正装置のまわりはもちろん、歯と歯ぐきの境目もブラッシングしましょう

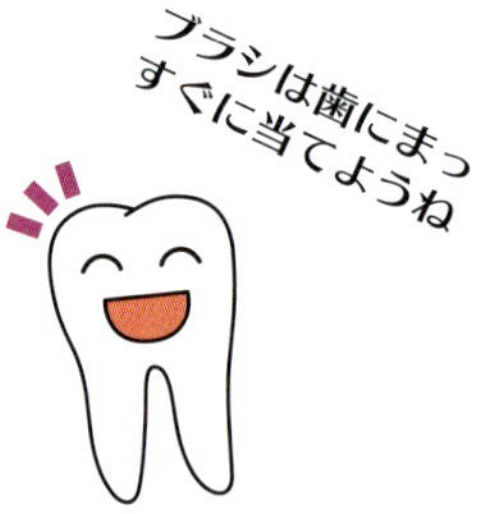

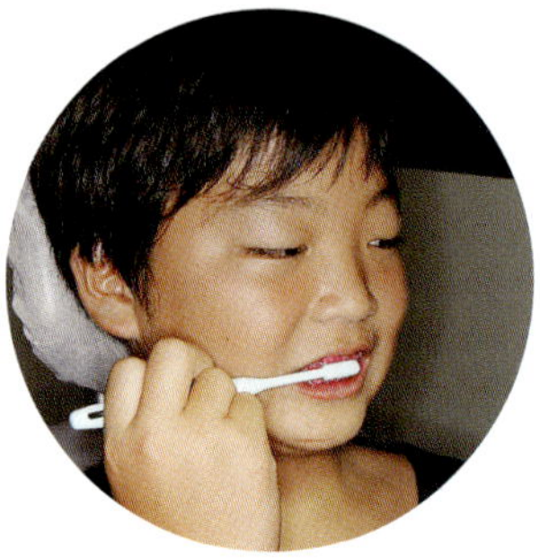

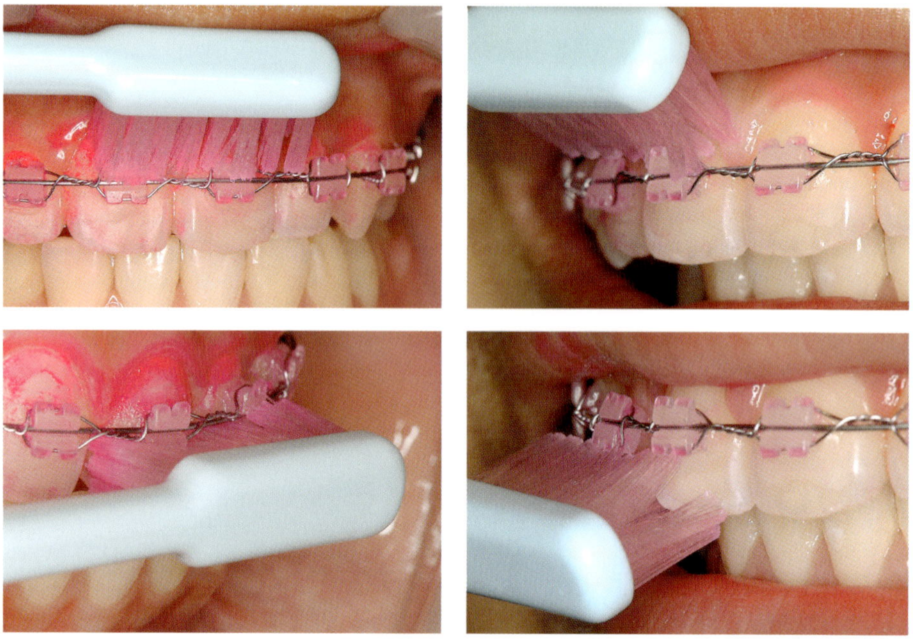

歯ブラシを寝かさず、毛先を上手に使って磨こう

歯ブラシを歯に対して寝かせてしまうと、毛先が当たらなかったり、歯ブラシのなかに歯が入ってしまったり、装置に毛先がひっかかり、プラークが落としにくくなります。
歯ブラシのつま先やかかとを使って、毛先をすみずみまで当てましょう。

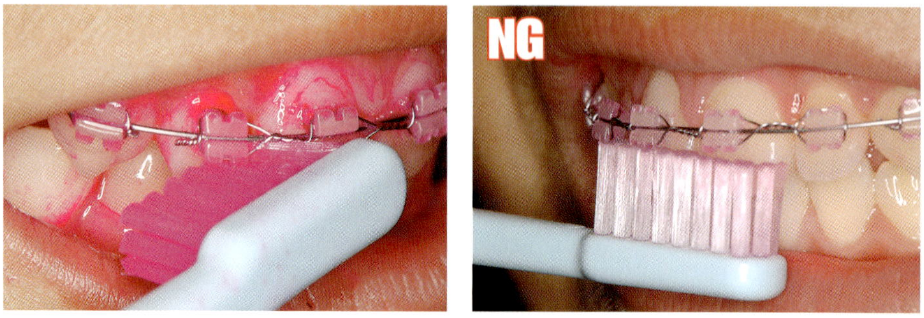

奥歯のバンド部分も忘れずに！

奥歯についているバンドの周辺も、プラークが残りやすいところ。忘れずにブラッシングをしましょう。

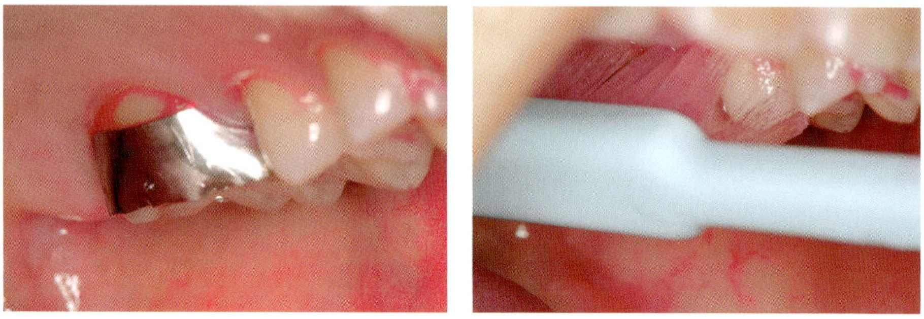

磨きにくいところは清掃補助用具を使ってみよう

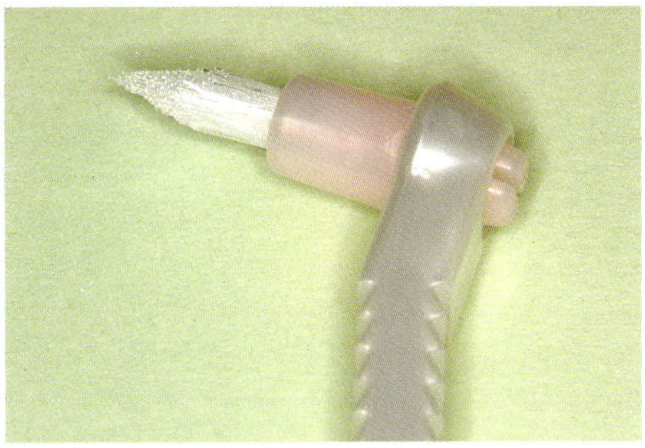

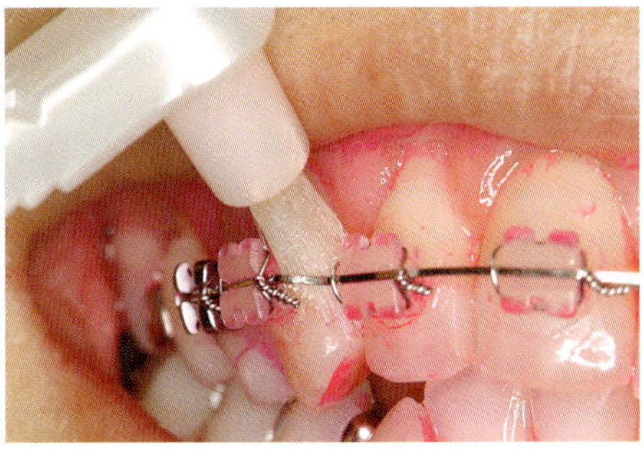

矯正治療の段階や矯正装置の装着状況によっては、歯ブラシだけではクリーニングが困難な場合もあります。毛先が細長いタフトブラシなどを使用すると、矯正装置の下や歯と歯のあいだをきれいにすることができます。

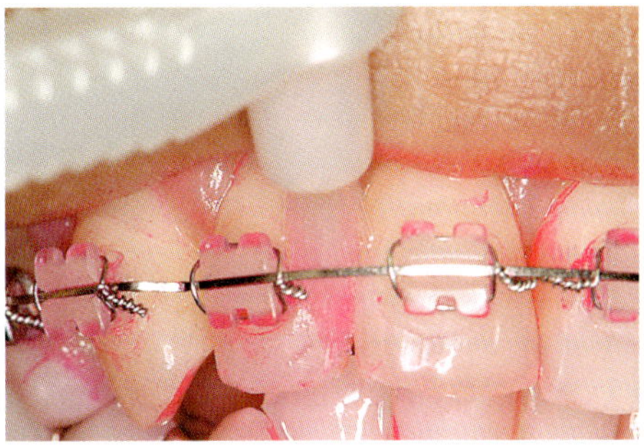

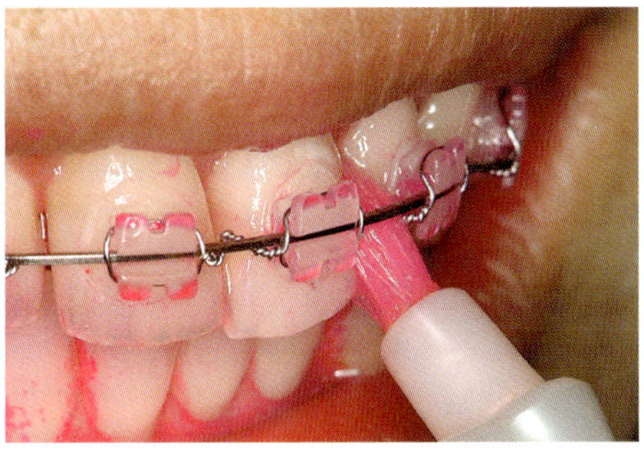

ワイヤーの上から、下からタフトブラシの毛先を挿入してブラッシングします。

Good! ピカピカ！ こんなにきれいになりました！

before

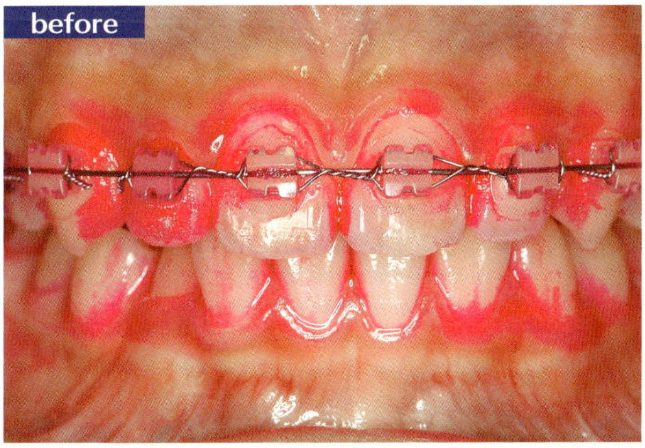

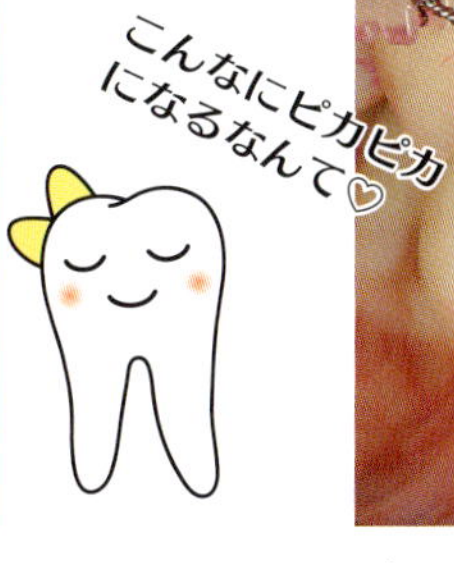

after

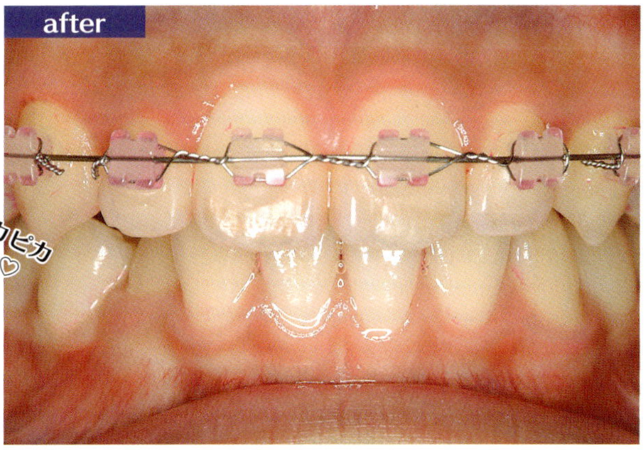

ブラッシング終了！　ベッタリついていたプラークもすっかり落ち、すっきりしましたね！　毎日のブラッシングでここまで落ちていれば超 Good！　まだ矯正装置と歯のすきまに少し残っていますが、これらは定期健診のときに担当の歯科衛生士がきれいに落とすのでご安心ください。

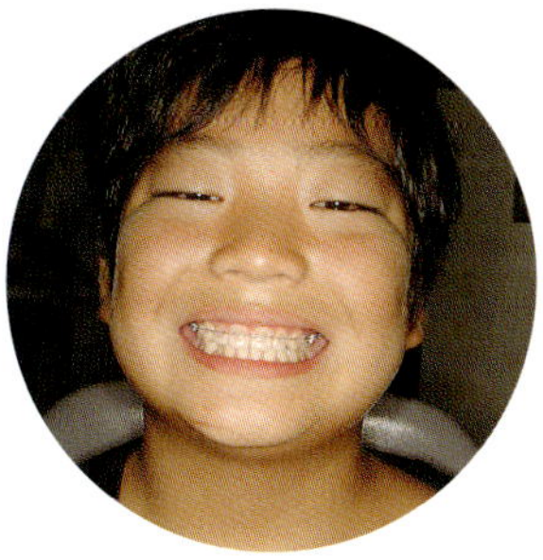

矯正治療後のブラッシングも、もちろん大切！

さて、矯正治療が終わってきれいな歯並びになったとしても、油断は大敵！
矯正治療中にがんばったその意気込みで、いつまでも健康的なお口でいられるよう、
日々のプラークコントロールをがんばっていきましょうね！

矯正装置を外したのちに、プラークをチェックしてみたら……

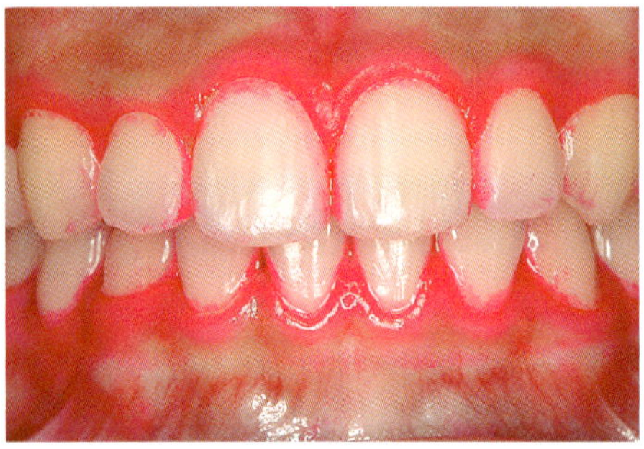

矯正装置が終わりました。矯正治療中にプラークコントロールをがんばったので、歯の平らな面のプラークコントロールは上手です。

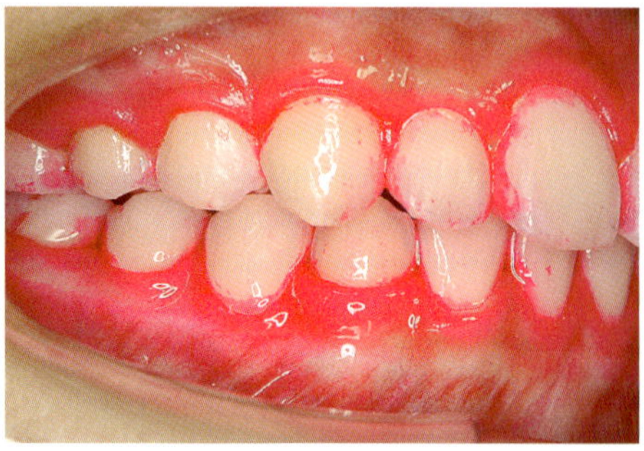

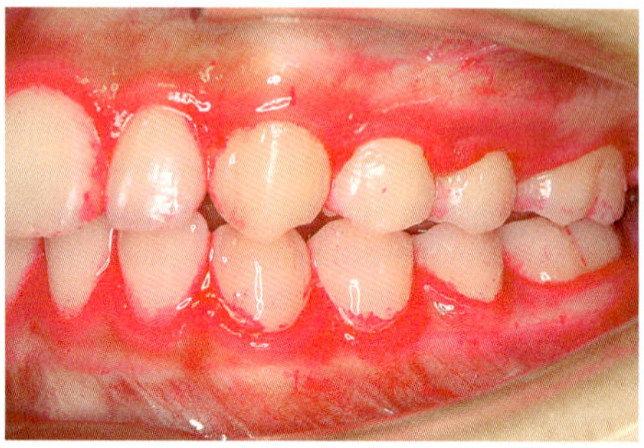

しかし、歯の側面には磨き残しがありました。ここを磨けるようになると、プラークコントロールはばっちりですね！

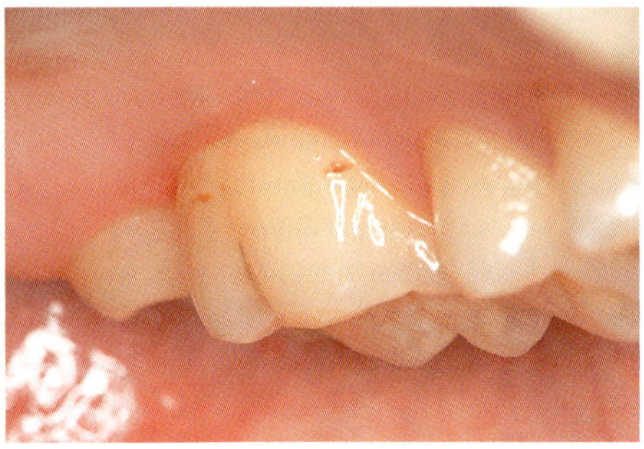

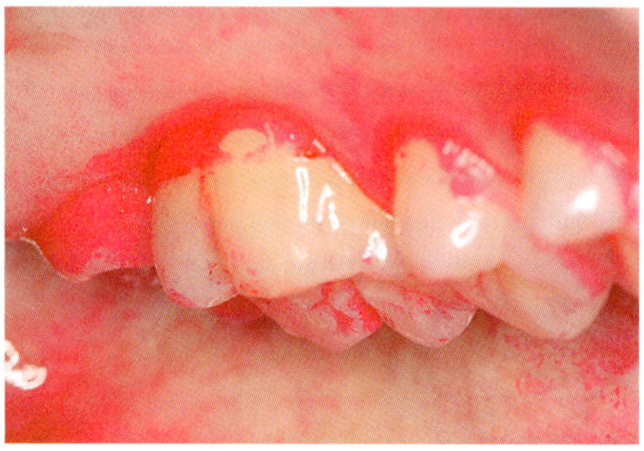

矯正治療中にバンドをつけていた奥歯には、磨き残しが見られました。忘れずに磨かないといけないところです。

セルフケア＆定期健診

矯正治療後もプラークコントロールを！

矯正治療後も、毎日のプラークコントロールはとても大切。そこで提案です！ 定期健診で歯科衛生士のプロフェッショナルケアを受診しましょう。ブラッシングのアドバイスや、徹底的なクリーニングをしてくれますよ。

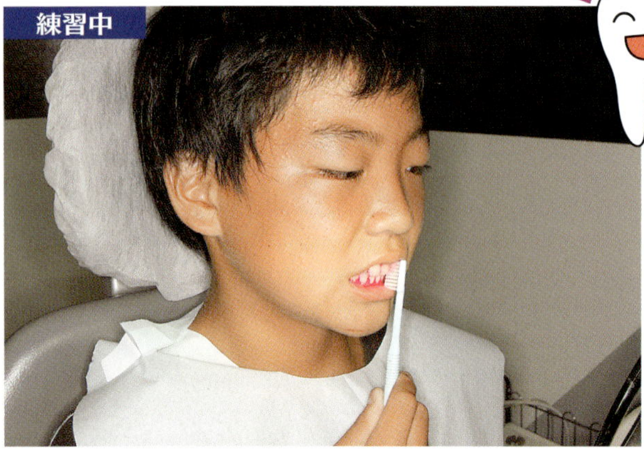
練習中

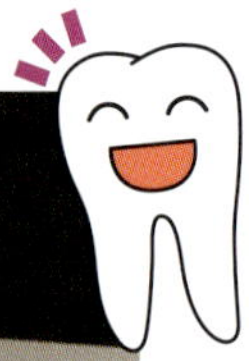
いいぞ少年！
がんばれ〜

磨き残しのあった前歯の側面には、歯ブラシを縦にして毛先を当てるように練習しています。「矯正治療中にブラッシングの練習をたくさんしたから、けっこう簡単！」

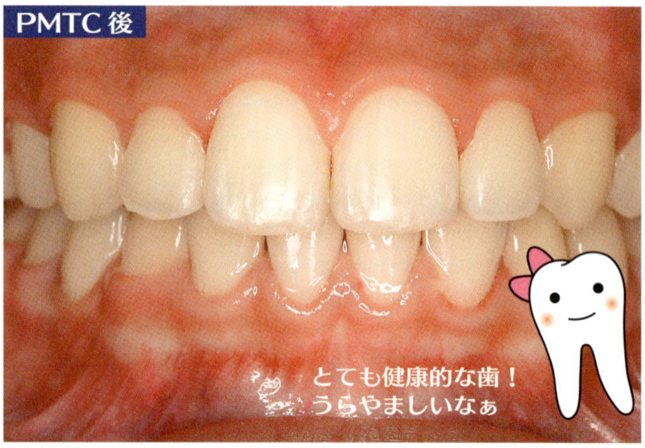
PMTC 後
とても健康的な歯！
うらやましいなぁ

矯正治療後も、定期的にメインテナンスに来院しましょう。どうしても磨ききれないところなどを、担当の歯科衛生士がプロの技（PMTC）できれいにします。

いくつになってもおいしく食事ができるように

大解剖！入れ歯のお手入れ方法

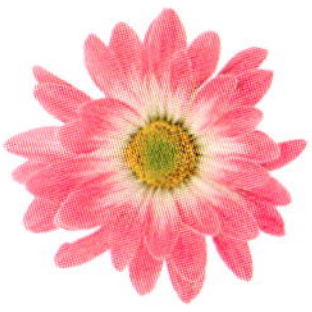

失った歯の代わりとして多くの人に使用されている入れ歯。歯のない人に使用していただく総入れ歯でも、やっぱりお手入れは大切。健康的なお口で、いくつになってもおいしく食事をしたいものですね。

読者の皆さんのなかには、部分入れ歯や総入れ歯を使用されている人もいらっしゃることでしょう。快適な入れ歯生活を送るためには、入れ歯のお手入れがとても大切になります。ここでは、入れ歯に関係するプラークコントロール方法について解説します。

入れ歯のお手入れというと、テレビCMなどでよく見るように、入れ歯洗浄剤を溶かした水のなかに入れ歯をポチャリといれて、それでおわり、にしていませんか？　実はそれだけでは入れ歯の汚れはきれいになりません。入れ歯の汚れは、むし歯や歯周病を引き起こすプラークと同じです。プラークは薬剤に抵抗力があるバイオフィルムという集合体で、物理的にはがさないと決して取ることはできません。ゆえに、入れ歯洗浄剤の薬の力だけでは、すみずみまできれいにすることは不可能なのです。ご存知でしたか？

入れ歯についたプラークをそのままにしていると、総入れ歯を支える粘膜に炎症が生じてしまったり、部分入れ歯を支える歯がむし歯になってしまうこともあります。部分入れ歯を支える歯のむし歯がひどくなってしまうと、部分入れ歯をつけることができなくなる恐れもあり、それは絶対に避けたいものです。

部分入れ歯も総入れ歯も、それぞれのお口の状態に合わせて作られているため、構造は十人十色です。それゆえ、清掃方法もそれぞれ異なります。ここでは、よく見られるプラークのたまりやすいところを解説しながら、お手入れの基本をご紹介します。この解説に加えて、あなたの担当歯科衛生士から、あなたの入れ歯に最適な方法も教えてもらいましょう。

上達に向けての着眼ポイント

- □ 入れ歯のお手入れの基本はブラッシング。入れ歯専用ブラシや歯間ブラシを使用して汚れを毎日落としましょう。
- □ 流水下で行うと、汚れは簡単に落とせます。入れ歯の下には水を張った洗面器などを置いて、落下・破損対策を！
- □ 鉤や鉤歯（入れ歯を支える歯）のお手入れも忘れずに！

アドバイザー

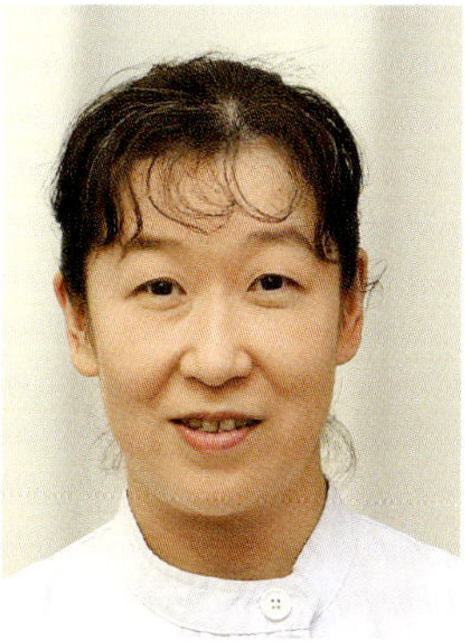

溝越啓子。東京都リハビリテーション病院にて、身体の不自由なかたや高齢者へのケアを担当するほか、他業種への指導も行う。

入れ歯の汚れはどこにつく？

私たちの歯にプラークが付着して、しばらくすると歯石ができるように、入れ歯にもプラークや歯石が付着します。
入れ歯の汚れは、共通して付着しやすいところもあれば、その人ならではのところに付着することもあります。
まずはご自身の入れ歯を、一度じっくり観察してみましょう。

総入れ歯で汚れが付着しやすいところ

チェックポイント①
奥歯の外側は、プラークがとても残りやすいところです。

チェックポイント②
実は天然歯と同じように、歯と歯のあいだにも汚れは残りやすいのです。

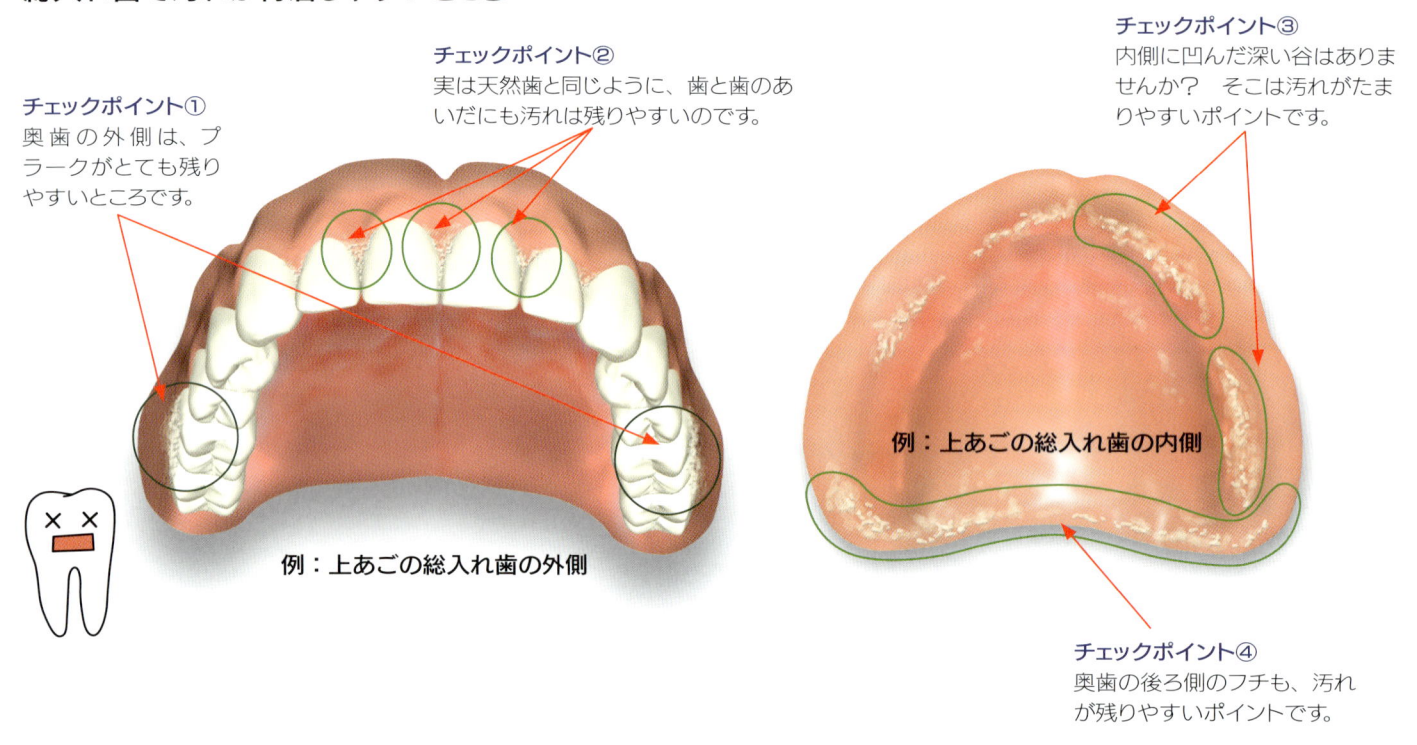

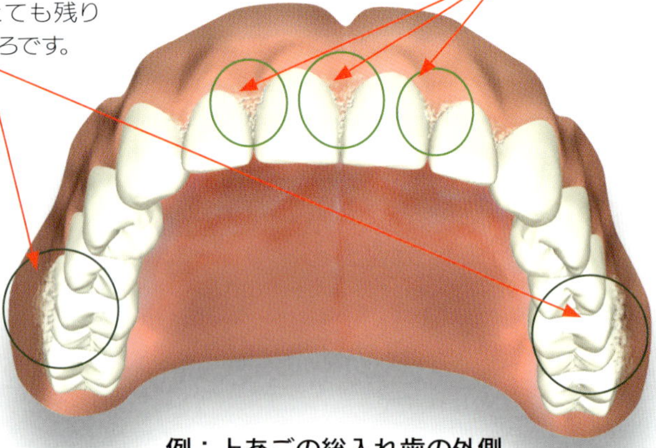

例：上あごの総入れ歯の外側

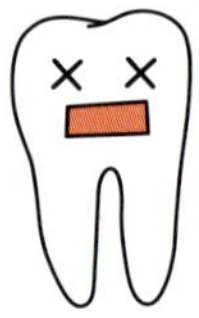

チェックポイント③
内側に凹んだ深い谷はありませんか？　そこは汚れがたまりやすいポイントです。

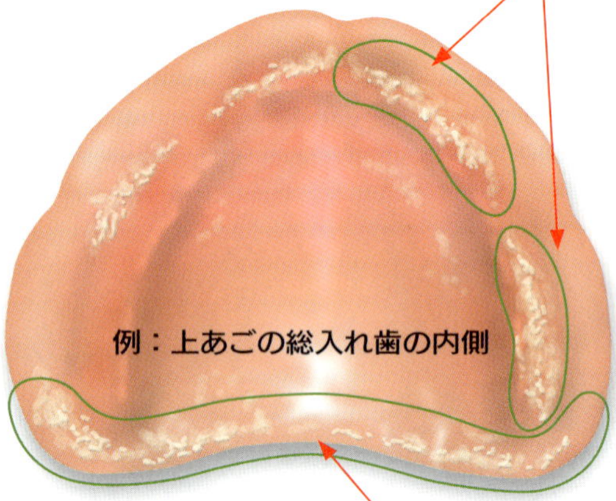

チェックポイント④
奥歯の後ろ側のフチも、汚れが残りやすいポイントです。

部分入れ歯で汚れが付着しやすいところ

チェックポイント①
部分入れ歯を支えるツメ（鉤《こう》）の部分の内側に、汚れが残っていることがあります。

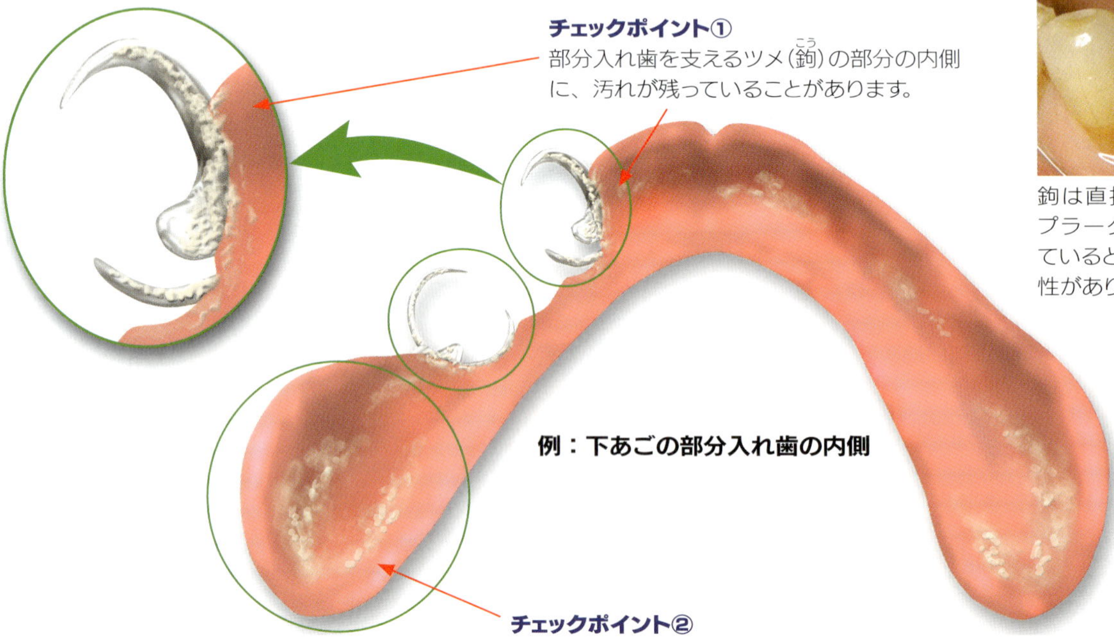

チェックポイント②
部分入れ歯の両端の内側は、汚れがたまりやすいところです。

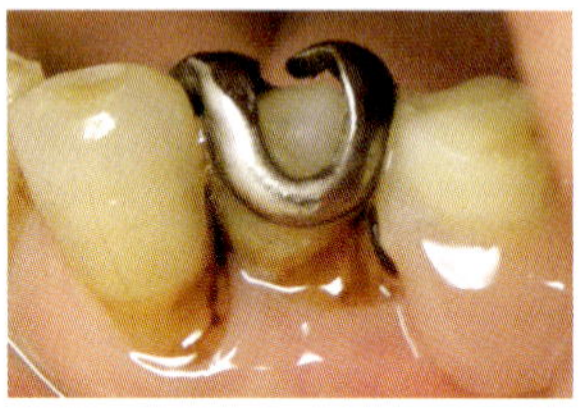

鉤は直接歯に接するため、プラークが長いあいだ残っていると、むし歯になる可能性があります。コワイ！

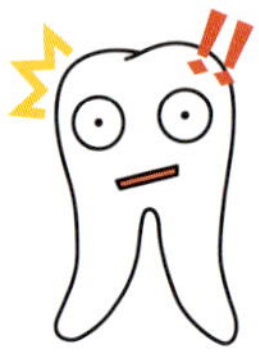

入れ歯のお手入れグッズ大研究！

歯のお手入れは歯ブラシが基本。では入れ歯のお手入れは？
入れ歯も「歯の代用品」ですから、主にブラシを使用してお手入れします。
専用のものもあれば、歯に使う道具でもお手入れ可能です。

入れ歯のお手入れの主役！　入れ歯専用ブラシ

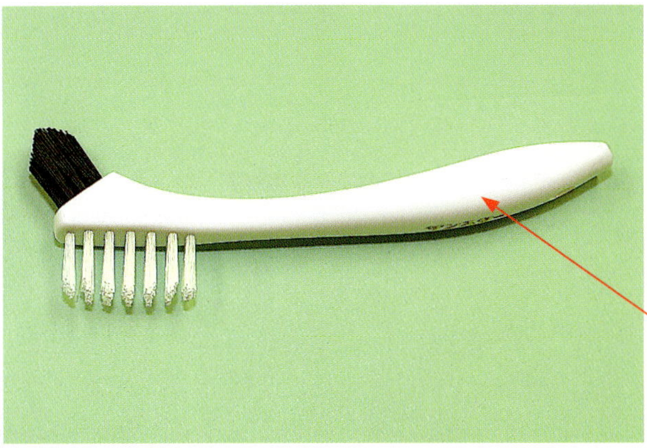

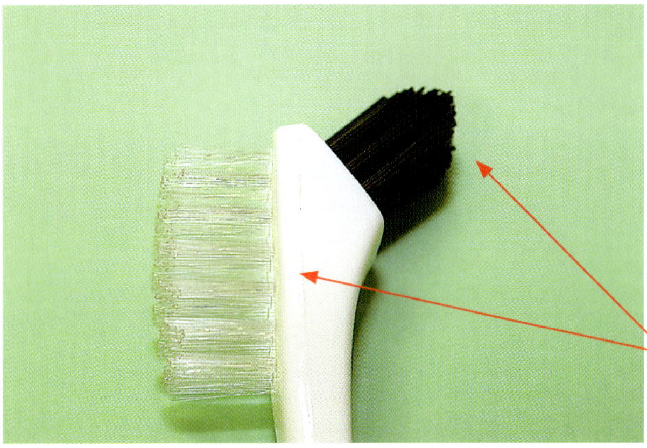

お手入れでぜひとも使っていただきたいのが、入れ歯専用ブラシ。歯ブラシよりも毛束の面積が広く、毛足も長いので、効率よくすみずみまでブラッシングすることができます。

ここがおススメ①
柄が太いので、ご高齢のかたでもしっかり握ることができます。

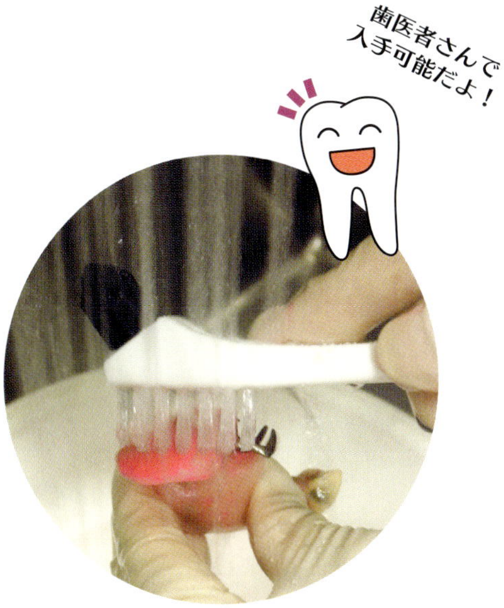
歯医者さんで
入手可能だよ！

ここがおススメ②
お手入れする場所に合わせて、面積の広いブラシや毛足の長いブラシの使い分けができます。

おなじみ！　歯間ブラシも大活躍です

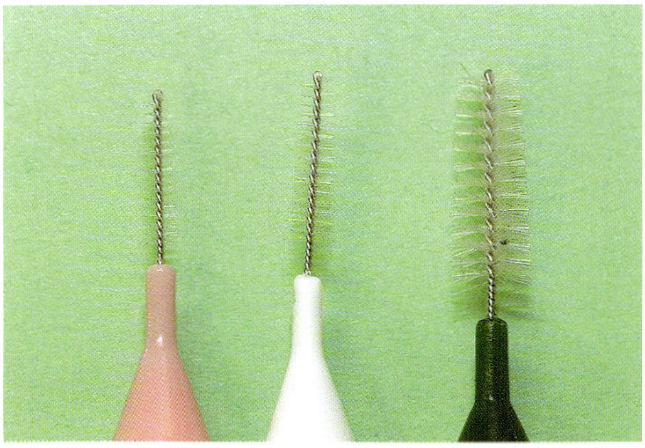

歯のお手入れで大活躍の歯間ブラシは、部分入れ歯のツメ（鉤）の部分のお手入れに大活躍。特に毛束の太い歯間ブラシ（右）を使用すると、簡単にお手入れができるでしょう。

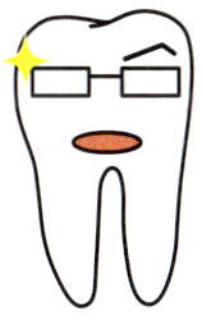
毛束の太い歯間ブラシ
がおススメなのだ！

NG　入れ歯洗浄剤だけでは不十分

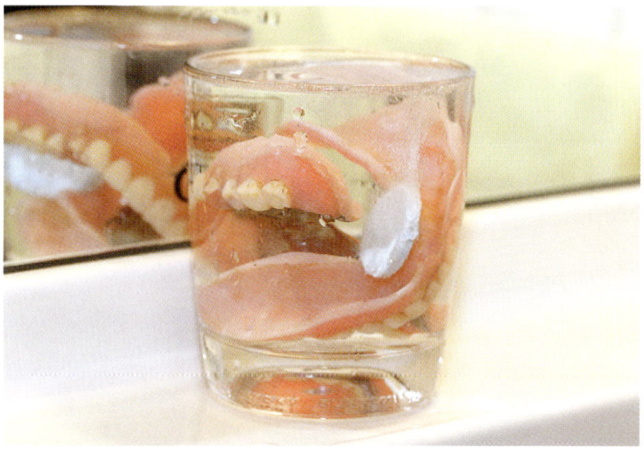

テレビCMでは、「入れ歯洗浄剤の入った水に浸しておけば大丈夫」と宣伝していますが、実際はそれだけではきれいになりません。入れ歯洗浄剤は殺菌・消毒の点では優れていますが、付着した汚れまでは落とすことができないのです。

やってみよう！　入れ歯のお手入れ

歯のお手入れ(プラークコントロール)の基本がブラッシングのように、入れ歯のお手入れもブラッシングが基本。
流水下でブラッシングすると、とてもきれいになります。
できれば1日1回、ブラッシングする習慣を！

やってみよう　部分入れ歯のお手入れ方法を見てみよう！

部分入れ歯は歯ぐきに当たる部分と、ツメ(鉤)の部分の2ヵ所が主な対象です。

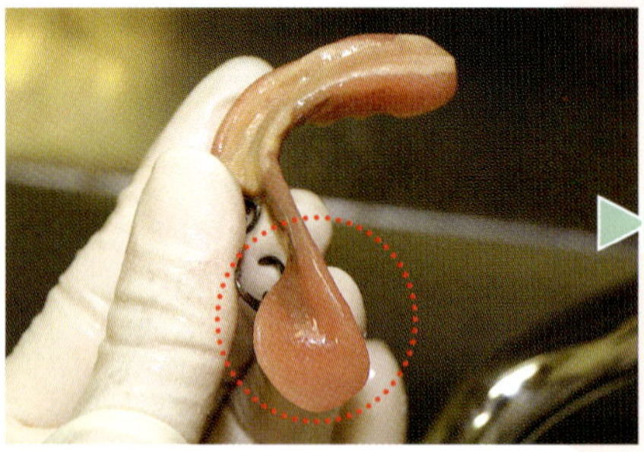

汚れがたまりやすい広い面には……

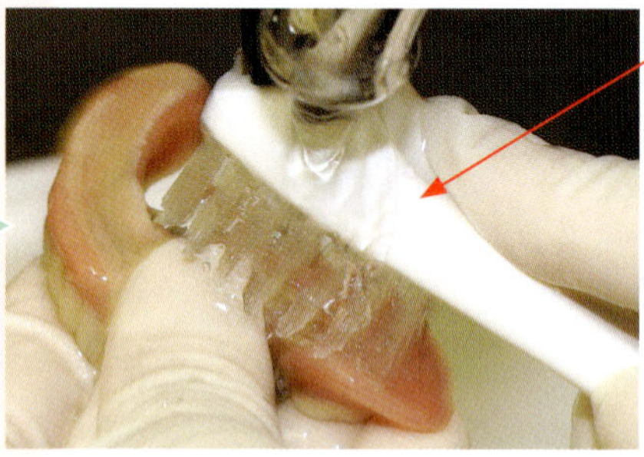

流水下で磨くと落としやすいです。

入れ歯専用ブラシの広い面で、手早くシュッシュッと磨きます。

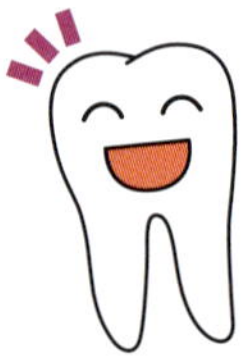

汚れがたまりやすいところを知っていれば、お手入れは簡単にできそうね！

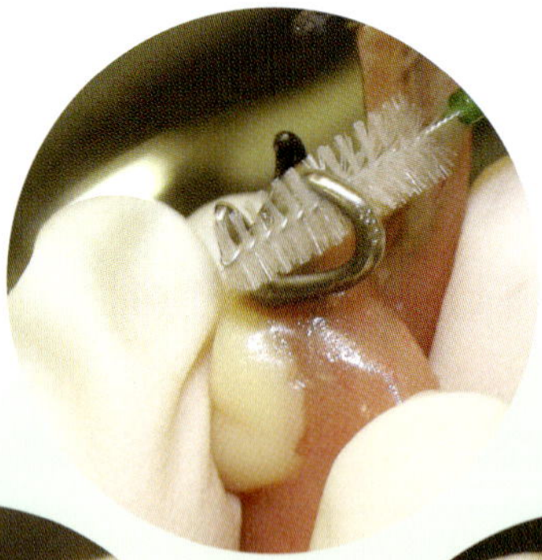

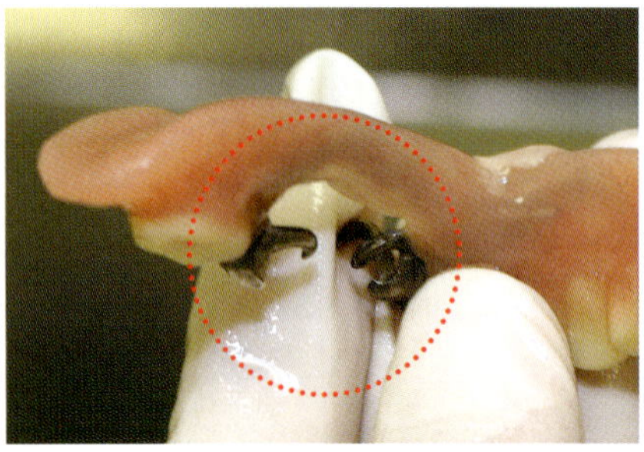

複雑な形をしたツメ(鉤)についた汚れは…

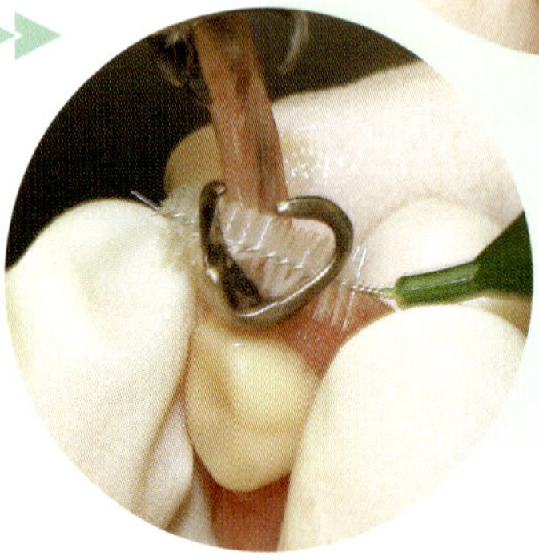

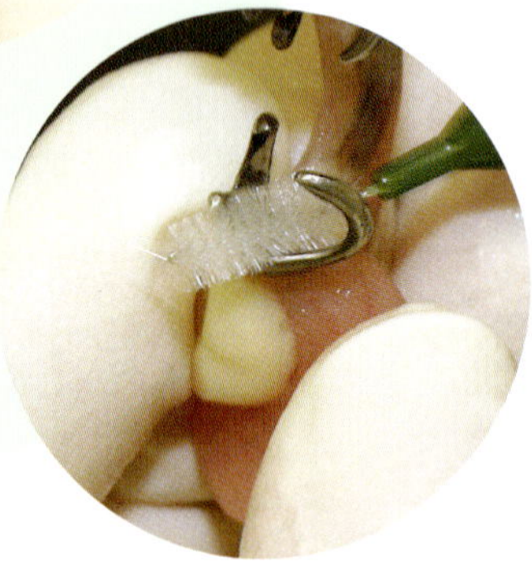

歯間ブラシをいろいろな角度から挿入して、すみずみまで磨き上げましょう。

鉤歯のお手入れも忘れずに！

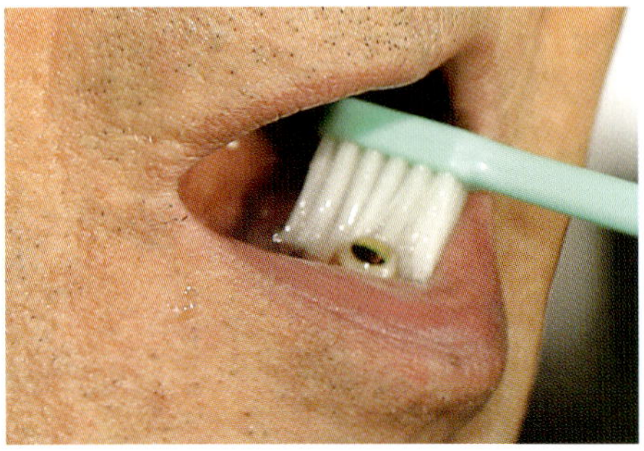

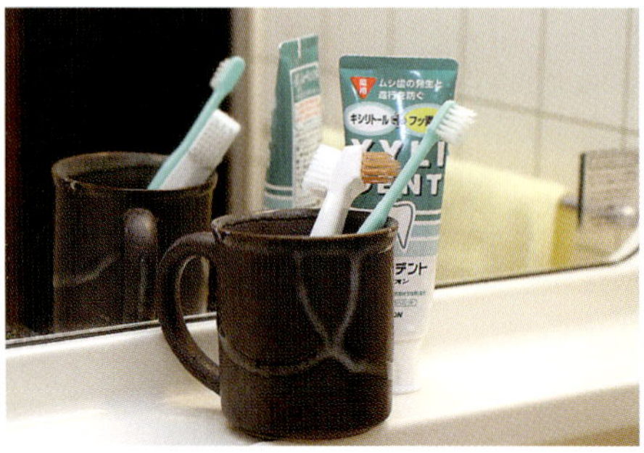

部分入れ歯を支える歯(鉤歯《こうし》)のお手入れは、とても大切です。鉤歯がむし歯などの病気になってしまうと、その部分入れ歯を支えることができなくなり、より複雑な入れ歯に変更しなければならないこともあります。歯のお手入れと入れ歯のお手入れ、いつもセットで行って、楽しい生活を送りたいですね。歯のお手入れ方法はP19～62を参考にして、毛先をしっかり歯面に当てるようにしましょう。

Try! やってみよう――総入れ歯のお手入れ方法を見てみよう!

総入れ歯は歯ぐきに当たる部分と歯の部分が主なお手入れ対象になります。

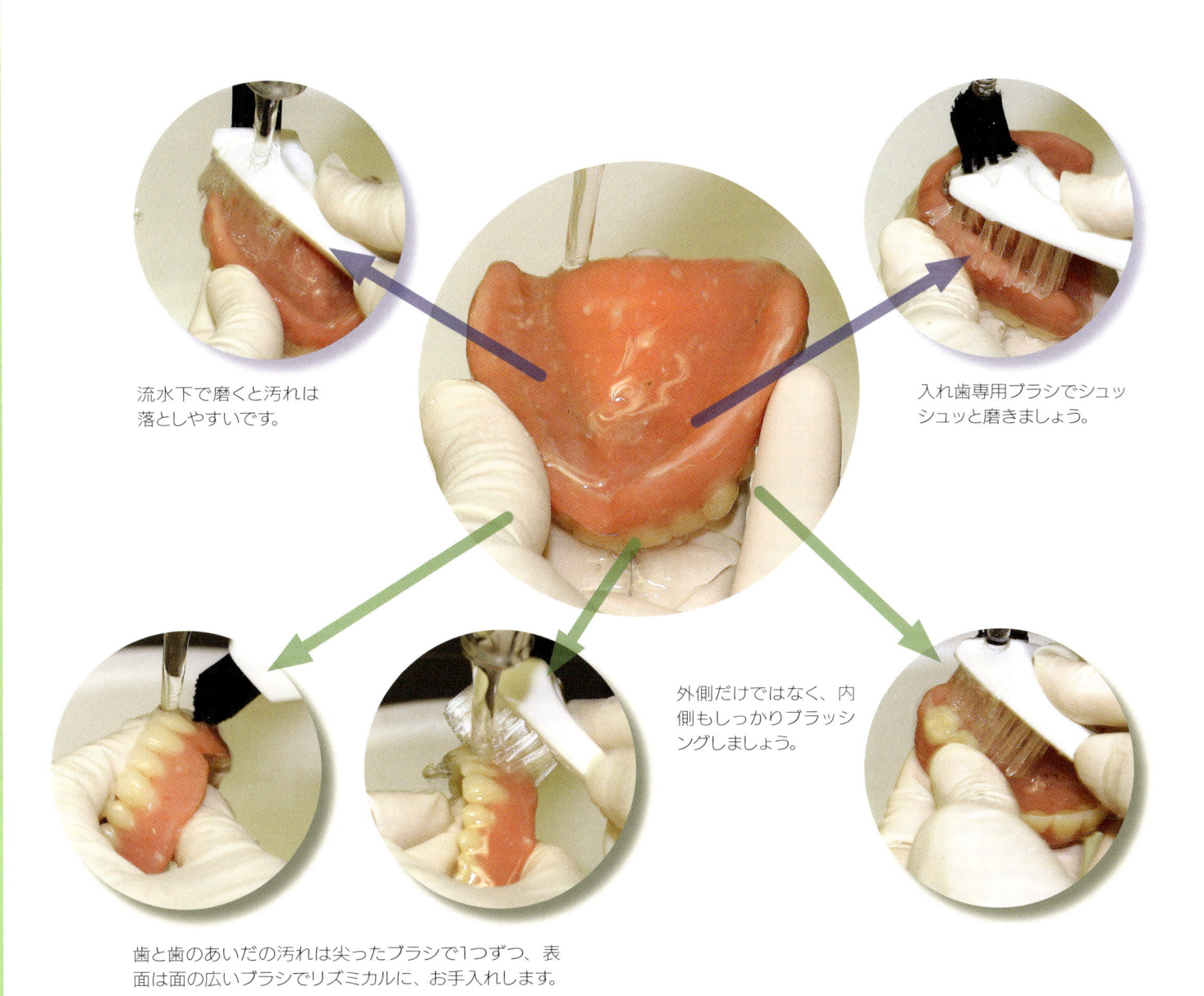

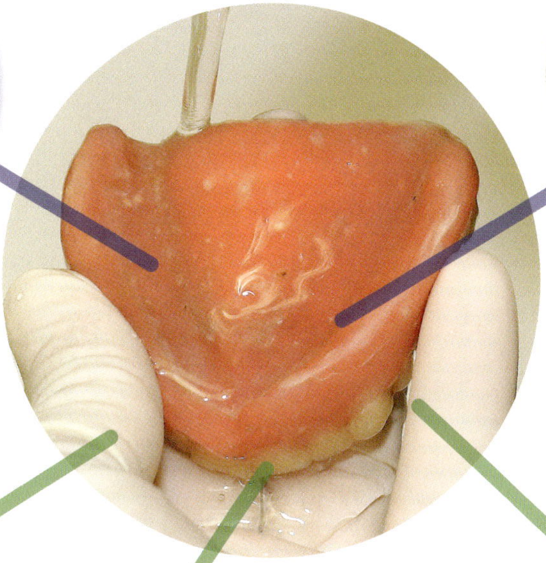

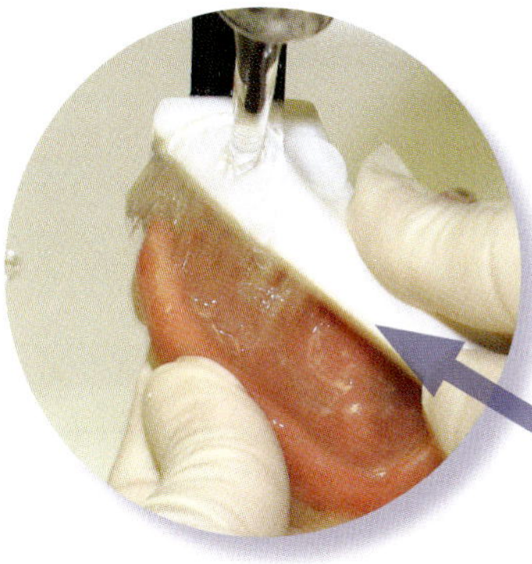

流水下で磨くと汚れは落としやすいです。

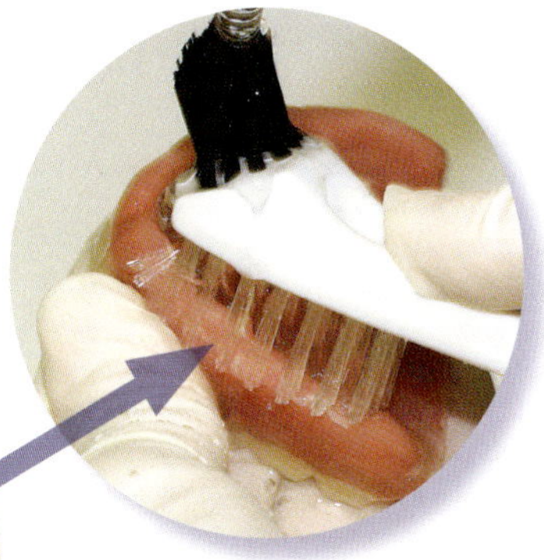

入れ歯専用ブラシでシュッシュッと磨きましょう。

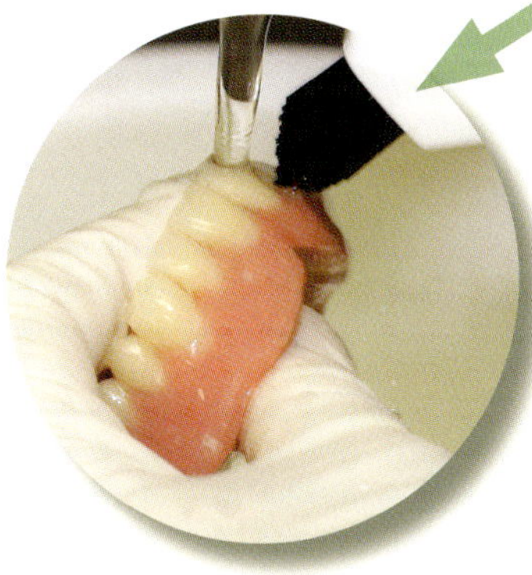

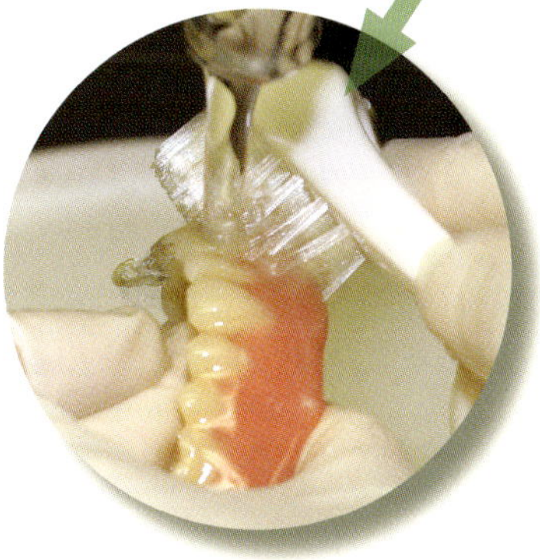

外側だけではなく、内側もしっかりブラッシングしましょう。

歯と歯のあいだの汚れは尖ったブラシで1つずつ、表面は面の広いブラシでリズミカルに、お手入れします。

要注意

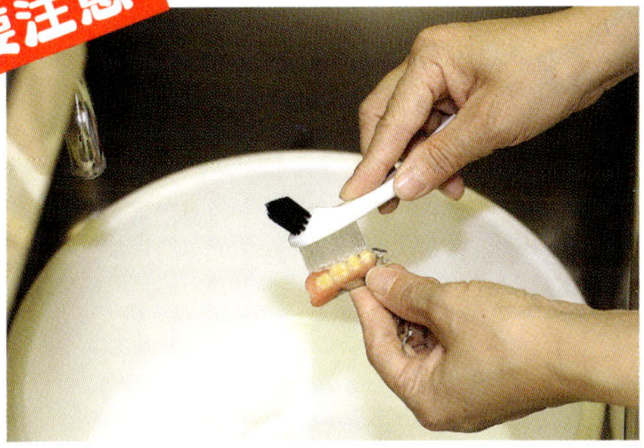

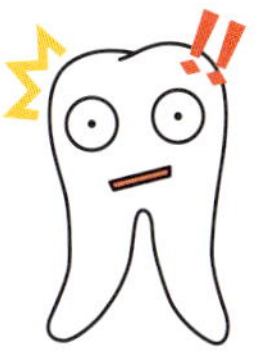

ナヌ！
落として壊してしまうこともあるのか！

お手入れ中に入れ歯を落として壊したり、流しに流してしまわないように、かならず洗面器などに水を満たして、その上でお手入れしましょう。小さめの洗面器のようなものとブラシなどを一緒にして、「入れ歯お手入れセット」のようにしておくと便利ですよ。

どれだけきれいになったか見てみましょう！

入れ歯専用ブラシや歯間ブラシを使用することで、入れ歯はどれだけきれいになるのでしょうか？
ブラッシングを継続的に行うことで、入れ歯はいつもピカピカ、きれいな状態を維持できます。

「実は1ヵ月以上、流水で流していただけでした」という入れ歯

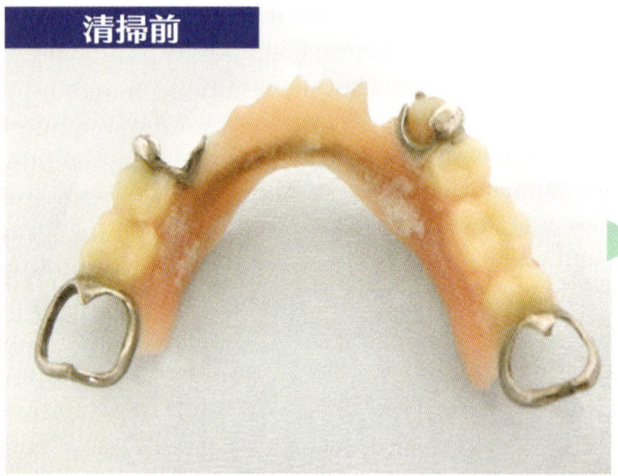

この入れ歯のお手入れは、流水にさらしていただけだったそうです。側面の汚れが目立ちますね。

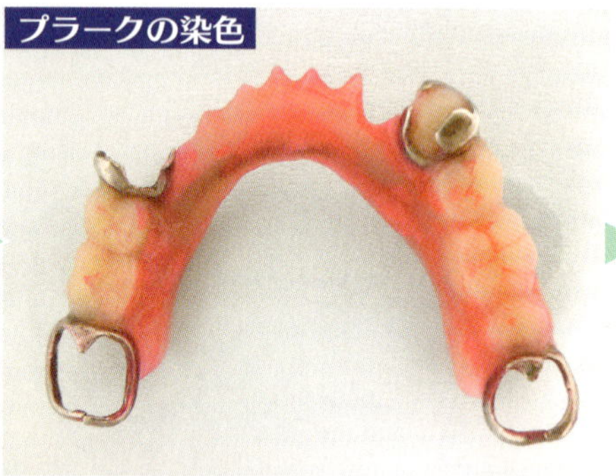

プラークを染めだしてみると、全体的に赤く染まりました。プラークがたまっている証拠です。

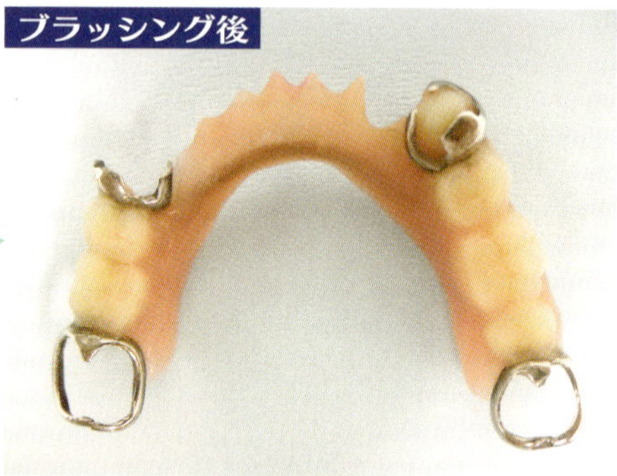

入れ歯専用ブラシなどを使用してブラッシングすることで、とてもきれいになりました。

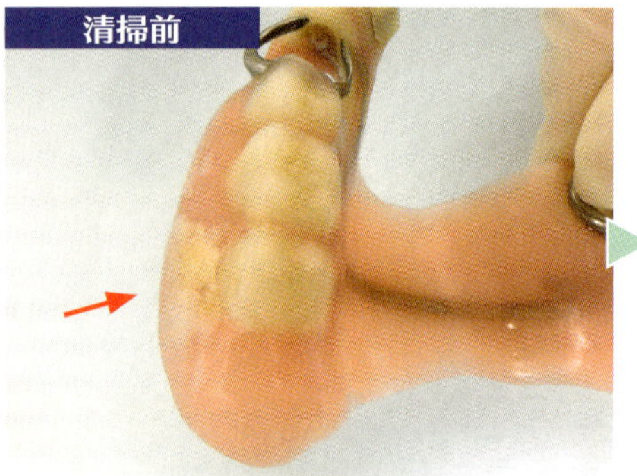

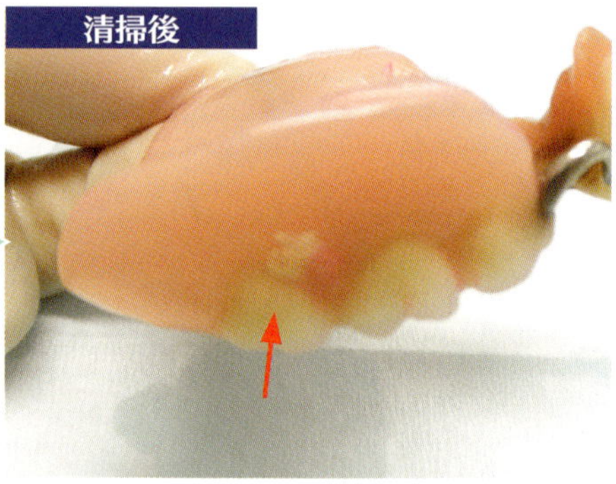

入れ歯の側面には、強固なプラークが付着していました。ブラッシング後も、実はこのプラークは落とすことができませんでした(歯科医院で落とすことになります)。毎日のお手入れが、やっぱり大切ですね。

「週5回入れ歯洗浄剤、週2回ブラッシング」という入れ歯

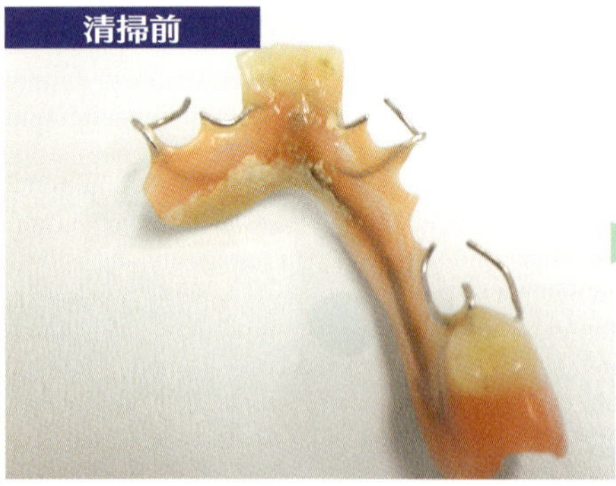

週5回入れ歯洗浄剤、週2回ブラッシングというお手入れをしていたそうです。

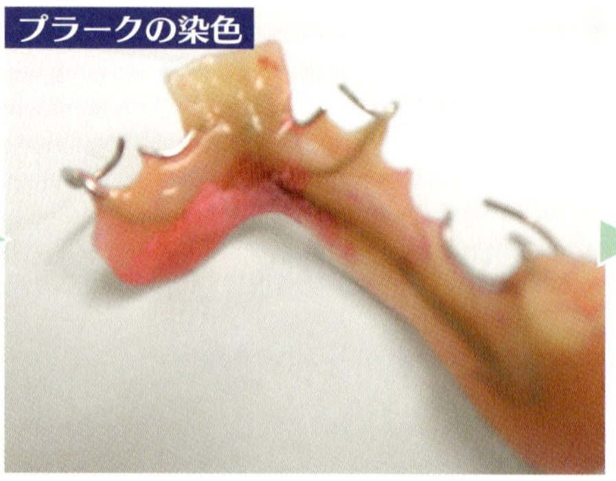

プラークを染めだしてみると、しっかり残っていました。入れ歯洗浄剤の使用を中心としたお手入れでは、汚れは落とせません。

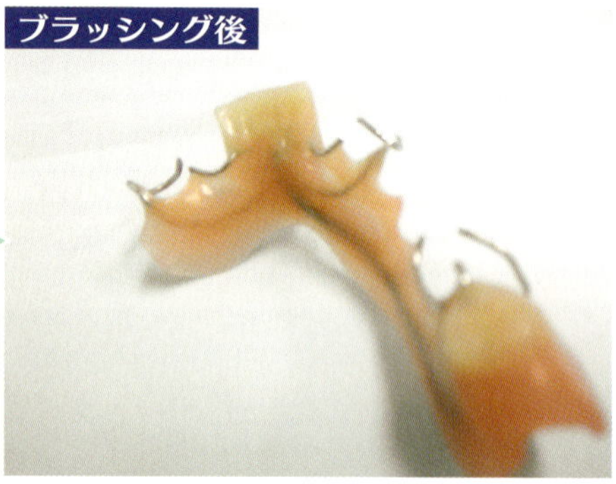

ブラッシングをするとプラークをすっきり落とすことができました。ブラッシングをメインとしたお手入れが、いちばん確実です。

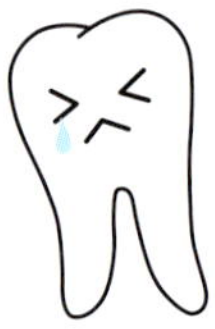

お手入れしているつもりだったけれど……

唾液のパワーを積極活用!

むし歯予防・歯周病予防のために唾液を出そう!

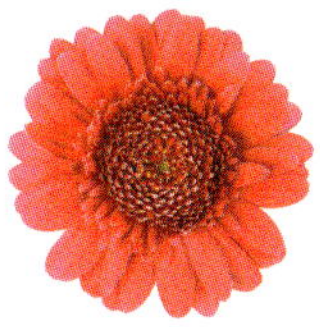

唾液はとても大切な体液ということをご存知ですか？　唾液は、消化や身体の防御、歯の再石灰化などを担う、すばらしい能力を秘めた体液なのです。唾液がたくさん出る人は健康度の高い人といえそうです。

皆さん、唾液のこと、どのくらいご存知でしょうか?

唾液は、でんぷんを分解する酵素アミラーゼを含む消化液であると同時に、お口の粘膜の保護や刺激に対する防御作用、空気の流れや発音、食物の飲み込みを補助する役割があります。また、食物の浄化作用や抗菌作用といった役割も担っています。そして注目したいのは、食後に酸性になったお口を中和して、むし歯ができにくい環境にしたり、唾液に含まれているミネラルによって初期のむし歯を改善する働き(再石灰化)です。これは唾液だからできるすばらしい能力なのです。

さて、唾液は1日にどれくらい分泌されていると思いますか?　健康な人の場合、1~1・5リットルも分泌されています。しかし近年、その唾液分泌が少ない人たちが増えてきています。原因は、薬の副作用だったり、日常のストレスや不規則な食生活などといわれています。唾液が減少すると、先述したさまざまな機能が低下して、食生活に支障が生じたり、むし歯や口臭が増加します。しかし、いくら原因がわかっていても、なかなかすべてを改めるわけには行かないのが現実です。

唾液には、サラサラ唾液とネバネバ唾液の2種類があります。お口の健康に貢献してくれるのは、サラサラ唾液。唾液が多い人ほどサラサラ唾液が出ています。そこでここでは、サラサラ唾液を出すちょっとしたテクニックをお伝えします。日常生活にちょっと意識してプラスするだけで、唾液が湧き出るようになります。

「ちょっと口のなかが渇き気味だなぁ」と感じているかたは、ぜひともお試しください。

アドバイザー

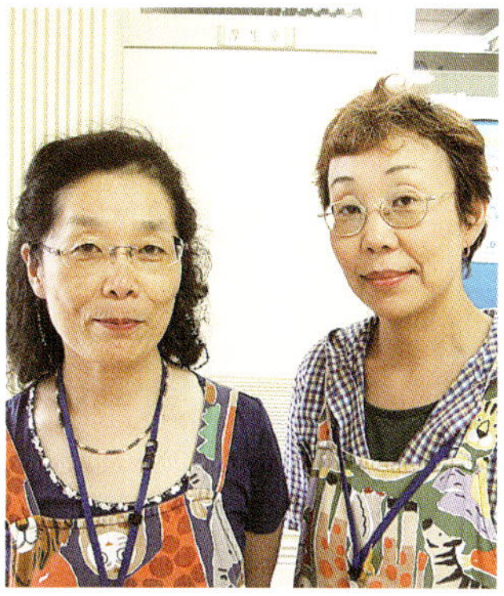

白田チヨ(左)。東京医科歯科大学歯学部口腔保健学科講師。徳間みづほ(右)。都内保健福祉センター勤務。

上達に向けての着眼ポイント

- □ 唾液が担う大切な役割を認識しよう。
- □ 唾液が出にくい、ネバネバしていると感じたら、よく噛んだり、お水を飲むなど、生活習慣を見直してみよう。
- □ 頬やあごの下を刺激する唾液腺マッサージは、唾液分泌を活発にする効果があります。

唾液のパワーを知ろう！

「思わずヨダレが出ちゃう」なんてことばがあるように、唾液はとても身近な体液です。
でも身近な存在なのに、その能力のすばらしさを知らない人がたくさんいます。
まず唾液のパワーを整理してみましょう。

唾液に含まれているパワーを一挙大公開！

1 粘膜の保護

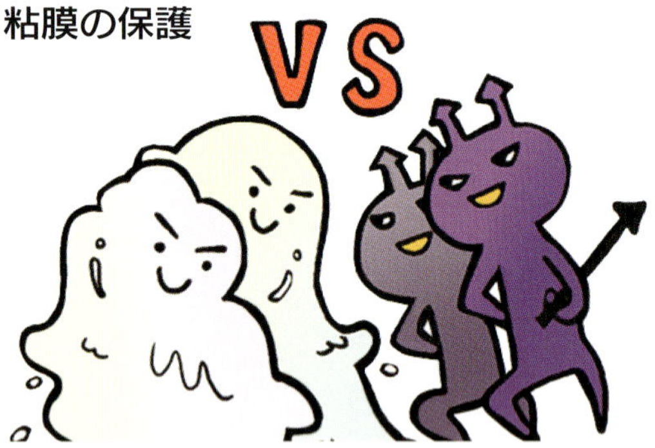

2 スムーズな発音

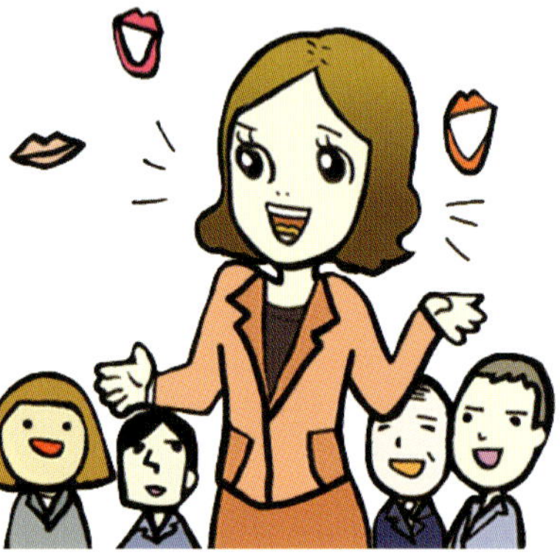

3 スムーズな呼吸

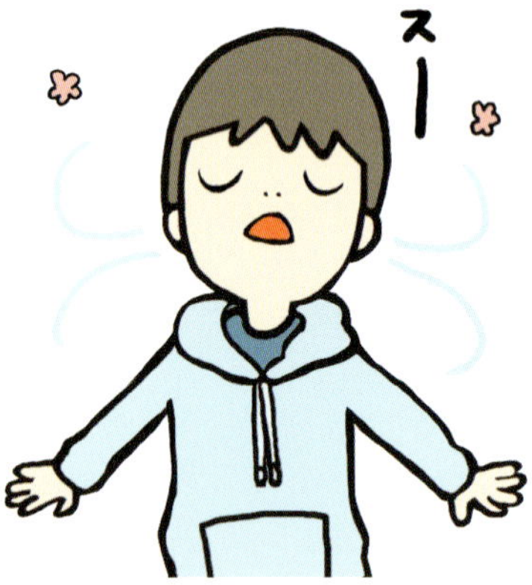

4 食物のスムーズな飲み込み

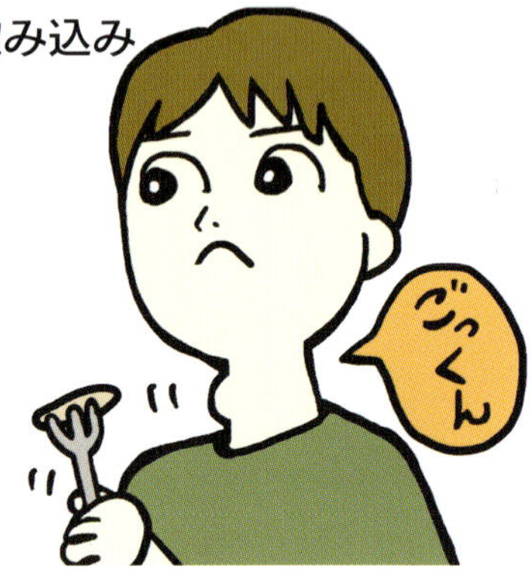

5 浄化・殺菌作用

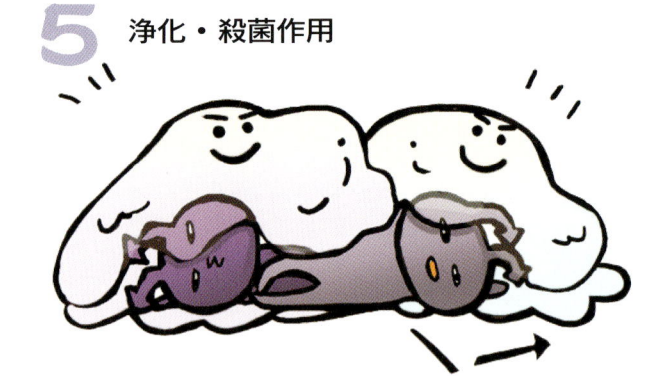

6 消化液（でんぷんの分解）

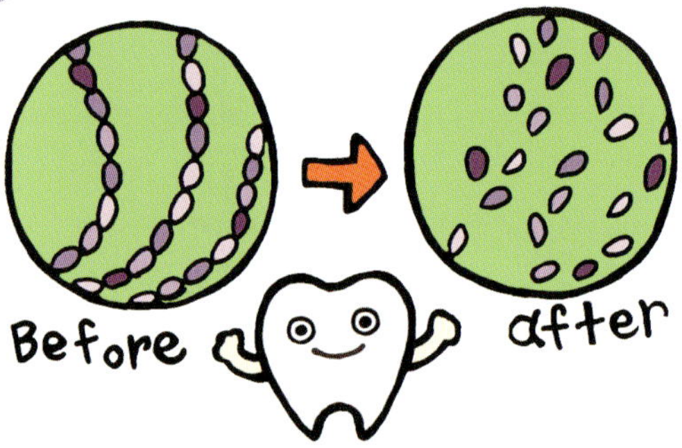

7 歯の再石灰化

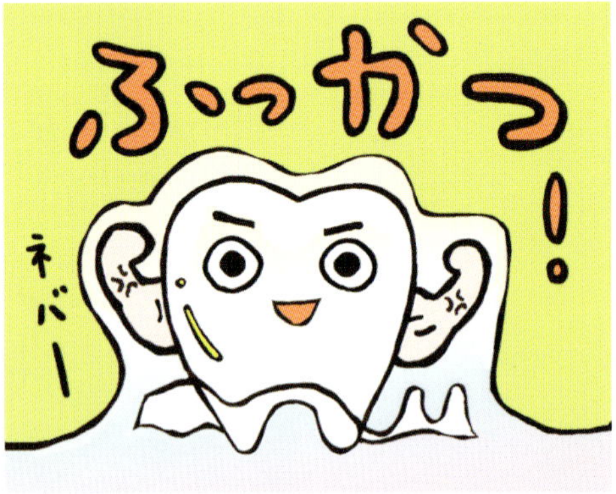

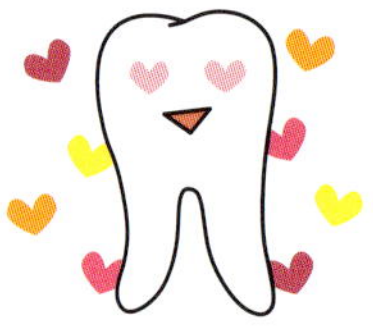

すご〜く
魅力的！

いま、唾液が出なくて困っている人、急増中!

スーパー体液の唾液ですが、いま唾液の分泌が少なくて困っている人が急増中です。
唾液が出ているつもりでも、「ネバネバ唾液」の人は要注意。
あなたの唾液はどんな唾液ですか?

あなたの唾液はサラサラ? ネバネバ?

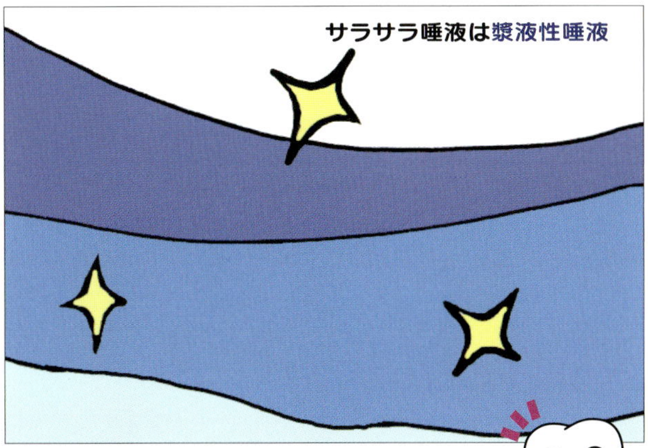
サラサラ唾液は漿液性唾液

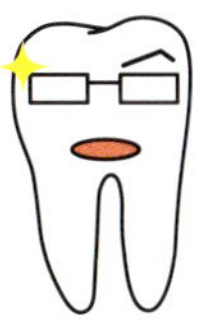
唾液にも2種類あるのだよ。どちらの唾液が望ましいかな?

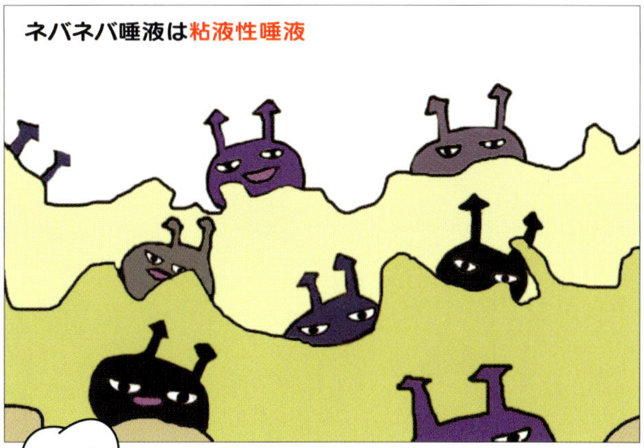
ネバネバ唾液は粘液性唾液

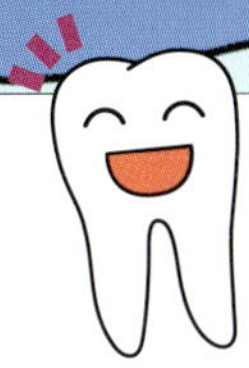

健康な人は、サラサラ唾液がたくさん出ます。唾液の持つ力を存分に発揮できる、とてもよい状態です。

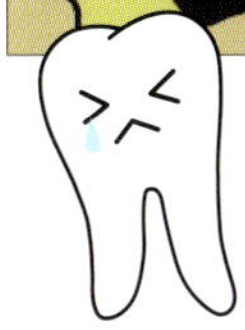

ネバネバ唾液の人は、お口が乾燥気味。むし歯になりやすかったり、口臭が増加したりと、リスクがいっぱいです。

唾液が出なくなると、お口と身体の健康に大きな影響が!

1 お口が乾燥すると…

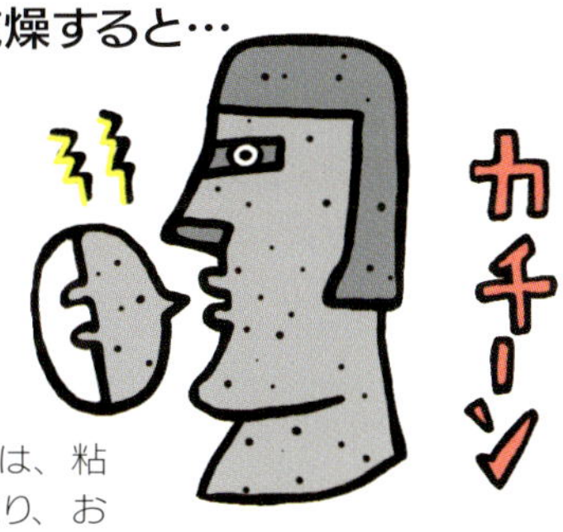
カチーン

カラカラのお口では、粘膜の動きが悪くなり、お口の動きや食事、発音がしにくくなります。

2 お口の動きが悪くなると…

唾液が出ないと、お口の汚れは流れ落ちません。

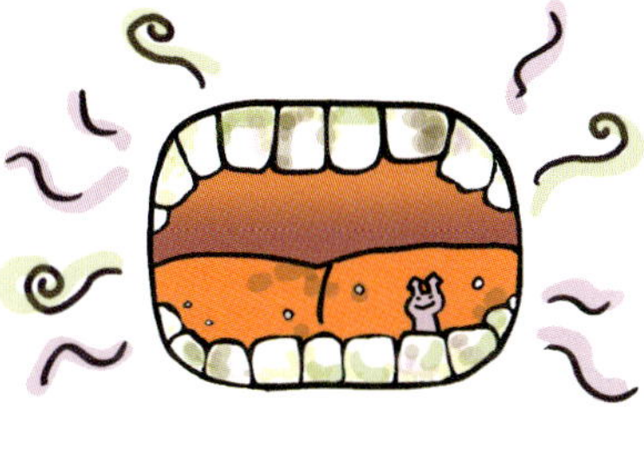

3 自浄作用が低下すると…

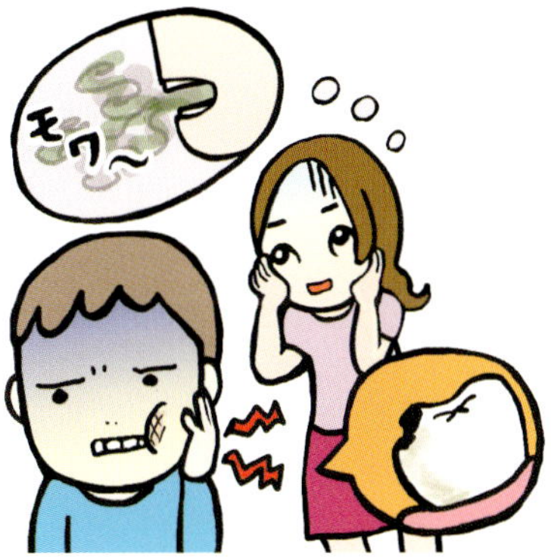
モワ～

むし歯や歯周病はもちろん、粘膜に傷ができやすく、口臭の原因にもなります。

サラサラ唾液が出ている人は、唾液によってお口の動きも滑らかですが、ネバネバ唾液や、そもそも唾液の分泌が少ない人では、お口を動かすこと自体がしにくくなります。

お口が乾き、開閉や舌の動きが悪くなると、食物が食べにくくなり、エネルギー摂取ができなくなります。また、お口を動かすことが少なくなるので、自浄作用もさらに低下してしまいます。さらに、お口を動かさないとことばも出なくなります。

歯の健康面では、10分間で出てくる唾液(刺激唾液)の量が10ミリリットル以下になってくると、むし歯や歯周病になりやすくなります。

どうして唾液が出にくくなってしまうのでしょう？

唾液が出ないと、お口のみならず、身体の健康にも大きな影響が出てきます。
身体に大切な唾液なのに、どうして出にくくなってしまうのでしょうか？　その原因を探ってみましょう。

Why? なぜ　どうして唾液が出にくくなってしまうの？

1 歯みがきが苦手なかた

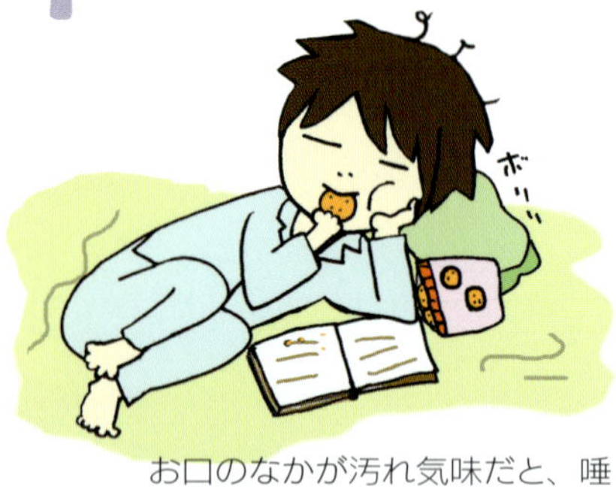

お口のなかが汚れ気味だと、唾液の分泌も減少してしまいます。

2 水分不足

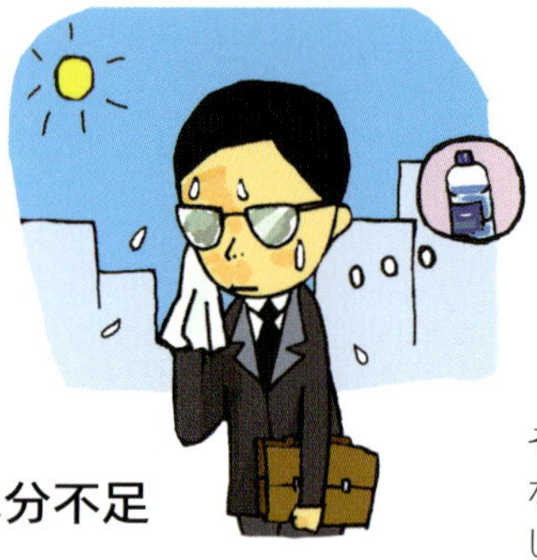

そもそも水分摂取量が少ないと、唾液分泌も減少します。夏は要注意！

3 ストレスが多い

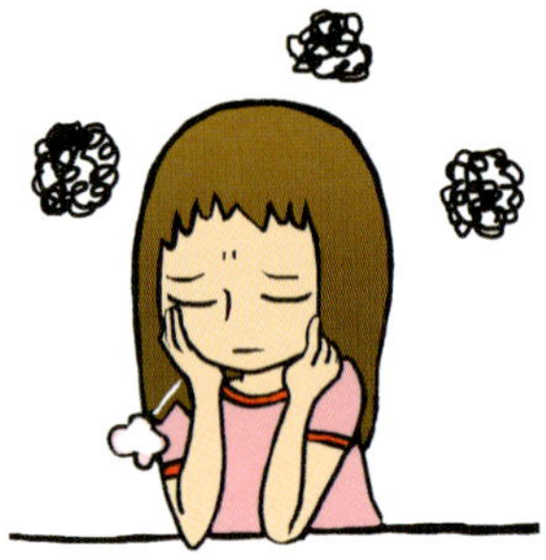

体力的に疲れていたり、緊張や精神的にまいっていたりしたときにも、唾液量は減少します。

4 お薬を服用している

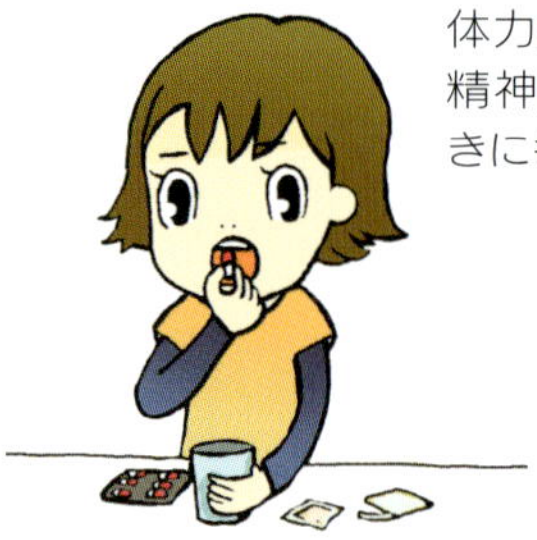

抗不安薬や精神安定剤などを服用されている人は、唾液分泌量が減少します。

5 お口の病気にかかっている

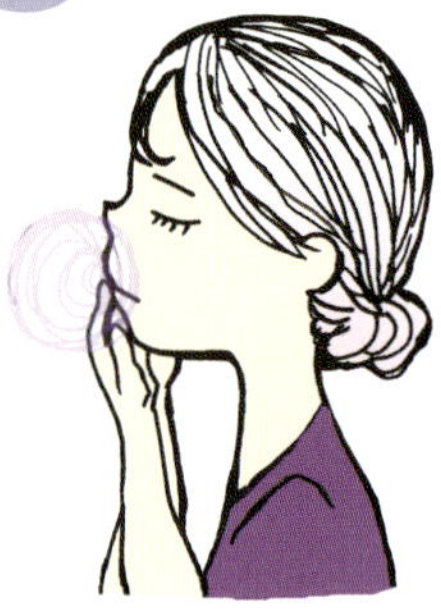

口腔がん治療や放射線治療などを受けていると、唾液の分泌は減少します。

唾液分泌セルフチェック！

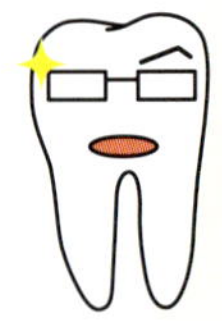

なるほど！　私の口の違和感は、乾燥していたからなのか……

- □ 口のなかがよく乾く
- □ 水をよく飲む、いつも持参している
- □ 夜中に起きて水を飲む
- □ 乾いた食べ物が噛みにくい
- □ 食べ物が飲み込みにくい
- □ 口のなかがネバネバする
- □ 入れ歯を入れると痛い
- □ 話しにくい
- □ 味がおかしい
- □ 口で息をしている
- □ 口臭が気になる
- □ 年齢が60歳以上である

チェック項目の多い人ほど、唾液分泌量が低下している人です。

けっこう思い当たることがあったぞ！

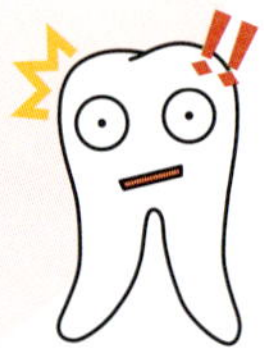

長寿科学総合研究事業「高齢者の口腔乾燥症と唾液物性に関する研究」より

唾液を出そう！　どんどん出そう！

唾液を出すにはどうしたらいいのでしょう。
「唾液が少ないかな？」と気になったら、以下の4つをぜひお試しください。

やってみよう　サラサラ唾液を導く唾液分泌4つの技

唾液分泌の技①　よく噛む！

しっかり噛むこと――これは生きる上でもっとも基本的な動作です。唾液は、刺激を受けると出やすくなります。そこで、繊維が多い食物や水分の少ない硬い食物を食べるときには、積極的に何度も噛むようにしましょう。唾液と食物をよく混ぜてから飲み込むことが、正しい食べかたです。

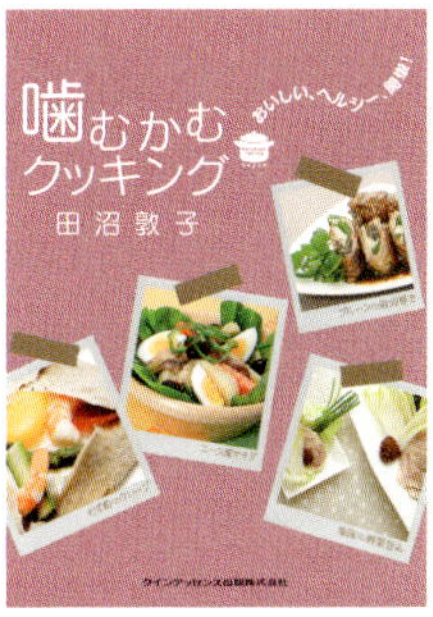
噛むかむクッキング
田沼敦子
クインテッセンス出版株式会社

歯科医師が考案したよく噛む食事のレシピ集もありますので、参考にしてみては。田沼敦子（著）『噛むかむクッキング』クインテッセンス出版 4，725円（税込）

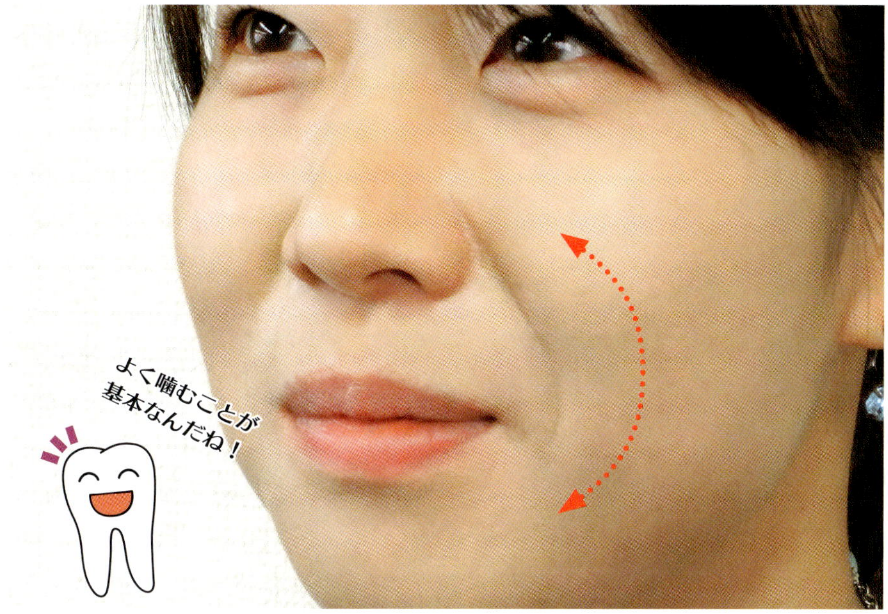
よく噛むことが
基本なんだね！

唾液分泌の技②　お口を湿らす方法を見直す！

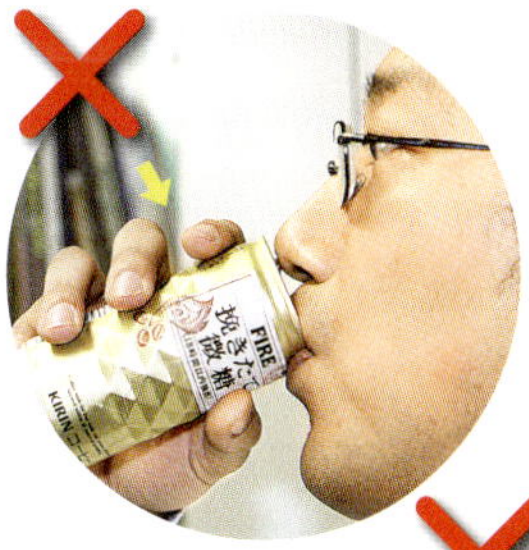

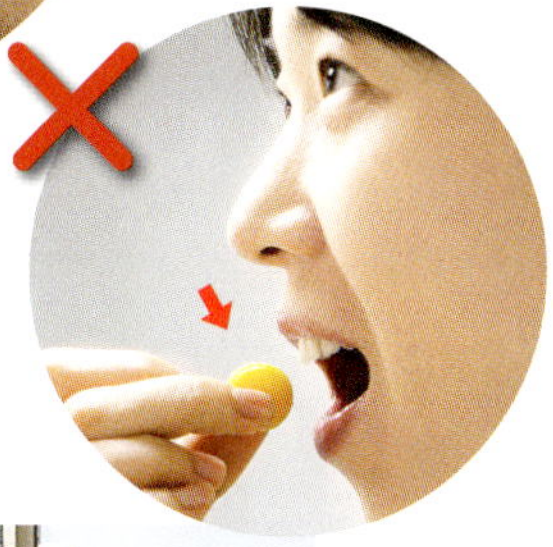

甘い飲み物やキャンディーなどで湿らすのは、むし歯になったり、カロリーの過剰摂取になるので、避けましょう。

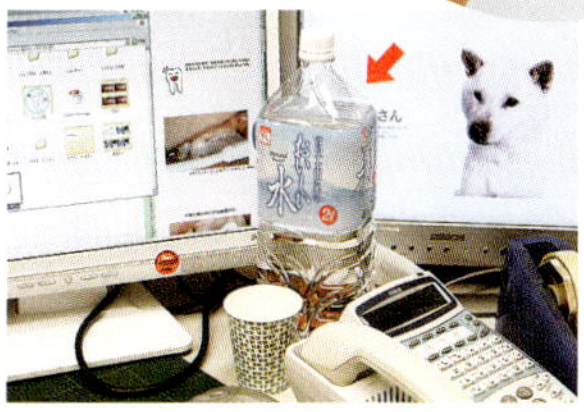

お仕事中の飲み物は、ミネラルウォーターでスマートに！

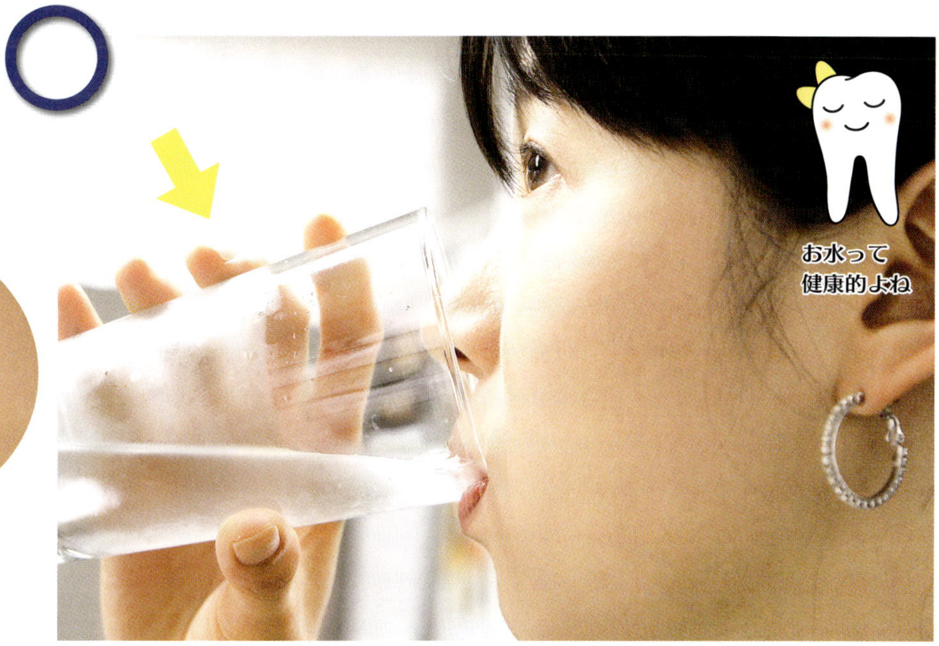
お水って
健康的よね

食事のときや休憩中のお茶やコーヒー以外は、できるだけお水を飲むようにすることをおすすめします。お水ならば、着色やカロリーの過剰摂取の心配もありません。1日あたり飲料水で1リットル、食品から1リットル、合計2リットル程度の水分補給をしましょう。

唾液分泌の技③　お口のなかをマッサージしてみよう！

お口のなかをマッサージすると、唾液があふれ出てきます。歯磨きが終わった後に、頬の裏や舌の下あたりを、指や歯ブラシの柄でやさしくマッサージしてみましょう。だんだん唾液分泌量が増えてきますよ。

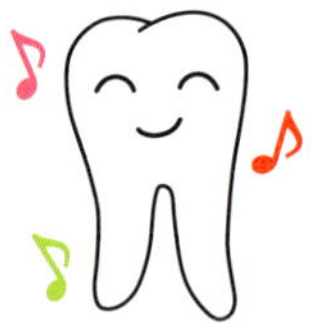

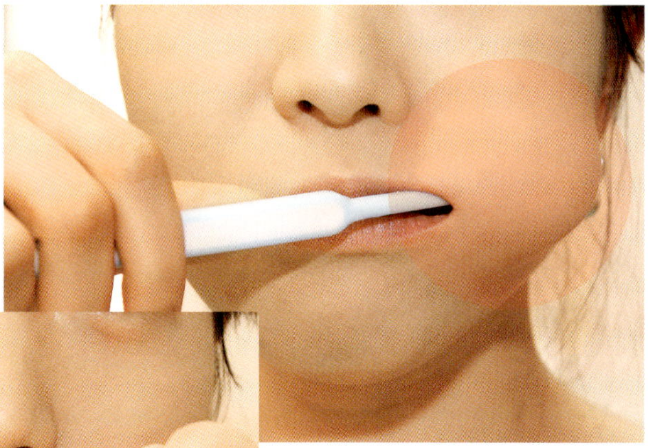

力を抜いて軽く口を閉じ、歯ブラシの柄で頬の内側をマッサージします。歯磨き後に、このマッサージをプラスしてみてはいかがですか？

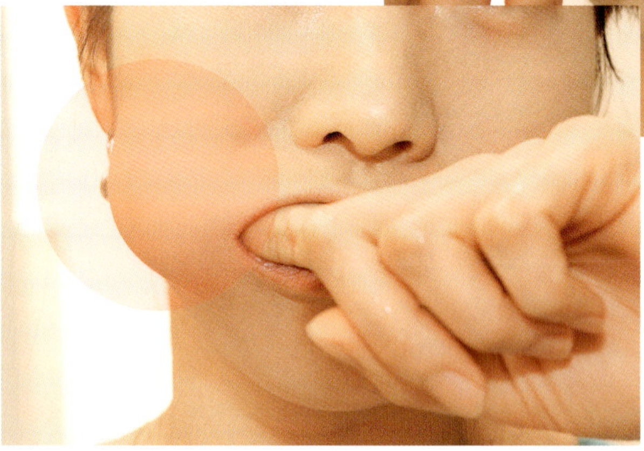

力を抜いて軽く口を閉じ、指で頬の裏をマッサージしてみましょう。

唾液分泌の技④　お口周辺のマッサージをしてみよう！

「ちょっと口のなかが乾燥してきたな……」と感じたときに、すぐできるマッサージが、お口周辺のマッサージ。これは「唾液腺マッサージ」といい、お口の周りにあるさまざまな唾液分泌腺を刺激して唾液分泌を促進する方法です。いつでもどこでも、ちょっと時間ができたらマッサージ！　続けることで唾液が出やすくなってきます。

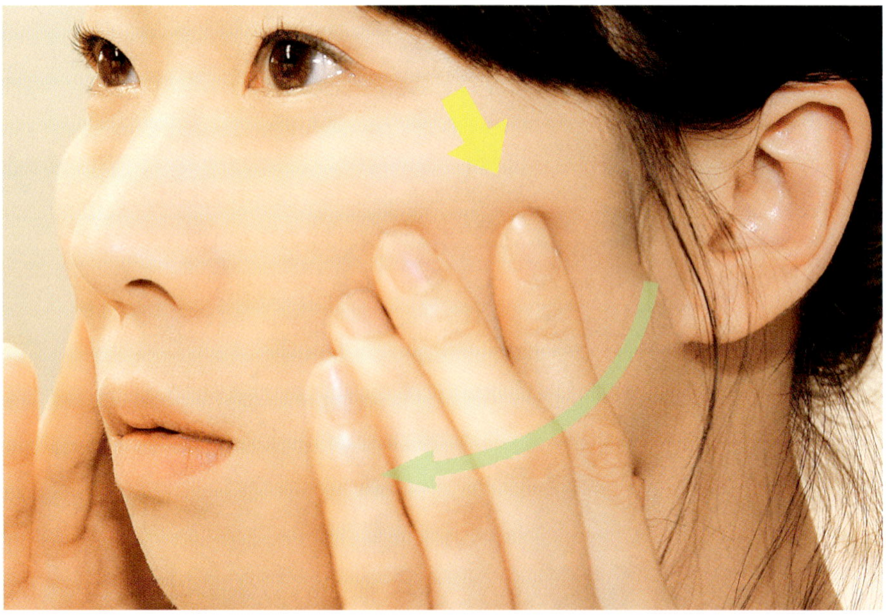

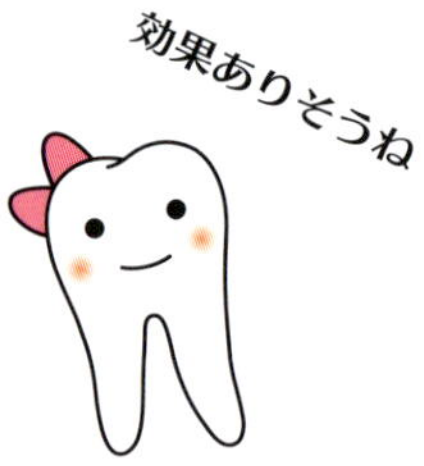

頬全体を、ゆっくりと圧力をかけながらマッサージしていきましょう。

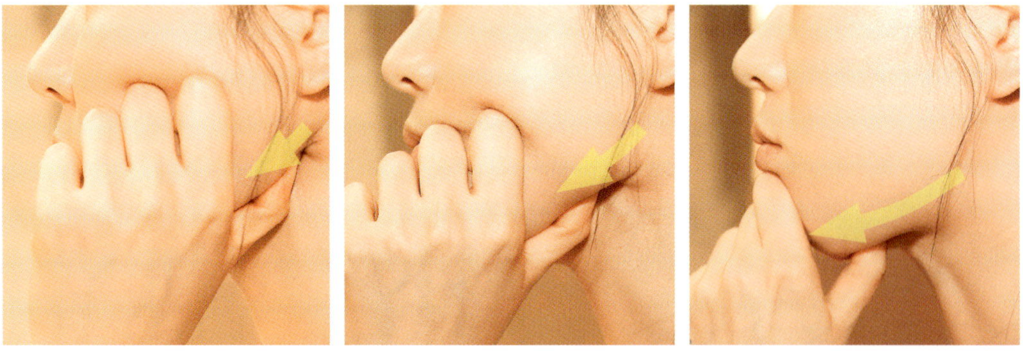

あごの下全体をマッサージします。軽く押すだけで、じわっと唾液が出るところがあります。そこを中心に、あごの下全体をゆっくりギューッとマッサージします。

執筆者一覧

監修および執筆

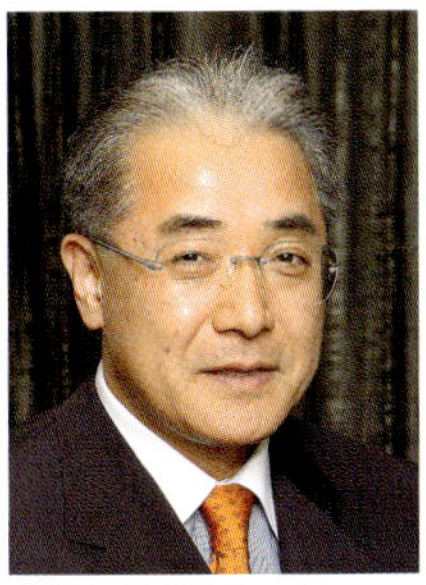

伊藤公一
NPO 法人日本歯周病学会・理事長
日本大学歯学部歯周病学講座・教授

アドバイザー（掲載順）

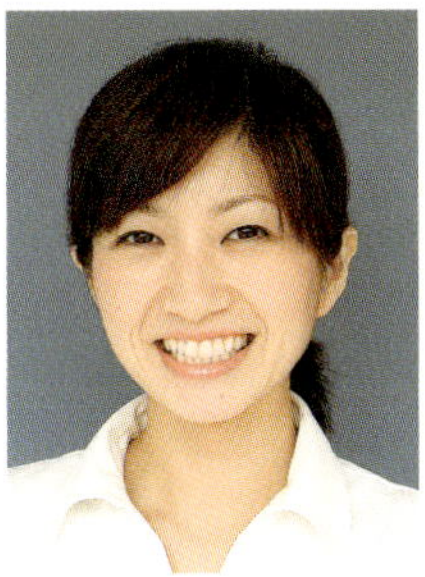

髙原由紀
大阪府堺市・島田歯科クリニック勤務

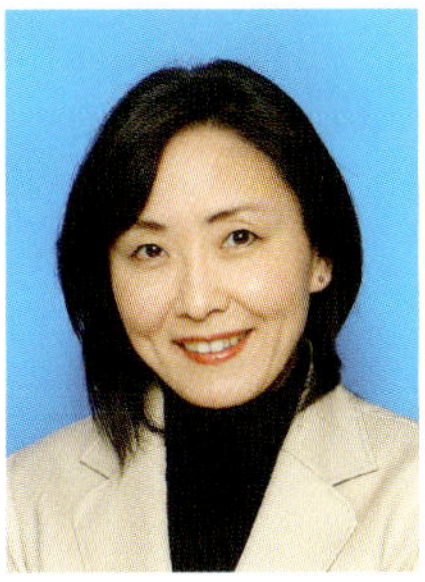

村上恵子
東京都日野市・村上歯科医院勤務

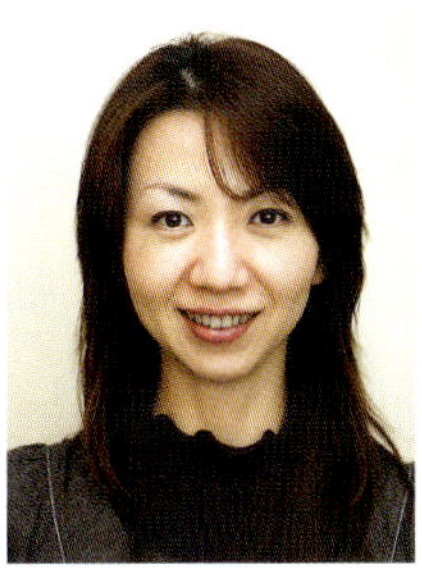

浜端町子
埼玉県深谷市・丸山歯科医院勤務

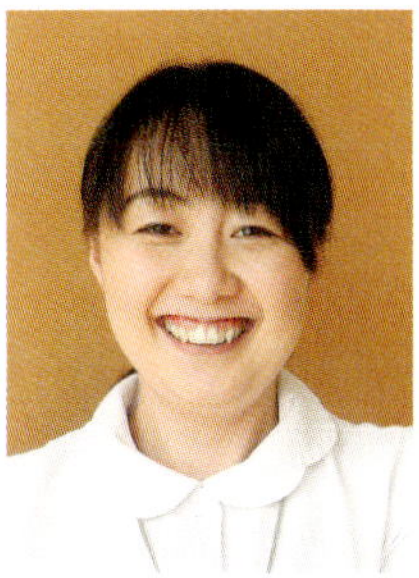

長山和枝
埼玉県春日部市・わたなべ歯科勤務

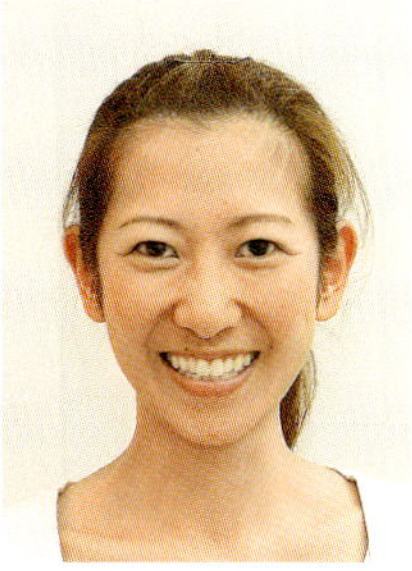

上原博美
神奈川県川崎市・ヤガサキ歯科医院勤務

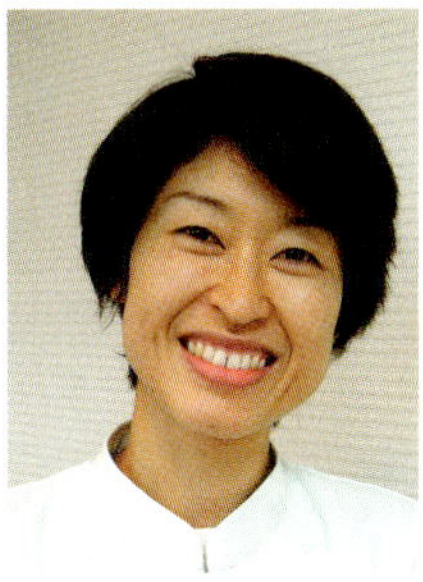

田村　恵
東京都小平市・河野歯科医院勤務

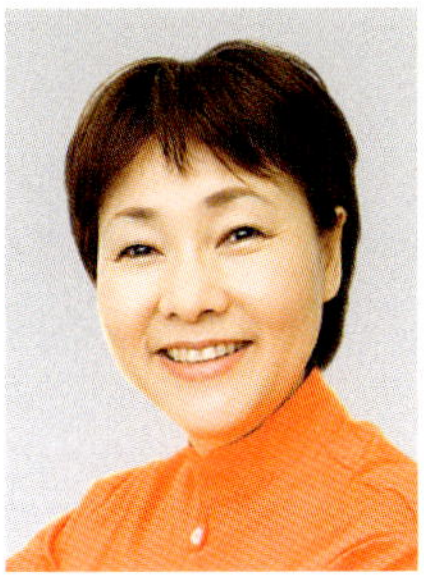

小林明子
東京都調布市・小林歯科医院勤務

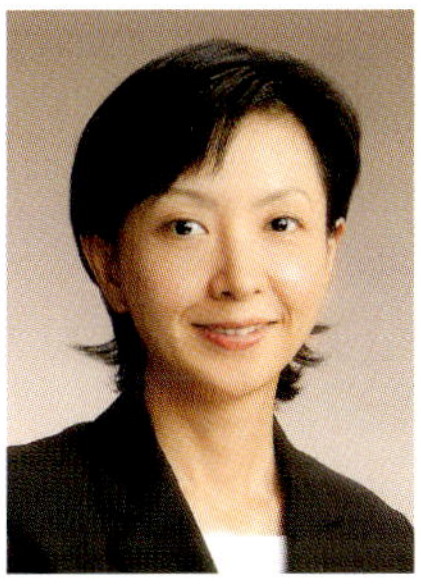

加藤　典
東京都千代田区・スウェーデンデンタルセンター勤務

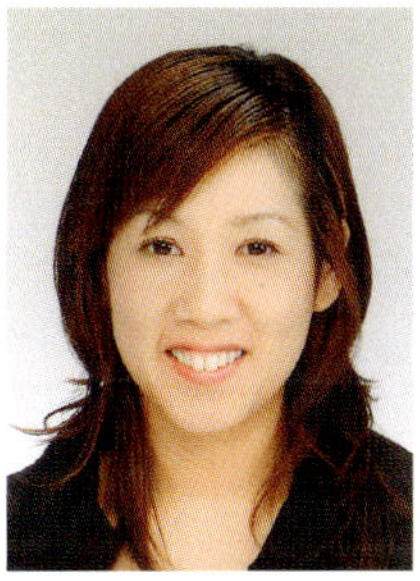

本田貴子
熊本県熊本市・インプラントセンター・九州勤務

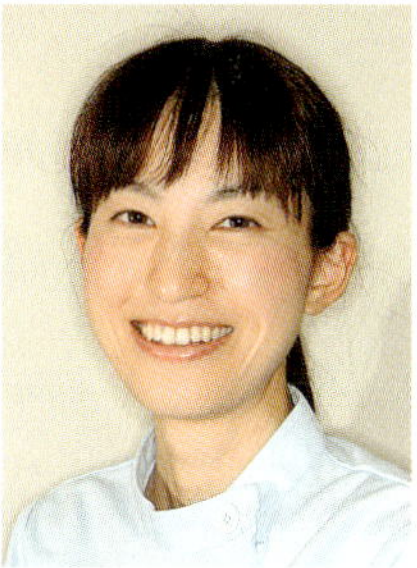

千野ひとみ
新潟県見附市・関崎歯科医院勤務

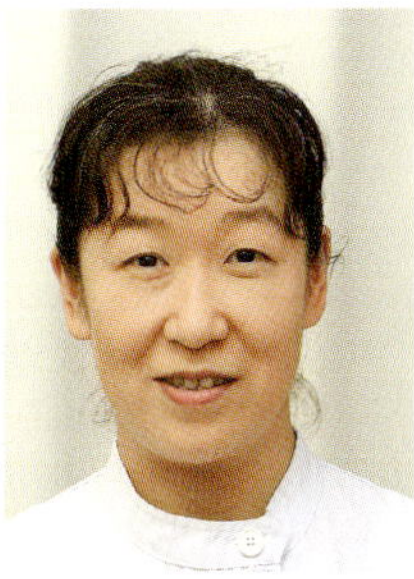

溝越啓子
東京都墨田区・東京都リハビリテーション病院勤務

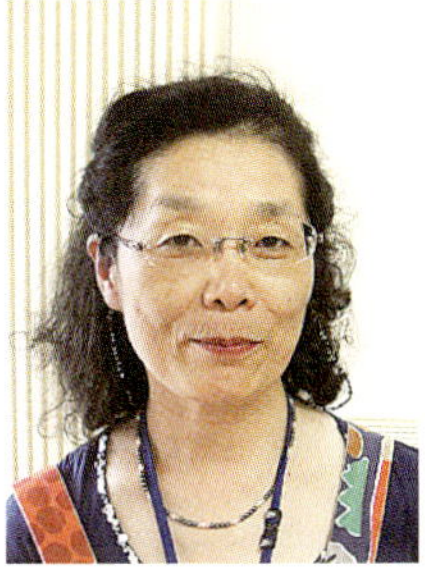

白田チヨ
東京医科歯科大学歯学部口腔保健学科・講師

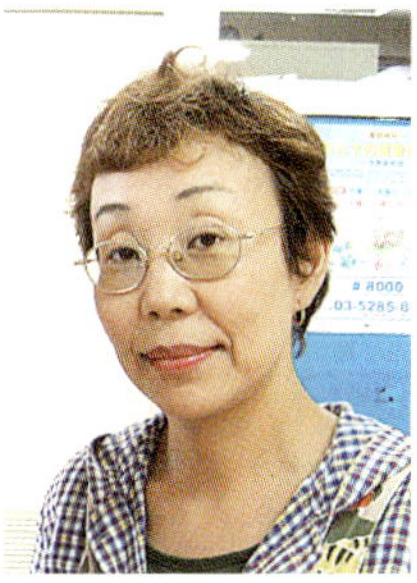

徳間みづほ
東京都中野区・中野区北部保健福祉センター勤務

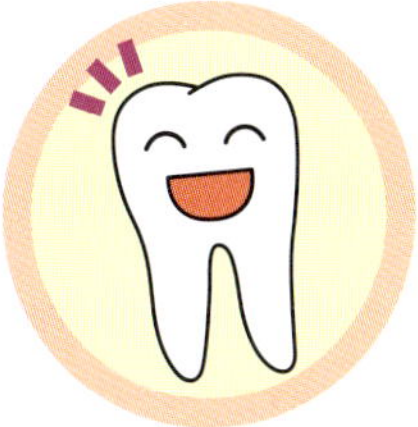

**みなさん
どうもありがとうございました！**

本書に掲載されている人物ならびに口腔内写真は、すべてご本人の許可をいただいております。

歯が長持ちする　プラークコントロールのグッドテクニック

2010年２月10日　第１版第１刷発行
2013年９月10日　第１版第２刷発行

監　　著　伊《い》藤《とう》　公一《こういち》

発 行 人　佐々木　一高

発 行 所　クインテッセンス出版株式会社
東京都文京区本郷３丁目２番６号　〒113 - 0033
クイントハウスビル　電話（03）5842 - 2270（代表）
（03）5842 - 2272（営業部）
（03）5842 - 2279（書籍編集部）
web page address　http://www.quint-j.co.jp/

印刷・製本　サン美術印刷株式会社

Printed in Japan
落丁本・乱丁本はお取り替えします
ISBN978 - 4 - 7812 - 0121 - 4　C3047
定価は表紙に表示してあります